〈第二版〉

高齢者ケアの質を高める
ICFを活かしたケアプロセス

小木曽 加奈子 編著

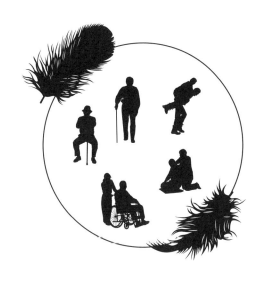

学文社

執 筆 者 (五十音順)

阿 部 　隆 春　東京都福祉保健局（第 1 章第 1 節 1）

安 藤 　邑 惠　元奈良学園大学保健医療学部看護学科教授（第 1 章第 2 節）

今 井 　七 重　中部学院大学看護リハビリテーション学部看護学科教授（第 1 章第 1 節 2）

緒 形 　明 美　中部大学生命健康科学部保健看護学科講師（第 2 章第 1 節）

小木曽加奈子　岐阜大学医学部看護学科准教授（第 3 章・第 4 章）

佐 藤 八千子　元岐阜経済大学経済学部公共政策学科教授(第 1 章第 4 節コラム：看取りを在宅で迎える)

柴 田 由美子　岐阜協立大学看護学部講師（第 5 章第 3 節コラム：脳血管障害）

鈴 木 　俊 文　元静岡県立大学短期大学部社会福祉学科准教授（第 5 章第 3 節）

高 野 　晃 伸　中部学院大学短期大学部社会福祉学科准教授（第 1 章第 4 節 2）

棚 橋 千弥子　岐阜協立大学看護学部教授（第 1 章第 4 節コラム：エンド・オブ・ライフケア）

田 村 　禎 章　ユマニテク短期大学講師（第 2 章第 2 節）

樋 田 小百合　中部学院大学看護リハビリテーション学部看護学科准教授（第 5 章第 4 節）

中 谷 こずえ　岐阜保健大学看護学部看護学科講師（第 1 章第 4 節 1）

祢 宜 佐統美　愛知文教女子短期大学教授（第 1 章第 4 節 3）

彦 坂 　　亮　日本福祉大学中央福祉専門学校専任教員（第 2 章第 3 節）

平 澤 　泰 子　浦和大学短期大学部介護福祉科特任教授（第 1 章第 3 節）

森 　　由香子　日本福祉大学中央福祉専門学校専任教員（第 5 章第 3 節）

山 下 　科 子　中部学院大学人間福祉学部人間福祉学科准教授（第 5 章第 2 節）

渡 邊 　美 幸　岐阜医療科学大学看護学部看護学科講師（第 5 章第 1 節）

は じ め に

　増大する医療ニーズや介護ニーズに対応するために，幾度かの医療制度改革や介護保険制度の改正などが行われています。その中でも，高齢者に対するケアは重要な位置を占めています。昨今，国際生活機能分類（International Classification of Functioning, Disability and Health, 以下ICF）の概念が介護保険制度のなかで取り入れられ，今では高齢者ケアを担う専門職においてはICFの言葉を知らない人は皆無でしょう。専門職として，ICFの活用が求められていますが，それを実践するためには，ICFの視点を活用してケアプロセスを展開していくことが重要となります。

　本書は，『ICFの視点に基づく高齢者ケアプロセス』（学文社）を踏まえ，高齢者ケアの場や病状や生活状況に伴う変化に応じて，1事例を＜回復期リハビリテーション病院＞＜在宅＞＜介護老人福祉施設（特別養護老人ホーム）＞という3つの療養の場でケアプロセスを展開しています。高齢者の多くは，何らかの傷病により身体機能が低下し，介護保険制度を活用していくことになります。いろいろなサービスを駆使しても，老老介護などの事由により，本人が在宅での暮らしを望んでいても，施設入所をすることもあります。そのため，このような現状を踏まえ，同じ対象者であっても，療養の場により，アセスメントの方法や必要なケアが異なることを理解できるよう工夫を行っています。

　第1章では，高齢者を取り巻く環境として，医療的ケアにおける法制度の解釈などを紹介しています。第2章では，ケアの概念と多職種がどのように連携・協働を行っているのかを説明しています。第3章では，ICFの概念とその活用方法を紹介しています。科学的な根拠に基づいた高齢者ケアを実践するためには，さまざまな評価基準が必要になります。そのため，＜心身機能・身体構造＞＜活動と参加＞＜環境因子＞の3領域それぞれに，高齢者ケアに必要となるアセスメントツールを紹介しています。なお，認知症に対しても，代表的なアセスメントツールを紹介していますが，より詳しく学習したい場合は『認知症がある人をケアする：BPSDによる生活場面の困難さ』（学文社）の著書を参考にしてください。第4章では，ケアプロセスの展開として，重要な理論や優先度の考え方を説明しています。第5章では，具体的な事例展開の例を記載しています。

　本書が，高齢者ケアを実践する一般病院や介護施設の職員，看護，介護を学ぶ学生の皆様方の一助となることを心から願っています。

小木曽　加奈子

目　次

第1章

高齢者を取り巻く社会環境

第1節　少子高齢社会

1．高齢者の暮らし

　2011（平成23）年3月11日14時46分。東日本大震災が発生し，マグニチュード9.0のすさまじい揺れと巨大津波によって福島・宮城・岩手の各県では沿岸部が廃墟と化した。震災後，月日を重ねても，復興はなかなか進まないが，世界中から支援の輪が今も継続している。日ごろから支援を必要とする人びとや，高齢者や子どもにとっては待ったなしの命にかかわる課題を突き付けられており，震災によって崩壊した地域には新しいソーシャルワークが求められている。今回の震災は，多くの日本人に生きることの意味や日々の暮らしのあり方を問うこととなった。人の生き方は十人十色であろう。けれども，悲惨な震災の現実は，自らの生活の質を見直し，さらに人としてのあり方を問いかけることとなったのではなかろうか。高齢者の暮らしを総務省や厚生労働省の統計表からみると，欄外には福島県あるいは福島県，宮城県，岩手県を除くと小さな但し書きが散見した。これらの事実から目をそらしてはいけないが，本章では高齢者の暮らしを取り巻く環境と生活について統計的な資料をもとに考えてみようと思う。

　さて，わが国の歴史上，高齢者は社会のなかでどのように受け止められ暮らしてきたのであろうか。奈良・平安時代に代表される古代社会においては，人びとの心を支配し，行動を規制していたものは，忠孝道徳と祖霊信仰であった。たとえ認知症になろうとも老親はなおざりにすることはできないと考えられていた。江戸時代においては，儒教における敬老の観念が普及し，孝という徳目の実践として親の介護が重視されていた時代であった（新村 2002）。ところが，明治以降の産業社会になると高齢者の知識や経験が軽視され高齢者の社会的地位は低下していった。

　そこで，効率性，生産性が求められる現代社会では，職業人としては定年・退職があり，その後の長い時期を高齢者はどのように老いを意識して生活するのであろうか。年齢を重ねてもポジティブに捉えて健康に気を使い努力している人。一方年齢を隠して恥ずかしがりネガティブに生活する人。老年期をどう過ごすかは個人の自由であり，体力が落ちるなどの要素もあるが，会社やしがらみから解放された自由でこころ穏やかな日々ともいえるだろう。現役生活から引退し，いずれは日常生活を営むうえにおいても他者の手助けが必要な高齢者への道を歩むことになろう。そこには，私的扶養に頼るのではなく社会化した扶養である社会保障によって

国民全体が力を合わせて助け合って成り立つ社会がなくてはならないだろう。長期にわたり個人差も大きい高齢者の暮らしぶりを『高齢社会白書』や総務省統計局の資料などから読み解いていくことにする。

1）わが国における高齢社会の現状

　内閣府の『高齢社会白書（令和2版）』によると，日本人の平均寿命は，2018（平成30）年は男性が81.25歳，女性が87.32歳となり，世界で最も長寿国となった。今後，男女とも延びて，2060（令和42）年には，男性84.19歳，女性90.93歳となり，女性の平均寿命は90歳を超えると見込まれている。一方，少子高齢社会を総務省統計局令和元年10月推計国立社会保障・人口問題研究所による日本の将来推計でみてみるとどうなるだろうか。日本の総人口は2019（令和元）年12,617万人，2053（令和35）年9,924万人，2065（令和47）年8,808万人と減少していく。また，15〜64歳の生産年齢人口に注目すると，2019（令和元）年人口比：59.5%となり，今後も減少傾向が続くことがうかがえる。

　その上，日本の将来の高齢者（65歳以上）人口の予想は2036（令和18）年3.3%となり，2065（令和47）年は38.4%になると推計されている。総人口が減少する中で高齢者は上昇を続けることが推測され，75歳以上人口の割合は，2065（令和47）年には25.5%となると推計されている。

　わが国の人口高齢化の特徴は，速度が急速，高齢化と少子化が同時進行，65歳以上の高齢者の急増などであり，あらためて私たちが共に助けあう社会保障を確立するかが問われている。家族扶養の力が大きく減少するなか，私たちは高齢者や子どもを公正適切に社会で扶養していく認識を失ってはならないだろう。

2）高齢者の就業

　内閣府の「高齢社会白書（令和2年版）」によると，2019（令和元）年の労働力人口比率（人口に占める労働力人口の割合）は，65〜69歳では49.5%，70〜74歳では32.5%となっており，高齢者の就労が増加している。その中でも後期高齢者である75歳以上は2019（令和元）年では10.3%となり，2015（平成27）年以降上昇傾向となっている。定年の延長や労働時間を短縮して働く方法も増えているが，その反面年金での生活に経済的な困難を抱えており，就労をせざるを得ないという状況もある。

　2019（令和元）年内閣府の「高齢者の経済生活に関する調査」によると，現在仕事をしている60歳以上の者の約4割が「働けるうちはいつまでも」働きたいと回答している。70歳くらいまでもしくはそれ以上との回答と合計すれば，約9割が高齢期にも高い就業意欲を示しており，高齢者の就業意欲は高いことがうかがえ，日本社会は少子高齢社会に対応した働ける環境づくりが今こそ必要である。

3）高齢者の経済状況

　厚生労働省「国民生活基礎調査」によると高齢者世帯（65歳以上の者のみで構成するか，又は

これに18歳未満の未婚の者が加わった世帯）の平均所得金額（2017（平成29）年の１年間の所得）は334.9万円であり，全世帯から高齢者世帯と母子世帯を除いたその他の世帯（661.0万円）の約５割となっている。

　また，高齢者世帯の所得階層別分布では，150〜200万円未満が最も多くなっている。公的年金・恩給を受給している高齢者世帯について，公的年金・恩給の総所得に占める割合別世帯数の構成割合を見ると，公的年金・恩給が家計収入の全てとなっている世帯が半数以上となっている。そのため，充分な余暇活動を行うための資金があるとは言い難い状況である。

　2019（令和元）年内閣府の「高齢者の経済生活に関する調査」によると，経済的な暮らし向きについて「心配ない」（「家計にゆとりがあり，まったく心配なく暮らしている」と「家計にあまりゆとりはないが，それほど心配なく暮らしている」の合計）と感じている人の割合は全体で74.1％である。また，年齢階級別に見ると，60〜64歳と80歳以上において「心配ない」と回答した割合が高く，特に80歳以上では77.2％となっている。これらから，日々の生活に経済的に困らず生活をしている高齢者が多いことが伺える。

４）高齢者の健康状況

　内閣府の「高齢社会白書（令和２年版）」によると，65歳以上の者の死因別の死亡率（65歳以上人口10万人当たりの死亡数）では，2018（平成30）年では，「悪性新生物（がん）」が916.6と最も高く，次いで「心疾患（高血圧性を除く）」546.1，「老衰」309.3の順になっている。そのような中，超高齢者が多くなる中，加齢に伴うフレイルの進行による老衰死も増加傾向である。

　介護保険制度における要介護者または要支援者と認定された人（以下「要介護者等」という）は，2017（平成29）年度末で628.2万人となっており，2008（平成20）年度末（452.4万人）から175.9万人増加している。75歳以上では，要支援の認定を受けた人は8.6％，要介護の認定を受けた人は23.3％となっており，75歳以上になると要介護の認定を受けた人の割合が大きく上昇する。

　これらの深刻化する高齢者介護の増加は，家族介護から社会的介護の充実によって公的に支えていかなければ社会が維持できなくなっていることを示している。

５）高齢者の生活環境

　内閣府の「高齢社会白書（令和２年版）」によると，65歳以上の高齢者のいる世帯について見ると，2018（平成30）年現在，世帯数は2,492万7千世帯と全世帯（5,099万1千世帯）の48.9％を占めている。1980（昭和55）年では世帯構造の中で三世代世帯の割合が一番多く，全体の半数を占めていたが，2018（平成30）年では夫婦のみの世帯が一番多く約３割を占めており，単独世帯と合わせると６割近くになっている。

　内閣府の「高齢社会白書（令和２年版）」によると，65歳以上の者のいる主世帯について，住宅所有の状況を見ると，持ち家が82.1％と最も多い。地域包括ケアシステムをすすめるために

も，住み慣れた我が家で暮らせるような体制づくりが求められる。

　内閣府が2018（平成30）年に行った調査では，外出する際に利用する手段をたずねたところ，全体では「自分で運転する自動車」が56.6％と最も高く，次いで「徒歩」（56.4％）となっている。この結果は都市部と地方では違いがあるが，医療機関や日常の買い物をするためのアクセスを保障する取り組みも必要である。また，高齢者の住まいの場の近くから，小規模商店が少なくなっていることも高齢者の日常生活の不便さを助長している。

　近年のグローバル化時代に進行した市場原理による大量生産・大量消費性向は，結果的に地域経済の衰退化を招来した。いまや，どの地方都市に行っても駅前の商店街のシャッターは閉まったままである（日本社会福祉学会事典編集委員会編 2014）。高齢者にかかわらず，住み慣れた地域で生活していくための地域コミュニティを私達はみつけだす必要性に迫られているといえるだろう。

6）高齢者の暮らしの意識

　内閣府の「高齢社会白書（令和2年版）」によると，全国の60歳以上の男女に，過去1年間の大きな支出項目は何か聞いたところ，「食費」（59.4％）が最も多く，続いて「光熱水道費」（33.1％）及び「保健・医療関係の費用」（33.1％），「交通費，自動車維持費等の費用」（25.7％）の順となっている。性・年齢別に見ると，男性では「保健・医療関係の費用」を挙げる割合が年齢とともに上がる傾向にある。また，「交通費，自動車維持費等の費用」，「生命保険や損害保険などの保険料」，「通信・放送受信（携帯電話，インターネット等を含む）の費用」，「家賃，住宅ローン等」は，男女とも60代前半層が最も高く，年齢が高くなるにつれて低くなる傾向があることが示されている。

　内閣府の「高齢社会白書（令和2年版）」によると，60歳以上の高齢者が生きがいをどの程度感じているかについて見ると「十分感じている」が37.2％，「多少感じている」が42.5％となっており，合計すると約8割（79.6％）の方が生きがいを感じている。性・年齢別に見ると，各年齢階級とも男性より女性で生きがいを感じている割合が高いが，男女とも高齢になるほど生きがいを感じている割合が低下する傾向が見られる。加齢に伴い身体機能の低下が生じることも要因の一つであると考える。高齢期になって就労が難しい場合であっても，人との交流が重要であり，社会活動が高齢者の暮らしや心身の健康によい影響をもたらし，地域でのつながりや支え合いを促す効果をもっていることは，実証的にも経験的にも一定程度明らかである（相川　2014）。一方，一日の殆どを家の中あるいはその周辺（庭先程度）で過ごし，日常の生活行動範囲がきわめて縮小した状態の「閉じこもり」から活動性が低下し，その結果，廃用症候群を発生させることにもなり介護予防の支援のあり方が問われている。

7）一人暮らし高齢者・高齢者のみ世帯の生活課題とその支援策

　平成23年度厚生労働省老人保健健康増進等事業「一人暮らし高齢者・高齢者のみ世帯の生活

課題とその支援方策に関する調査研究事業報告書」を見てみる。自治体において想定している生活課題は緊急時の避難支援96.7%，成年後見95.2%，外出支援94.1%，社会からの孤立予防91.9%，要支援・要介護認定のない高齢者への支援91.1%が上位を占めた。生活課題の解決に向けて関与している社会資源体制は社会福祉協議会97.8%，地域包括支援センター・在宅介護支援センター94.1%，民生委員協議会91.8%，警察署・消防署74.1%が上位を占め，体制のあり方を示唆している。生活課題の解決に向けた取り組みに関しては，主導的役割を担う人材が不足している65.6%，対応すべき高齢者の数が多い45.6%，ノウハウや専門性がない42.6%，財源がない40.0%が上位を占め，解決に向けた取り組みに関する問題が明らかになった。

　自治体が想定している一人暮らし高齢者・高齢者のみ世帯の生活課題とその支援策は日常生活を営むうえにおいて他者の手助けが必要になった人びとや，社会参加が困難になった人びとを対象としており，生活課題の解決に向けた取り組みも公的な機関が占めているといえるだろう。また，担うべき人材不足，対象高齢者の多さ，生活課題解決の専門性・財源不足などが主な課題としてあげられている。これらから，地域でのさまざまな活動が可能な高齢者の時期を経て，社会とのつながりが絶たれ，孤立した生活になりがちな高齢者を支える役割を社会が担い，地域社会が連携してどう支えていくかが問われているだろう。

2．ケアを担う世代の世代間交流の希薄さ

　ケアを担う世代が育った社会状況は，高齢者世帯化，核家族化が進み，それぞれの世代で抱える問題も多様化しており，同年代での交流が中心となることが多く，従来は家庭や地域の交流のなかで自然に営まれてきた世代間交流が希薄になりつつある。少子高齢化や核家族化，単身世帯の増加が進むなか，世代間交流が果たす役割は社会的にも経済的にも重要な意義があることが認識されつつある。

　ケアの担い手である看護職員の就業者の年齢は，一番多い順に35〜39歳が16.0%，次いで30〜34歳が14.9%，40〜44歳が14.2%であった（村山ら 2013）。広井（2000）は，「老人が子どもを教えること」の重要性を説いており，子どもたちに高齢者が経験した豊かな経験を伝承することは，高齢者自身が自らの人生を振り返る機会となり，現在の生活に対して主体的に考え行動するためのポジティブな力になる。やまだ（2008）は，「老年期にライフストーリーを語ることは，語り手と聞き手の共同生成の物語づくりに参与することである」と述べている。このように，子どもと高齢者の世代間交流は，高齢者自身にとっても意義があると考える。世代間交流により，高齢者から子どもに文化の継承やしつけを行うという過程を経ることで，人の役に立つことで自分自身や生きがいを見出すという変化が生じることが多いと考えられる（北村 2006）。村山ら（2013）は，高齢者とのコミュニケーションを通じて子どもと高齢者との交流のあり方が親密であるほど，子どもの共感性の発達に正の影響を及ぼし，一時的な交流より

も継続的な交流，強制的，人工的な交流よりも自然なコミュニケーションが楽しめる交流のあり方が有効であることを示している。また，小木曽（2009）は，幼児教育を学ぶ学生に対して，子どもと高齢者の世代間交流に対する調査を行っており，核家族によって世代間交流の機会が少ない今日においては，高齢者が子育て支援に参加することは重要であり，子どもと高齢者の橋渡しをする専門職種の世代も，核家族化などの背景により，高齢者との交流が少ない傾向があることを指摘している。エイジング教育の視点においても，地域の高齢者による多様な関わりが深まるように，意図的にプログラミングを行うことが重要であろう（今井 2010）。

　草野（2011）は，「世代間交流とは，子ども，青年，中年世代，高齢者が，お互い自分たちのもっている知識や英知，経験や技術などを出し合って，自分自身の人間発達・向上と，自分の周りの人びとや社会に役立つような健全的な地域づくりを実践する活動で，一人ひとりが活動の主役になることであり，いわば次世代への命の連鎖である」と述べている。また，世代間交流の意義は，「地域でプロダクティブ・エイジングを実践することができれば，① 子どもたちを家族と学校といった囲い込みから解放し，人間関係を拡大する。② 高齢者を孤独から守り，生きがいを見出すだけでなく，③ 人生の生き方モデルを提供し，④ 高齢者のこれまで蓄えた知恵や英知，経験を社会的に活用し，⑤ 次世代の文化を伝承することができる。そのようなことを通じて ⑥ あらゆる世代の人びとの人間発達が促進され，すべての世代の人びとの間に，発達の相乗効果がもたらされ，⑦ あらゆる世代の人びとの，生活の質（QOL）を高めることができる。さらには，⑧ 多世代の交流を通じて，地域社会の統合や ⑨ 地域の抱える社会問題を解決さえすることができるのである」と述べている。

　村山ら（2013）は，新聞記事の内容分析および実施主体者を対象とした質問紙調査から世代間交流事業に対する社会的関心とその現状を報告している。世代間交流事業は社会政策に応じて，90年代末から今日まで世代間交流事業の記事が増加している傾向，その交流事業の多くが単発で不定期的なものであることが示された。また，世代間交流事業に対する社会的関心の高まりが認められる一方で，これまでの交流事業は単発で不定期的なものが多く世代間事業の課題を抱えていることも示された。世代間交流事業の 4 つの課題（① 世代間ギャップの問題，② 運営の課題，③ 交流プログラムの問題，④ 参加者確保の問題）がそれぞれ見出された。その対策について，縦割り行政を解消するとともに，地域のコーディネーターを配置することが必要と述べている。

　今後，地域生活や社会における個人，家族，世代間の相互交流，相互支援，生涯学習プログラム，社会関係，人と環境，人と人との相互作用を対象に世代間交流の研究がすすめられ，さまざまな課題の解決を図り，人びとの生活の向上，コミュニティの再生，すべての世代が共に協力し合える社会を実現することが期待されている。

1.「人」として高齢者を理解する

　高齢者に対する理解を深めるために，エイジングの多様でポジティブな側面に着眼しケアに関わることが重要である。健康や疾病・障害の程度にかかわらず個々の高齢者のパワー（生命力・英知・生きる技法など）を洞察する視点について概説する。基礎的知識として加齢にともなうからだの変化や疾患をめぐる変化の特徴について学習することが必要である。これらの学習は，ライフサイクルの観点から成熟段階である老年期に，潤いのある豊かな暮らしをもたらす支援のあり方を思考するための基盤となる。生理的な加齢変化は第3章を参考にされたい。

1)「人間」「高齢者」の理解

　高齢者を老化による機能を失った人と見るのではなく，生活知が豊かでアクティブな生活ができる人，日々を充実して自分の人生を大切に生きようとしている人，そして，生涯にわたって成長できる可能性を秘めており，学習意欲が高い人であるとして受け止めたい。

　ケアの対象としている高齢者の現在の能力だけを活用した援助には限界がある。高齢者がこれまでどのような生活背景をもち，どのような価値観をもっているかなどを知り，高齢者がもっている能力を引き出して個別に対応することが，高齢者の尊厳を守り，その人らしい生活を提供する基本となる。

　ライフサイクルと関連づけた高齢者のポジティブな捉え方について以下のように整理する。

① 今までの長い人生を生きてきた自信をもち，生活の知恵者として人生の困難な問題を解決しながら社会生活を送ってきた人びとでもあり，総合判断力をもっている人である。

② 自己縮小感や絶望感を克服し，自分なりに解決策を見出しながら生活し適応してきた。これまでの人生を肯定的に受け入れ，自我の統合された円熟期に入っている。自分の置かれている現実を見つめ，その人なりの他者との関係を探りながらよりよく生きようとしている人である。

③ 看護・介護が必要な高齢者であっても，ただ単に喪失と衰退のみでなく，これまでに培ってきた全ての生活の知恵を駆使した個性豊かな人びとである。その人らしく生きるためにその人の持てる力を発揮し，その人なりに生活する喜びを味わいたいと願っている存在である。

2) 高齢者の生活

　老年期は社会における生産活動から一歩退く時期でもある。多くの企業や役所では定年制が設けられているため職業からの引退を余儀なくされる。このことによって高齢者の生活や健康にさまざまな影響をもたらす。職業からの引退直後は体力や精神力は十分もっており，年金だ

けでは生計の維持が難しいこともあり，第2の職場を求めて就職することも多い。職業からの引退は，義務や束縛から解放され，自由を手にするが，一方で，経済力の低下ばかりでなく，社会的交流の機会の喪失，生きがいや生きる目的の喪失にもつながっている。

　老年期は，家庭生活においても変化がみられる。子どもの教育が終了し，就職や結婚で独立するなど，子ども中心の生活から高齢者夫婦のみの生活へと変わっていく。女性は子育てから解放されるが反面，子どもが巣立っていくことは，生きがいの喪失に結びつきやすく，新たな目標を見出すことが必要になってくる。この時期は，老親の介護問題が発生し，子どもの立場で介護を担うことが家庭生活に影響を与える。介護は老親に次いで配偶者に対してなされ，老々介護の深刻な問題として取り組む必要性が生じてくる。生産活動からの引退，子育ての終了により，さまざまな喪失体験をするなか，余暇時間が増加することにより，新たな生活への適応や社会や家庭での役割の獲得に向けて活動をする必要である。このような変化に適応できないと孤独感や孤立感を増し，心身の健康を害し，うつ病や認知症の発症をみることもある。老後の過ごし方は，これまでの生き方や価値観を大切にしながら，その人らしい創造的な時間を過ごす生活設計を立てていけるように方向づけることが必要になってくる。

3）生活機能の尊重

(1)生活に着目する意味

　現代の高度医療を駆使しても，老化をなくすことや老年病を完治することは望めない状況である。これまでの疾病志向の「医学モデル」に視点をおいたアプローチでは高齢者のニーズに応えることはできず，限りある人生を有意義に，その人らしい生をまっとうするには，高齢者の立場に立ったケア，すなわち生活に根付いた「生活モデル」のアプローチが必要となる。

(2)生活機能の説明

　生活機能（functioning）は，WHO の ICF（国際生活機能分類）によって確立された概念で，健康状態（疾患だけでなく加齢，ストレス等も含む）が生活・人生に与える影響に関する世界的な認識の高まりから生まれた概念であり，その重要性は今後ますます高まると予測される。

　本当の健康とは「病気がない」というだけではなく，生活・人生が活発で，豊かな内容のあるものであることで，そのような生活・人生を含んだ，人が「生きる」ことを「生活機能」という。これはWHO の ICF（国際生活機能分類 2001年）の基本概念である。図1−1に示すのが「生きることの全体像」であり，「生活機能モデル」である。

　特に高齢者においては疾患のみでなく，加齢現象等により何らかの生活機能低下を有することがほとんどであり，今後，高齢者医療および介護・保健において生活機能はますます重要視される。特に早急に解決すべき課題は，高齢者の要介護状態や寝たきり状態の予防・改善である。

　障害を捉える見方には「医学モデル」「社会モデル」がある。「医学モデル」は「心身機能・身体構造」を過大視し，それによって「活動」「参加」が決まってしまうような見方である。

一方「社会モデル」は社会的な「参加」「環境因子」を過大視し，障害は社会環境によって作られるといった「心身機能・身体構造」や「活動」をあまり重視しない見方である。この両者の見方はいずれもバランスを欠いた見方であり，生活機能モデルは，このような両極端ではなく，生活機能の「心身機能・身体構造」「活動」「参加」のどのレベルにも偏らず，全体を見落とすことなく捉える「統合モデル」としての見方を提示している。ICF の「統合モデル」の主な特徴は 3 つある。

　① すべてのレベルを重視：「心身機能・身体構造」「活動」「参加」の 3 つのレベルを全体とみ，全体的に捉える。

　② 相互作用を重視：生活機能の 3 レベルが互いに影響を与えあう。さらに一方では「健康状態」，他方では「環境因子」と「個人因子」が生活機能の 3 レベルと影響を与えあう。このような相互作用を重視する。

　③ プラス面から出発：プラス面を重視し，マイナス面をもプラス面のなかに位置づけ捉える。

　ICF は「生きることの全体像」についての「共通言語」であり，そのポイントは 2 つある。

(1)「生きることの全体像」として捉える

　「生きることの全体像」とは，人が「生きる」ことを正しくとらえるには，生命・生活・人生の全てを捉えなければならない。図 1 - 1 の中央の列にある「心身機能・身体構造」・「活動」・「参加」は，人が「生きる」ことの 3 つのレベル（生命，生活，人生）を示すものである。この 3 者を包括したものが「生活機能」である。「心身機能・身体構造」とはからだや心の働きとからだの部分のこと，「活動」とは歩くことや身の回り動作や家事，仕事，趣味などの生活行為，「参加」とは仕事や家庭内役割，地域社会の中で役割を果たすことである。生活機能の 3 つのレベルは，互いに矢印で結ばれているように「環境因子」である建物，福祉用具，介護者，社会制度などと個人に関連する「個人因子」である年齢，性別，ライフスタイル，価値観などと相互に影響し合っている。人が「生きる」ことは，一部だけに着目するのではなく，総合的にみることが大切である。

(2)共通言語としてのものの考え方，捉え方

　これまで専門職の間ではそれぞれの専門分野に偏った見方で理解されていたが，一般人と専門職間での共通する視点が乏しく「話が通じない」という感じをもつことが間々ある。たとえば病気の説明は受けても，それが自分の生活・人生にどう影響するのかを知りたいのに病気のことばかりに偏っていた，といったことである。ここでいう「共通言語」とは，生活・人生を重視する「生活機能」の考え方を共有することである。すなわち，「人が生きる」ことを包括的・総合的に捉える見方，考え方を共通にもつことである。このメリットは，当事者，各種の専門家を問わず，行政をも含めて ICF の基本的な考え方を理解し，相互理解の上に立って効

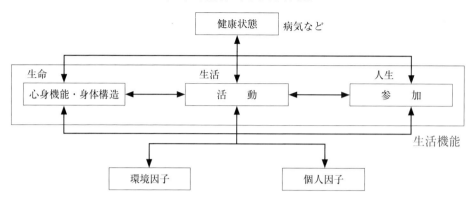

図1-1　生きることの全体像

出所）安藤邑惠ら編『ICFの視点に基づく高齢者ケアプロセス』学文社，2009，p.41より一部修正し引用

果的な問題解決のために協力・連携を進めていくことができることである。

　「人が生きる」こと，どのように生きたいかの主体者は生活している人一人ひとりである。個別性の高い「個人因子」や「環境因子」は他者にはわかりにくいところであり，自分から積極的に情報発信しなければ伝わらない。言い換えれば，「生活機能」をよりよいものにするのは自己決定権を行使し，医師をはじめ専門職がそれぞれの立場からその人が望むよう，相互理解の上にたって，支援していくという考えが大前提である。

2．高齢者と障害の理解

1）高齢者の障害と捉え方

　高齢者は老化という加齢現象の経過のなかにあるヒトであり，生理的老化と病的老化の境界がはっきりしているわけではない。ロウ（Rowe, J.W.）とカーン（Kahn, R.L.）は生理的老化を通常老化（usual aging）と健全老化（successful aging）とに大別し（鎌田 2007），健全老化を3つの主な構成要素で示した。

　① 慢性疾患や障害がなく，危険因子も抑制されていること

　② 年齢とともに低下する身体機能ならびに精神機能が，高い水準で維持されていること

　③ 社会活動に積極的にかかわり，良好な人間関係を維持し，創造的な活動を行っていること
　これは，"幸福な老い"とも訳され人間誰しもあこがれる大きな課題である。

　これに対して，病的老化（高血圧，糖尿病，骨粗鬆症，動脈硬化症など）は，さまざまな健康上の問題ばかりでなく，日常生活機能にも影響を与え早期の予防や対応策を講じないと生命にも直結する危険がある。このような意味で高齢者は社会的不利益者（disability）＝何もできない（能力のない）人として差別的な捉え方でみられることもある。しかし，この捉え方は，真

の意味で人権の平等，個別性の尊重とは言い難い。「すべての人間」は生まれながらにして平等であり，基本的人権や個人の尊厳を世界人権宣言や日本国憲法をはじめ各種の宣言や法律によって保障されている[1]。

　つまり，加齢の進行，障害，認知力の低下によって日常生活機能が低下していくことは現実であるが，それ自体がその人の価値を低めるものではない。これは人として平等であり，その人の「個人の特性」と理解する。その個人の特性によって「生きることの機能」の一部に困難をきたしている人であり，その困難を緩和・軽減し，誰しもが望む安心で，快適に生きる権利を保障するためにケアが介入するのである。言い換えれば，これは個人の特徴の尊重である。一人ひとりのニーズに合わせて，個人をポジティブに尊重することは，存在を認められ，満足の得られる時間・空間を得ることであり，これはその人の人生や生き方を尊重することであり，〈その人らしさ〉に大きな影響を与え，医療や福祉の現場でもケアの重要な視点である。

2）高齢者ケアと生活志向

　高齢者の基本的特性である老化や老年病は，臓器の部分的な変化や低下にとどまらず心身機能や身体構造の全体的な変化・低下をきたし，日常生活機能の全般の低下をもたらすと共に健康回復に悪影響を及ぼす。すなわち部分的な変化と全体的変化とが密接に関係している。疾病や障害をもっていても，生活の援助やケア（看護・介護）の工夫や生活用具の活用，環境整備に経済的援助により，現在の生活への適応力を増強することができ，生活機能を維持することが可能である。

　生活機能を重視したケアは，同時にヒトを大切にすることを意味する。ヒトは身体的・心理的・社会的・霊的な要素が絡み合った有機体であり，これらは全体的に密接に関連しあっている。言い換えれば高齢者を生活しているヒトとして捉え，全体的な「生活モデル」のアプローチが必要である。

3）高齢者ケアの専門性

　高齢者ケアを必要とする人びとは，加齢や障害によって「生きることの困難（障害）」をもっている。その「生きることの困難（障害）」を軽減するために各種の専門職が介入しケア体制が成立する。

　ケアするとき，そのケアを必要としている対象者をどのように捉えているかは重要である。なぜなら，ケアは対人関係のなかで行われ，相手をどのように捉えているかは言葉かけや行動，しぐさに反映するからである。対象者が，失した生活機能を他者を介した意図的な行為によって，生活機能の低下予防・維持・向上を図り，自立して，自分らしく充実した生活が営めるように支援して欲しいと望むことは当然である。

　ICF の実践的活用において「ものの考え方」が大切とし，実際のケース（対象者）に適用し，

それによってケース（対象者）を全面的に把握（理解）することであるとしている。これはICFの目的は「生きることの全体像」を他者に正しく伝える共通言語としてサービス場面で活用できる。すなわち，ケアの対象者は，自身がどのようにありたいか，何を望んでいるかをケア提供者に伝え，ケア提供者は対象者の「生活機能」全体を統合してアセスメントすることによって，必要なケアを実践できるのである。すなわちここでは，対象者の自己決定権が行使され，「生きる」ことの全体のなかで人権や個人の特性が位置づけられ，「生きることの困難」の緩和や解消に向けての行為と理解できる，という根本的な見方に立っている。

　高齢者の生活機能を成立させるには，「心身機能・身体構造」を生理的により望ましい状況に整えることのみならず，人としての望ましい行動がとれる「活動」「参加」への援助，そしてこれらが機能できる「環境因子」を整える視点をもつケアとしてのアプローチが必要である。

　すなわち，高齢者ケアの専門職は，高齢者がもっている能力をアセスメントし，高齢者自身が主体的に発揮できるために多方面から，また個別的な視点からその人の課題や目標に向かって支援し，高齢者の生活機能を有機的にするために，ケアの専門職として科学的な根拠を示し，ケアプロセスを展開することが必要である。

3．普段の暮らしを継続する

1）人が「暮らす」ということ

　私たちが「暮らす」ということは，「生活環境」と同意語として用いられる。具体的には，衣，食，住に焦点が当てられることが多いが，信仰や芸能など価値意識にかかわるレベルから家族や自治会などの社会組織レベル，施設・設備レベルなど人びとの日常の暮らしに影響を与えるすべての生活環境とみなされる（庄司ら 1999）。これと同じに用いられる用語に「生活」がある。「生活」とは，人間が生きるために行う諸活動の総体を意味し，人間の生命の維持，すなわち生存することそのものを基底におきつつも，文化的な諸行為の主体者としての人間のさまざまな営みを内容としており，これらの連鎖は一人の生涯を織りなしていくこと。（庄司ら 1999）としている。

　これは「生活の本質に向けられた関心事」であり，そのひとつは，生活を構成する諸要素が互いに関連づけられて不可分のものである。すなわち全体性・日常性・連続性のなかにあり，もうひとつは生活の担い手としての主体性やその世界への意味づけであり，そうした生活者が営む生活の自律性のなかにあるといえる（庄司ら 1999）。

　ここで「普段の暮らし」とは，いうなれば毎日の生活の積み重ねであり，「私のいつもの生活」として考え，昨日の延長線上に今日の生活があり，あたりまえの日常生活が成り立っていることである。私たち一人ひとりの日常生活には個別性がある。日々同じような行動パターンや構造が存在しているが一人ひとりの個性や生活信条，地域性によりさまざまである。「暮ら

し」「生活」は，人びとが生命を守りながら，日々の暮らしを重ね，自分の目標に向かって生きていこうとすることである。これは人が生きていく大切な基盤であり，同時にプロセスでもある。言いかえれば私たち一人ひとりが主体性をもち，自己実現に向かってより豊かに生きるという前向きな用語として捉えることができる。

2）暮らしの継続性

　私たちの「暮らし」が続くことは，生活環境が平穏で安心感があり，自分が描いている暮らしが可能な状況があるということであり，そこには自分の目標とやりがい，生きる自信をもたらす。高齢になると若いときと同じレベルで暮らしを継続することは，加齢変化も加わり困難な状況がでてくる。住み慣れた生活環境は，生活の主体者にとっては，日々の積み重ねや思い出がつまっており，だれにも気兼ねすることなく自分のペースで生活リズムが組み立てられ，ストレスが少なく伸び伸びとした生活ができる環境であるというメリットがある。しかし，反面，デメリットもある。高齢者の場合は特に，生活の変化は少なく，刺激が乏しく，脳の活性化や運動機能の不活発化を助長するようなマイナスの影響をもたらす。また体調を壊した場合，高齢者自身で対応しきれない状況に陥ったり，予期しない状況になる可能性があることも高齢者の生活支援者は十分に理解しておく必要がある。

3）高齢者の生活を継続する支援者の心得

　高齢者の生活を継続する支援者としては，高齢者が「自分のペースで生活すること」は，そこには「どのように生活したいか」という高齢者自身の意思や目標を尊重し，それを達成する行動力，機能・能力・体力に応じた方法論を介在する必要がある。援助や介護に当たる人は，対象者である高齢者をよく理解するところからはじめる。その手がかりとして，現在の暮らしがどのような経験や価値観によってもたらされているかを理解する必要がある。すなわち，これまでの生き方，信条，価値観，対処方法，人との関係のとり方などその人の生きざまを知ることによって，その背景から高齢者を捉えることができる。若い援助者にとっては，高齢者が生きた時代背景や生活背景は未知な部分であり，高齢者をより深く理解するには，コミュニケーションを重ねその人の気持ちを理解する機会を多くもったり，書物や映画などを通して見聞を広める努力や自身の既知を生かして推し測ることが大切である。

第 3 節　医療行為の見解の変化

1．医療的ケアの解釈

　わが国の総人口は，2010（平成22）年に 1 億2,806万人になったのをピークに，2019（令和元）年10月 1 日現在 1 億2,617万人となっており，65歳以上人口は，3,589万人となり，総人口に占める割合（高齢化率）も28.4％となった（内閣府『令和 2 年版 高齢社会白書』）。高齢になるにつれて医療ニーズは高まる傾向にあり，医療的ケアも医療従事者だけでは対応できない状況にあることから，介護に携わる者にも医療ケアが許可されることとなった（厚生労働省令第126号）。そこでまず，医療的ケアとは何かなど，各用語についての定義・解釈からみていく。

1 ）医　　療

　医療とは，「病気という名前で呼ばれる個人的状態に対し，それを回復させるかあるいは悪化を阻止しようとしてとられる行為」と定義され，「その内容は，病気の診断をし治療することである」とされている（世界大百科事典 1988）。医療法は，医療の担い手として，「医師，歯科医師，薬剤師，看護師など」をあげている（同法 1 条の 2 第 1 項）。

　第 2 次大戦後の医療需要の量的・質的な高度化と，他の科学技術の発展が，さらに細分化された専門化の傾向を助長した。このために，個々の患者にとっても，また国の医療についても，全体的な展望を失い，医療は高度化されながら，患者の不満は高まり，医療費経済においても困難を生ずるようになったばかりでなく，医者たちの不安と不満を高めることになった。こうしたなか，1970年ころから，新しい形の医療モデルが台頭してきた。それが，包括医療や地域保健，あるいはプライマリー・ヘルス・ケア（primary health care）とよばれるもので，地域を限定し，そのなかで，一貫性・総合性・継続性そして責任をもつ保健医療システムである（この項は主として，世界大百科事典 1988年による）。後述のように，わが国でもその中核をなす医師の育成は始まっている。また，医療法でも，医療の「内容は，単に治療のみならず，疾病の予防のための措置及びリハビリテーションを含む良質かつ適切なものでなければならない」と規定している（同法 1 条の 2 第 1 項）。

　医療の中核にいる医師とは，医師法の適用を受けて「傷病の診断，治療を業とするもの」であり，医師資格は，医師国家試験に合格して医籍登録を完了した者に厚生労働大臣が免許を与えるものである。1999（平成11）年の医師法改正によって，「診療に従事しようとする医師は，2 年以上，医学を履修する課程を置く大学に附属する病院又は厚生労働大臣の指定する病院において，臨床研修を受けなければならない」とされた（医師法16条の 2 ）。また，2004（平成16）年度からは，臨床医として勤務するためには 2 年間以上の臨床研修を行うことが努力義務とされた。また，医師養成について日本医師会では，「必修科目は，内科，救急医療，地域医療，

精神医療とし，それぞれ介護，福祉との連携も視野に入れる。地域医療には，小児医療，高齢者医療を含む。精神医療では，認知症，うつ病，自殺などの諸課題にも対応できるよう，社会環境の変化を踏まえメンタルヘルスケアを行えるようにすることを目指す」と明記している（日本医師科会 2013）。

　このように，医療に関する解釈や業務内容が時代の流れを反映し変化している。

2）看　　護

　看護とは，「傷病者，心身障害者等を介護し，療養上の世話をすること」と定義されている（法令用語研究会編 2014）。また，1948（昭和23）年制定の保健師助産師看護師法によって，看護師とは「厚生労働大臣の免許を受けて，傷病者若しくはじょく婦に対する療養上の世話又は診療の補助を行うことを業とする者をいう」（同法5条）とされている。

　看護師の業務内容について，「看護師等による静脈注射は診療補助行為の範疇である」との解釈がなされ（医政発第093002号厚生労働省医政局長通知 2002），2011（平成23）年には，厚生労働省は，国の認証を受けた特定看護師（仮称）が医師の包括的指示の下，「特定行為」（褥瘡の壊死組織のデプリードマンなど）を行うことを提案した。

　しかし，そのなかで高齢者に対する看護という分野が誕生した歴史は浅く，1989（平成元）年に，保健師助産師看護師学校養成指定規則の改正が行われ，老人看護学が創設された。その後，1996（平成8）年にカリキュラムの改正が実施され，老人看護学から老年看護学へ名称変更となり，ようやく老年看護学の実習単位が位置づけられ，現在は4単位の臨地実習を行うことになっている（保健師助産師看護師学校養成指定規則）。また，1998（平成16）年3月の文部科学省検討会の報告において，今後，すべての看護師等には，主体的に考え行動することができ，保健，医療，福祉などのあらゆる場において看護ケアを提供できる能力を，生涯を通じて獲得していくことが求められている（大学における看護系人材養成の在り方に関する検討会最終報告）。

　このように，看護及び看護師に関する法解釈や業務範囲もまた変化してきている。

3）介　　護

　介護とは，「人の身体的機能の低下，衰退，喪失の場合に起こる生活上の困難に対する日常生活の世話を中心としたサービス活動」と定義されている（法令用語研究会編 2012）。介護は法律で定められた資格を取得しなければ就くことのできない職業ではなく，誰でもが業務を行うことができるものである。1987（昭和62）年に制定された「社会福祉士及び介護福祉士法」によって初めて，介護を担う専門職として介護福祉士が誕生した。2007（平成19）年の同法改正によって，介護福祉士の専門性や資質向上をめざして介護福祉士の資格取得方法を一元化し，現段階では未施行であるが，すべての者に一定の教育プロセスを経た後に国家試験受験の義務化が規定されている。さらに現在では，介護福祉士の上位資格の創設が検討されている。

　1987（昭和62）年の「社会福祉士及び介護福祉士法」における介護福祉士の定義は「専門的

知識技術をもって，身体上又は精神上の障害があることにより日常生活を営むのに支障がある者につき入浴，排せつ，食事その他の介護などを行い，並びにその者及びその介護者に対して介護に関する指導を行うことを業とする者」とされていた（同法2条2項）。その後，同法制定から20年を経過した2007（平成19）年に，介護福祉士の定義が見直され，「入浴，排せつ，食事その他の介護など」の部分が，「心身の状況に応じた介護」に改められた（同法2条2項）。これは，高齢社会において認知症のある高齢者が増加し，認知症のある高齢者等への個別ケアを重視したためと理解されている。さらに，2011（平成23）年の「社会福祉士及び介護福祉士法施行規則の一部を改正する省令」（厚生労働省令第126号）によって，2012（平成24）年4月から，新しいカリキュラムで養成された者および一定の研修を受けた介護職員等によって，一定の条件のもとに医行為である「喀痰吸引と経管栄養が実施できる」こととなった。また，当面の処置としてそれまで痰の吸引が認められていた者は，これらの研修を受けなくても，「経過措置対象者」としての認定を受ければ，従来どおりこれらの医行為の実施ができることとされた。

このように介護に対する解釈や介護福祉士などの業務の範囲も変化してきている。

4）医行為と医療行為

「医行為」や「医療行為」について法律上の定義はない。そのため，医行為と医療行為を区別せず「医療行為（医行為）」と記載されているテキストもある。また，最近の論文の多くが「医療行為」を使用している。具体的な内容については，通念に照らして個々に判断することとされている。また医行為の範囲も不明確であり，身体介護に伴って必要となる行為が医行為に該当するか否かの判断は事業者によってまちまちであった（総務省行政監察局 1999）。

医師法では，「医師でなければ，医業をしてはならない」としている（同法17条）。厚生労働省の資料によると，医師法第17条に規定する「医業」とは，当該行為を行うに当たり，医師の医学的判断及び技術をもってするのでなければ人体に危害を及ぼし，または危害を及ぼすおそれのある行為（「医行為」）を，反復継続する意思をもって行うことであると解している。したがって，同省では，「医行為」とは上述の下線部分と解しているようである。

医師でなくてはしてはならない行為とは，「医学上の専門知識を基盤とする経験と技術を用いて診断（病名を特定し，これを患者に伝える）し，処方，投薬，又は注射，外科的手術，放射線照射等による治療を行うこと。採血，採尿，生体組織の顕微鏡検査，電子機器による検査等の検査を行う行為」をいう（総務大臣所管・日本予防医学行政審議会 2014）。

医療従事者が医行為を特別に許される要件として，医師免許，歯科医師免許，看護師免許，助産師免許などの保持がある。医行為の一部は他の有資格者（理学療法士など）にも認められている。つまり，医行為には，医師（又は歯科医師）が常に自ら行わなければならないほどに高度な危険な行為（絶対的医行為）と，医師又は歯科医師の指示，指導監督の下に看護師等医療従事者が行うことができる医行為（相対的医行為）に分類する解釈もある。

5）医行為と医業類似行為

　一般的に，「医行為」と「医業類似行為」に分類している（図1－2）。医業類似行為とは，「あん摩マッサージ指圧」「鍼」「灸」「柔道整復」といった東洋系伝承医療とその他の療術をさす。あん摩マッサージ指圧師，はり師，きゅう師，柔道整復師の免許を有するものでなければこれを行ってはならないものである（あん摩マッサージ指圧師，はり師，きゅう師等に関する法律第12条および柔道整復師法第15条）。また療術として「電気・温熱・刺激等の療術行為」「カイロプラクティック」「整体」「アロマセラピー」などがある。

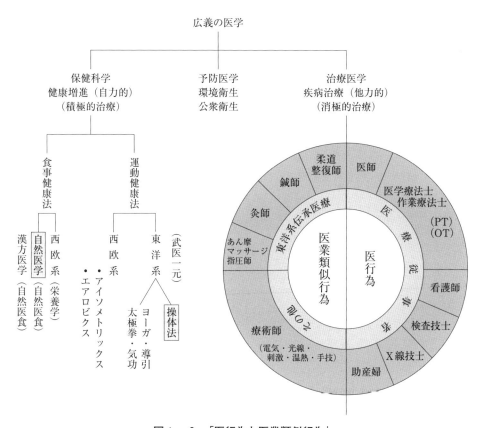

図1－2　「医行為と医業類似行為」

出所）総務大臣所管・日本予防医学行政審議会「医行為・医業類似行為関係法規の現在」
　　　www.yoboushingikai.com/law（2014.8.23閲覧）を一部修正して引用

6）医療的ケア

　医療的ケアは，「医行為」（絶対的医行為や相対的医行為）や「医業類似行為」とは区別して位置づけられるが，厳密に定義はされていない。そもそも「医療的ケア」ということばの由来は，重症心身障害児の在宅医療のなかでの就学時において家族が行っていたたんの吸引や経管栄養

の注入などをどうするかの議論のなかで，1990（平成2）年に教育現場から発信されたことばである（赤沢 2013）。喀痰吸引や経管栄養などが，医師の指導の下に看護師や家族が日常的に応急的に行っていた医行為をさしていた。

　医療的ケアの解釈について，赤沢ら（2013）は，「医療行為の範疇にはいるが，治療を目的とするのではなく，健康を維持し生活をしていくために必要な経管栄養や吸引などをさすものとして使用していく」と定義している。立松（2012）は，「ケアを受ける障がい児（者）が，日常生活のなかで生きるために必要なケアであり，医療行為に準じた『生活援助行為』のことを指す。治療行為とは区別され，医療機関以外の生活の場において，家族，看護師，非医療職者の連携によって実施される行為としている。また，林（2010）は，「その本人が自宅その他生活場所で日常生活を送るために本人もしくはその家族が行える範囲の医療行為」と定義している。

　上記のように，これまでは，看護師や家族以外のものは「やってはならない行為」であった。しかしながら，現場では，「もし気管カニューレが抜けてしまった場合には，何が何でも気管カニューレを再挿入しなければならない。そのままでは確実に死亡するからである。救急車を呼んでも到着するのに10分はかかる。気管カニューレが抜けて呼吸停止に陥れば3分で意識が低下し5分で心停止する。間に合わない。」（川島 2012）といった現実がある。

　そのような状況のなかで，たんの吸引や経管栄養の介護を必要としている者の家族や現場の支援者からの要請があって法改正が行われ，2012（平成24）年4月より，介護福祉士養成施設において一定の教育課程を修了し資格取得した者および一定の研修を受けた介護職員などは，一定の条件のもとに「医療的ケアを行うことができる」こととなった。これを受けて，医療的ケアの範疇は厚生労働省がその領域を示し，介護福祉士養成課程における教育内容についても通知した（社援基発0327第1号厚生労働省通知）。

　このように，「医療的ケア」の定義はないものの，「本来であれば医療従事者が行うべき医行為ではあるが，たんの吸引や経管栄養などの援助を必要としている者が生活を維持していくために必要な非医療従事者が行うことができる医行為」と解釈することができる（詳細については，後述）。

2．医療的ケアの増大

　医療的ケアは，これまで「医行為」として医療従事者によって実施されなくてはならないものであったが，実際には緊急事態としてあるいはやむを得ない事情としてなどさまざまな状況から，必要に迫られて現場で実施されていたという実状があった。厚生労働省は，その実態を踏まえて徐々に法律に修正を加え，非医療従事者が行ってよいとする医療的ケアの範囲を，また担当できる非医療従事者の範囲を広げていった。

１）ホームヘルパーが実施可能となった「医療的ケア」

　総務省行政監察局（1999）は，ホームヘルパーが行ってはならない医行為を行わざるを得ない状況下で実施している実状を踏まえて調査し，厚生労働省に対して次の勧告を行った。

○総務省行政監察局勧告（1999年）

　「要援護高齢者対策に関する行政監察結果報告書―保健・福祉対策を中心として―（要旨）」

　「事業所の中には，状況によってはホームヘルパーが行わざるを得ない等として，傷口のガーゼ交換，血圧・体温測定，軟膏の塗布，座薬の注入，浣腸，目薬の点眼等の一部を実施しているものがみられ，またこれらの行為を実施できるようにしてほしい旨の要望あり，ホームヘルパーが，身体介護に関連する行為をできる限り幅広く行えるようにすることが，利用者等のニーズに沿うとともに，介護家族の負担軽減，看護師等の人材活用の効率化にも資する」

〈勧告要旨〉

　「身体介護に伴って必要となる行為をできる限り幅広くホームヘルパーが取り扱えるよう，その業務を見直し，具体的に示すこと」

２）医行為でないと考えられるもの

　この総務省行政監察局勧告（1999）を受けて，厚生労働省は，医療機関以外の高齢者介護・障害者介護の現場などにおいて，医師や看護師などの免許を有さない者が業として行う行為の判断に疑義が生じないように，「医行為ではないと考えられるもの」を示した。

○厚生労働省医政局長通知医政発第0726005号（2005年）

　「医師法第17条，歯科医師法第17条及び保健師助産師看護師法第31条の解釈について」

　「高齢者介護・障害者介護の現場等において，医師，看護師等の免許を有さない者が業として行うことを禁止されている『医行為』の範囲が不必要に拡大解釈されているとの声も聞かれるところである。このため，医療機関以外の高齢者介護・障害者介護の現場等において判断に疑義が生じることの多い行為であって，原則として医行為ではないと考えられるものを列挙したので，医師，看護師等の医療に関する免許を有しない者が行うことが適切か否か判断する際の参考とされたい」（表１－１）

表１－１　医行為ではないと考えられるもの

1　水銀体温計・電子体温計により腋下で体温を計測すること，及び耳式電子体温計により外耳道で体温を測定すること
2　自動血圧測定器により血圧を測定すること
3　新生児以外の者であって入院治療の必要がないものに対して，動脈血酸素飽和度を測定するため，パルオキシメータを装着すること
4　軽微な切り傷，擦り傷，やけど等について，専門的な判断や技術を必要としない処置をすること（汚物で汚れたガーゼの交換を含む）

5　患者の状態が以下の3条件を満たしていることを医師，歯科医師又は看護職員が確認し，これらの免許を有しない者による医薬品の使用の介助ができることを本人又は家族に伝えている場合に，事前の本人又は家族の具体的な依頼に基づき，医師の処方を受け，あらかじめ薬袋等により患者ごとに区分し授与された医薬品について，医師又は歯科医師の処方及び薬剤師の服薬指導の上，看護職員の保健指導・助言を遵守した医薬品の使用を介助すること。

具体的には，

• 皮膚への軟膏の塗布（褥瘡の処置を除く）　• 皮膚への湿布の貼付　• 点眼薬の点眼
• 一包化された内用薬の内服（舌下錠の使用も含む）　• 肛門からの坐薬挿入
• 鼻腔粘膜への薬剤噴霧

を介助すること

6　爪そのものに異常がなく，爪の周囲の皮膚にも化膿や炎症がなく，かつ，糖尿病等の疾患に伴う専門的な管理が必要でない場合に，その爪を爪切りで切ること及び爪ヤスリでやすりがけすること

7　重度の歯周病等がない場合の日常的な口腔内の刷掃・清拭において，歯ブラシや綿棒又は巻き綿子などを用いて，歯，口腔粘膜，舌に付着している汚れを取り除き，清潔にすること

8　耳垢を除去すること（耳垢塞栓の除去を除く）

9　ストマ装具のパウチにたまった排泄物を捨てること（肌に接着したパウチの取り替えを除く）

10　自己導尿を補助するため，カテーテルの準備，体位の保持などを行うこと

11　市販のディスポーザブルグリセリン浣腸器（※）を用いて浣腸すること

（※）挿入部の長さが5から6cm程度以内，グリセリン濃度50％，成人用の場合で40g程度以下，6歳から12歳未満の小児用の場合で20g程度以下，1歳から6歳未満の幼児用の場合で10g程度以下の容量のもの
出所）厚生労働省医政局長通知医政発第0726005号各都道府県知事あてより一部修正して引用

3）ALS患者に対する家族以外の者によるたんの吸引の実施

　また，ALS〈Amyotrophic Lateral Sclerosis：筋萎縮性側索硬化症〉等障害のある児（者）が健康を維持していくために不可欠である医行為を，在宅において，家族や看護師等の医療従事者が日常的に行うには限界がある。また，日々必要な医行為を行っている家族の負担は大きい。

　そこで，2002（平成14）年11月，日本ALS協会は「ALS等の吸引を必要とする患者に，医師の指導を受けたヘルパー等介護者が日常生活の場で吸引を行うことを認めてください」との要望を厚生労働大臣に陳情した。これを受けた厚生労働省は「看護師等によるALS患者の在宅療養支援に関する分科会」を設置し検討を行い，「報告書」をまとめ，翌年次の通知を発出し実施を容認した。

○厚生労働省医政局長通知医政発第0717001号（2003年）

「ALS〈筋萎縮性側索硬化症〉患者の在宅療養の支援について」

「在宅ALS患者の療養環境の向上を図るための措置を講じていくことは重要であり，また，たんの吸引については，その危険性を考慮すれば，医師又は看護職員が行うことが原則であるが，ALS患者の在宅医療の現状をかんがみれば，在宅ALS患者に対する家族以外の者によるたんの吸引の実施について，下記の条件の下では，当面やむを得ない措置として許容されるものと考える」（筆者注：「下記の条件」とは，療養環境の管理などをいう）

４）盲・聾・養護学校や在宅における ALS 以外の療養患者・障碍者へのたんの吸引の実施

　ALS 患者に対する家族以外の者によるたんの吸引の実施への容認に続き，2004（平成16）年には盲・聾・養護学校におけるたんの吸引などについては所要の研修を受けた教員が行うことが許容され，2005（平成17）年には在宅における ALS 以外の療養患者・障碍者に対するたんの吸引についても，家族以外の者が実施することは，当面のやむを得ない措置として容認された。

○厚生労働省医政局長通知医政発第1020008号（2004年）

　「盲・聾・養護学校におけるたんの吸引等の取扱いについて」

　「たんの吸引，経管栄養及び導尿について，文部科学省のモデル事業等における実績と現在の医学的知見を踏まえると，看護師が当該盲・聾・養護学校に配置されていることを前提に，所要の研修を受けた教員が行うことが許容される行為の標準的な範囲は，それぞれ以下の通りである。また，緊急時を除いては，教員が行う行為の範囲は医師の指示の範囲を超えてはならない」（筆者注：「以下の通り」とは，たんの吸引等の標準的な手順などをいう）

○厚生労働省医政局長通知医政発第0324006号（2005年）

　「在宅における ALS 以外の療養患者・障碍者に対するたんの吸引の取扱いについて」

　「たんの吸引は医行為であるとの前提に立ち，専門的排たん法を実施できる訪問看護を積極的に活用すべきであるが，ALS 患者の場合と同様に，たんの吸引を行っている家族の負担を緊急に軽減する必要等があること，また ALS 患者に対して認められている措置が，同様の状態にある者に合理的な根拠もなく認められないとすれば，法の下の平等に反することから，ALS 患者にたんの吸引を容認する場合と同様の条件の下で，家族以外の者がたんの吸引を実施することは，当面のやむを得ない措置として容認されるものと整理される」

５）特別養護老人ホームにおけるたんの吸引等の実施

　特別養護老人ホームは介護度の高い入所者が多く，医療ニーズを併せもった者が入所している。また，介護老人保健施設や介護療養型医療施設とは違い，夜間に看護師が常駐していないにもかかわらず，喀痰吸引や経管栄養の実施は介護老人保健施設よりも高いことから，従来から厚生労働省は，「違法性阻却」として容認していた。しかしながら，現場実施者は不安感も強く，「医行為のため介護職員は実施しない」あるいは「実施してよいと法で明記してほしい」という要望もあり，社会保障審議会福祉部会「介護福祉士制度及び社会福祉士制度のあり方に関する意見」(2006)，安心と希望の介護ビジョン会議「安心と希望の介護ビジョン」(2008)，「特別養護老人ホームにおける看護職員と介護職員の連携によるケアの在り方に関する検討会」(2009) 等で検討を重ね，モデル実施を容認することとなった。

○厚生労働省医政局長通知医政発第0401号第17号（2010年）

　「特別養護老人ホームにおけるたんの吸引等の取扱いについて」

　「口腔内のたんの吸引等について，モデル事業の方式を特別養護老人ホーム全体に許容する

ことは，医療安全が確保されるような一定の条件の下では，やむを得ないものと考える」（筆者注：「一定の条件」とは，たんの吸引等の標準的手順などをいう）

6）介護福祉士等の介護職員によるたんの吸引等の実施

　特別養護老人ホームにおける介護職員によるたんの吸引のモデル事業実施を踏まえて，2011（平成23）年の第177回国会において成立した「介護サービスの基盤強化のための介護保険法等の一部を改正する法律（平成23年法律第72号）」が公布され，「社会福祉士及び介護福祉士法施行規則等の一部を改正する省令（喀痰吸引関係）」（2011）によって，介護福祉士の業務として行いうる「日常生活を営むのに必要な行為であって，医師の指示の下に行われるもの」に該当するものとして喀痰吸引などの内容やその範囲などが示された。また，「社会福祉士及び介護福祉士法施行規則等の一部を改正する省令の施行について（介護福祉士養成施設における医療的ケアの教育及び実務者研修関係）」（2011）が通知され，介護福祉士の教育に対する詳細が示された。

○厚生労働省令第126号（2011年）

　「社会福祉士及び介護福祉士法施行規則の一部を改正する省令」

　「介護保険法等の一部を改正する法律により，介護福祉士や一定の教育を受けた介護職員等による喀痰吸引等の実施が可能とすることに伴い，①喀痰吸引等の内容のほか，②喀痰吸引等の業務を行う事業者や介護職員等に対し研修を行う者について，都道府県の登録基準を定める」（表1－2）

○厚生労働省社援発1028第1号（2011年）

　「社会福祉士及び介護福祉士法施行規則等の一部を改正する省令の施行について（介護福祉

表1－2　介護福祉士等による喀痰吸引等の内容

項　目	内　容	実施範囲	研修内容基準
喀痰吸引	・口腔内の喀痰吸引 ・鼻腔内の喀痰吸引 ・気管カニューレ内部の喀痰吸引	介護福祉士が喀痰吸引等を実施する場合には，喀痰吸引等の対象者の日常生活を支える介護の一環として必要とされる医行為のみを医師の指示の下に行うものであり，安全性の視点からも，咽頭の手前までとする	①研修課程に応じて，必要な時間数・回数を確保すること ②講義・演習・実施研修の各段階での修得程度を審査すること ③研修を修了したことを証する書類を交付すること
経管栄養	・胃ろう又は腸ろうによる経管栄養 ・鼻経管栄養	介護福祉士が実施する喀痰吸引と同様の観点から，胃ろう又は腸ろうによる経管栄養の実施の際には，胃ろう・腸ろうの状態に問題がないことの確認を，軽微経管栄養の実施の際には，栄養チューブが正確に胃の中に挿入されていることの確認を医師又は看護職員がおこなうこととする	

出所）社援発1111第1号「社会福祉士及び介護福祉士法施行規則等の一部を改正する法律の施行について（喀痰吸引等関係）」から作成

士養成施設における医療的ケアの教育及び実務者研修関係)」

「介護保険法等一部改正により，2015（平成27）年以降は，介護福祉士がその業務として喀痰吸引等を行うことが可能となったため，介護福祉士養成施設の養成課程においても，医療的ケア（喀痰吸引等）に関する教育を行う必要があること。介護福祉士養成における医療的ケアの教育に係る要件等については，改正省令に定めるもののほか，以下のとおりとすること」（表1－3）

表1－3　介護福祉士等による医療的ケアの教育内容

項　　目	教育の内容
基本研修	講義形式で実施する基本研修の教育時間は，実時間で50時間以上とすること
演　　習	基本研修を修了した生徒に対しては，シミュレーター等を活用した演習を行うこと
実地研修	実地研修を安全に実施するために，喀痰吸引等を必要とする者等の書面による同意，関係者による連携体制の確保等の要件を満たしている必要があり，その具体的内容については，「社会福祉士及び介護福祉士法施行規則等の一部を改正する法律の施行について（喀痰吸引等関係)」に準じて取り扱うこと

出所）社援発1028第1号「社会福祉士及び介護福祉士法施行規則等の一部を改正する省令の施行について（介護福祉士養成施設における医療的ケアの教育及び実務者研修関係)」通知から作成

3．今後の課題

　わが国の平均寿命は男女ともに世界でも上位を占めてはいるが，健康寿命が長くなっているとはいいがたく，それにはまだまだ検討すべき課題は多く残されている。

　これまでの記述のように，医療的ケアを必要としている者は高齢者だけでなく，同様の幼児児童生徒も年々増加している（杉本 2012）ことから，現段階では，今後さらに医療的ケアを必要とする者は増大し，その状況に伴い医療的ケアの領域も拡大していくと予想される。

　たんの吸引の行為は，通常のたんの吸引は容易に実施できる行為であるが，まれに固い痰がからみ高度な技術を要する場合のある危険な行為である（天野 2013）ことから，介護福祉士は医療的ケアが「医行為」の一部であることをしっかり認識するとともに，その医行為を実施する介護福祉士は，要介護者がその人らしく生きるための生活支援者であるという介護福祉士としての役割や専門性を忘れてはならない。

第4節　多様なニーズ

1．豊かな生活を得るためのニーズ

1）豊かな生活の定義

　広辞苑（2008）によれば，豊かとは①物が豊富で，心の満ち足りているさま。②財産がたくさんあるさま。③物が内部に充ち，ふくらみの出ているさま。④他の語に付き，それに十分に達しているさまを示している。

　さらに生活については，①生存して活動すること。生きながらえること。②世の中で暮らしてゆくこと。またそのてだて。くちすぎ。すぎわい。生計を示している。

　人の生活は，生きてきた時代背景や生活史にともなう価値観によって違ってくる。そのことを理解するため，生活の構成要素を人間，健康，社会，環境，福祉から捉える。

(1)人　　間

　人間とは一人で生存しているのではなく，他者との関わりのなかで共存している。しかし，没個性的になったり，社会に埋没しないように，個を強めながら，いかに成長発達を続けられるかが課題である。

(2)健　　康

　健康について，WHOは次のように定義している。「完全な肉体的，精神的及び社会的福祉の状態であり，たんに疾病または病弱の存在しないことではない」とされている。すなわち，たんに病気がないというだけではなく，加齢による身体機能の低下や障害があってもそれを補う支援があれば，その人の能力がいかされ，良質な生活を継続できることも健康といえる。この定義の公表は第二次世界大戦後の1946（昭和21）年に行われた。その後，1998（平成10）年に「身体的，精神的，社会的」にくわえて「霊的（スピリチュアル）」が検討されたが変更されるまでにはいたらなかった。

(3)社　　会

　19世紀半ばまで，日本語に「社会」という語句はなく，「世間」や「浮き世」などが使われていた。広辞苑によると，「社会とは人間が集まって共同生活を営む際に，人々の関係の総体は一つの輪郭をもって現れる場合の，その集団である。そして，自然的に発生したものと，利害・目的などにもとづいて人為的に作られたものとがある」と示されている。社会の起源は人間の本性に求めることができる。人間は古来よりほかの多くの動物と同様に群れという小さな社会を形成し，食料を獲得し，外敵から身を守るなど，生存するために必要なことを満たしてきたと推測される。ところで，現代における単位としては個人・家族のような小さな集団と学校・企業などの大きな集団があり，どの単位に重点をおいて生きてきたかによって個々の世界

観は異なってくる。したがって，個々の社会単位での役割や，生きがいとして高齢者が大切に
してきたことに配慮しながら援助に活かしていかねばならない。

⑷環　　境

快適な生活をするため，自分にとって都合の良い環境を求めている。その環境とは，人的資
源・物質的資源・経済的資源・情報資源などと関わっている。したがって，それぞれの環境因
子を把握することがその人を理解するうえで重要である。

⑸福　　祉

人間・健康・社会・環境を整えただけでは，加齢や障害問題を乗り切ることはできない。さ
らに必要なことは，社会資源を活用して，高齢者や障害者への支援を継続することである。ま
た対象者の家族や地域にまで介護予防や支援方法の活用を広げてこそ福祉の存在が意味をもっ
てくる。

高齢者にとって豊かな生活を営むのに必要なことは，

①　それまでの生活慣習を大切にすること

②　その人が望む人生の最終章を日常に活かすこと

と考える。

このことを満たすには①，②の理解に努め支援する戦略の立案が大切である。

２）個別ケアにおける高齢者理解

高齢者ケアを考える際，幼少期・学童期・青年期などの発達段階で受けた影響について考慮
するとともに，その人の歩んできた時代背景の理解をすることも重要である。

⑴身体的・精神的側面

生きているというのは，基本的な生命活動が維持されていることである。しかし，生活して
いくためには，たんに生命活動が保障されているだけでは十分でない。生活とは，移動，歩行，
移乗，起き上がり，食事，入浴，排泄，清潔動作，身だしなみやコミュニケーションなどの日
常生活動作が組み合わさっているものである。

しかし，高齢者に予期しないストレスがかかると生命を維持するのに必要な免疫性のバラン
スを崩しやすくなる。また，外気温変化に対する感受性が鈍くなることで，低温やけどや熱中
症などの症状の悪化に繋がることも多々ある。さらに，大多数の高齢者は複数の疾患をもち，
症状も一律ではないことを念頭におくことが援助者に求められる。

精神的側面として，加齢とともに自分以外への許容力が低下し，喪失体験の増大，生きる目
的や意欲を失いがちになる。また，新しい環境へ適応することも困難となり，不安感や被害妄
想が現れやすくなる。そのため，入院や施設への入所などの環境変化で高齢者はパニックを起
こし，一時的な認知症の症状を呈することがある。その症状が環境の変化からだけ起きたのか，

潜在的な疾患が発病したのか，見極めが大切である。

(2) 家庭生活の側面

生活を営むには，家事全般が何らかの形で行われなければならない。具体的に示すと，調理，洗濯，掃除，買い物，お金の管理，公共料金の支払い，整理整頓，日用品や食品の管理などである。これらの営みが崩れると生活に影響が出てくる。高齢者の生活状況を把握するため，それぞれの活動状況，能力に関する情報を整理し明確化しなければいけない。

(3) 人間関係

人間関係を大別すると，家族とそれ以外が対象となる。家族のなかにおけるその人の役割や今まで培ってきたことが人間関係に影響を与える。今までの生活で家族関係が良好であればそのつながりは継続されるだろう。反対にこの関係が築けていなかった場合には再構築が求められる。家族での役割を見極め，さらに援助をする際には家族のなかでのキーパーソンを見定め，その協力を仰ぐことが重要である。

また，施設で第二の人生をおくる高齢者の課題は，今まで築いてきた家族や地域との関係とは異なる介護士や施設の仲間たちと新たに関係性を作ることである。

(4) 社会生活

人は家庭だけではなく社会ともつながりをもちながら生活をしている。社会の第一線を離れた高齢者は，社会活動の範囲が狭まっていく。それを補うため，地域社会との結びつきを新たに構築していくことで，人間関係も広がり，加齢に伴う認知症の発症を遅延させることができる。そのためにも家庭社会に閉じこもるのではなく，地域と関わりながら，フォーマル・インフォーマルな支援を受ける必要がある。また，要介護者は他者との関わりが希薄化する傾向にある。そのため，社会資本・資源を活用し，介護サービスを受けながら社会の一員として自分の役割を認識し，拡大していくことが望まれる。

(5) 文化的側面

日本国憲法の第25条第1項に「すべて国民は，健康で文化的な最低限度の生活を営む権利を有する」と定めている。生活の中での潤いや満足感があってこそ，その人らしく暮らすことができる。そのためにはその人の生育環境や教育環境・社会での活動も大切な要素であるが，家族やそれに代わる支援者との関わりも重要度が増してくる。

(6) 経済的側面

人間が快適な生活をおくるためには，経済的資源も大きな要素である。そのため，所得や資産が必要であることはいうまでもない。そして，生活のために貨幣を用いて必要な物品を購入し，衣食住を満たしている。経済的な価値観は，ライフスタイルによって変わってくるし，また，老後の備えができている人もあればそうでない人もいる。そのため，個人の責任に帰するだけでなく社会資本（行政的な支援・税金）の活用が高齢者や障害者の支えになっている。

３）高齢者が望む豊かな生活

　高齢者は，加齢とともに生活や社会の場は段々狭まっていく。したがって，家族，近親者の支えを欠くことができない。また，核家族化・少子化・高齢化が進んでいる現在は，施設での暮らしを選択しなければならない高齢者にとって，新たな人間関係の中に「よりどころ」を見出せるかが大きな課題である。その課題の克服こそが精神的な安心となり生活の安定につながる。

　豊かな生活について，人間・健康・社会・環境・福祉の構成要素面から述べてきたが，どれが欠けても豊かとはいえない。また，何かが突出しているだけでも豊かとはいえないし，これらは，バランスが整っていてもその人の価値観によってまた豊かさの基準が異なっていく。

　加齢とともに心身機能の低下や人間関係が縮小してくる。そういうことを認識した上で最終章の人生観を高齢者自身ももつことが重要である。身体的・社会的な適応機能が低下するというリスクを伴いながらもできるだけ調和のとれた時間を過ごすことが大切である。

　高齢者を支える援助者は，その人が生きてきた時代背景を理解する必要性を改めて強調したい。まして認知症であればなおさら，援助者の心の動きを雰囲気で感じ取っていくものである。そのため，援助者はどのような状況にあっても「人としての尊厳」を決して忘れてはならない。

　高齢者にとって，伝えたいことが表現でき，それを理解してもらえる人の存在が貴重である。たとえ，認知症高齢者であっても，その人の存在が周りの者にとって，生きがいとなることもある。その点を踏まえておくことが，高齢者を理解し，より良い生活に導くことにつながる。

　施設，地域における介護者の高齢者ケアに対する思いは，その家族や周囲の人へも必ず伝わるものである。そのため，日々大事にしていることを語り合い，残された人生について一緒に考えていけることが援助者にとってもやりがいとなり，喜びにもつながっていくものである。高齢者と援助者の良好な信頼関係があってこそ，その人がその人らしく人生をまっとうできるのである。

２．家族のニーズ

　現在の日本は高齢者を取り巻く環境が大きく変化しており，それにあわせて介護に対する家族のニーズも変化してきている。

　家族構成員が減少し核家族や高齢者単独世帯が増加しており，同居している家族が介護を担うことが難しいという現状もあるが，家族構成員数だけが課題になっているわけではない。介護が必要な高齢者が自宅での生活を望んでいても，その介護を担う家族がどのように考えるのかは一様ではなく，介護を行いたいと思う場合もあれば社会資源を活用したいと思う場合もある。それぞれに家族構成員には社会的な役割もあり，成し遂げたい自身のニーズも存在する。そのため，同居していても介護に従事することに対し困難な状況がないかどうかを，見極めることも必要となる。そのためには，あらかじめ家族機能をアセスメントし，家族の希望も視野

に入れながら社会資源を活用することが望ましい。

　介護を取り巻く環境はここ数十年で大きく変化を遂げている状況にあり，要介護者である高齢者本人が在宅での生活を希望しても，同居をする家族の形体は多様化したため，家族のみで介護を担うことは難しい状況になっている。介護保険サービスが導入される2000（平成12）年以前の日本では，介護は家庭の問題で他者の世話になることに否定的な考えをもっている傾向にあった。当時の介護サービスは行政による措置サービスであったため，国から支援を受ける印象が強かった。それが介護保険サービスでは「介護保険料」を保険対象者（第1号被保険者：65歳以上，第2号被保険者：40歳〜65歳未満）全員が積み立てを行い，サービス利用時には一定の金額（収入に応じて1から3割）を負担するため，サービスを利用する意識が強くなった。その結果，介護保険サービスが要介護者にとって身近な存在になったといえる。

　人の生活は24時間365日続くものであるため，介護を担う場合継続した関わりが求められる。介護保険サービスには「　施設介護サービス」と「在宅介護サービス」があるが，施設介護サービスの場合であれば職員が交代で"勤務"しており，また福祉機器やバリアフリーなど環境が整えられているため，常時介護が必要な方でも生活を継続することは可能といえる。しかし在宅生活の場合には，要介護者のみでなく家族が常に"生活"しているため，家族が介護に関わる時間が多くなる。上記データに示したように，現代の日本の家族形態は変化しており，自宅で介護を担う者も仕事を抱えている傾向にあるため，常時介護に従事することは困難な状況にある。しかし在宅で介護を行うには家族介護者の負担が大きくなるケースも多く，介護離職という介護を行うために職を辞するという現状も生じている。しかしながら，仕事を減らすことは，その世帯の収入が減少することにつながるため，利用料の支払いが必要な介護保険サービスも利用しにくくなり，結果的に更に家族の介護負担が増加することになる。

　以上のことから，在宅において家族だけで介護を行うことは，現在の家族形態の変化からみて難しくなっている。家庭環境は変化しており，また介護保険が導入されたことによる介護サービスに対する意識の変化もあるため，要介護者とその家族が安心して生活を継続できるようにするには，介護福祉の専門職による介護サービスの充実が求められる。そのため，介護福祉を担う専門職が要介護者本人の状態について情報を集め，適切なアセスメントを行うことによって，どのような支援が必要であるかを把握することは，在宅で生活をする要介護者や家族の安心感につながり，在宅での生活を継続することができる。要介護者本人の思いを尊重した環境を整えることが，家庭全体の生活を崩す恐れがある状況であるため，現代の日本において介護サービスが担う役割は大きいといえる。それだけにサービス内容の更なる充実が求められる。

3．看取りの場の広がり

　人が死を迎える時，本人や家族それぞれの価値観や死生観により，その迎え方は大きく異なると考えられる。「住み慣れた家で死にたい」「延命治療は望まず自然な死を迎えたい」「家族には迷惑を掛けたくない」「病状が急変したら家族では対応できない」「病院で安心して過ごしたい」等々，生命倫理・場所・本人との続柄・家族関係などにより，その思いはさまざまであり，経済的理由によっても本人や家族の思いとは違う死の迎え方を選択せざるを得ないこともある。

　2012（平成24）年の新語・流行語大賞に，人生の終わりを自分らしく迎えるための活動を意味する「終活」という言葉がノミネートされた。「終活」とは，人生の最期を迎えるにあたって，自分自身で葬儀や墓の準備，相続の手続き，遺品整理などを行うなかで，自分らしい最期をコーディネートする活動である。なかには，「入棺体験」をすることにより死と向き合い人生観が変わるという「終活」もあり，このように「終活」がビジネス化されているということは，個人の価値観が多様化し，そのニーズに応える需要があるためといえるのではないだろうか。

　医療の進歩により医療依存度の高い要介護者が自宅でも療養が可能となっている。しかし，核家族化が進み家族内の介護力が低下し，介護の社会化をめざした介護保険制度の下でも，在宅介護生活全てを支えるには十分とはいえない。今後，団塊の世代が高齢となり医療や介護を必要とする高齢者の増加に伴い，受け皿の絶対数が不足することが予想され，自宅療養できない要介護者の受け皿が必要となっている。その受け皿が，特別養護老人ホーム（以下特養とする）や介護老人保健施設（以下老健とする）であり，サービス付き高齢者向け住宅や有料老人ホームも考えられている。

　既存の高齢者施設であり，これまでも終の棲家といわれていた特養においても，人生を最後まで過ごす場所にならざるを得ず，生活の場から終末期を迎える場へと少しずつその役割が広がりをみせている。以前までは，特養はあくまでも生活の場であり，入所している高齢者が体調不良となれば入院しそこで死を迎えるのが一般的であった。しかしながら，そのあり方は変化してきている。

　高齢者においては，疾患による死のみならず加齢の果てに迎える自然な死である老衰死もある。老衰とは，生物学的・医学的には加齢による老化に伴って個体を形成する細胞や組織の能力が低下することである。加齢に伴うこれらの変化によって，細胞レベル・組織レベルでの不可逆的な機能低下を起こす。それは生物としての生命活動の終わりである。加齢による身体機能の低下の進行は，「死」によって完結される。すべての生物にはそれぞれの生物としての寿命があり，人間も同じである。人間の老衰やそれが起因する老衰死は，現段階の医療では治療をすることができない。そのため，心身機能が低下した時に医療機関に入院することが最善ではない。老衰による食事や水分摂取の低下に対して，点滴や胃ろうという手段があるが，老衰

では細胞レベルでの低下が生じているため，点滴による水分や栄養を細胞に取り込むことができない。また，胃ろうにおいてもその栄養物を吸収することができない。高齢者が住み慣れた場所が自宅なのかあるいは高齢者施設なのかはさまざまであるが，医療機関で死を迎えるということから，その人の望む場所で終焉を過ごすという選択肢も増えている。

コラム

エンド・オブ・ライフケア（end of life café）

　エンド・オブ・ライフケアとは，明確な定義はないが，2012年，千葉大学大学院看護学研究科エンド・オブ・ライフケア看護学では，「診断名，健康状態，年齢にかかわらず，差し迫った死，あるいはいつかは来る死について考える人が，生が終わる時まで最善の生を生きることができるように支援すること」と定義している。国立長寿医療研究センターは2011年にチームを立ち上げ活動を開始し始めている。一般的には「緩和ケア」は癌患者を対象としていることが多いが，エンド・オブ・ライフケアの対象者は，近い将来死を迎えるすべての人となっている。悪性の疾患はもちろんであるが，たとえば高齢による諸々の状態によって，これまで意識なく送ってきた日常生活に支障をきたすこととなった人びとである。死を意識し，あるいは老いを意識したなかで「最期まで自分らしく」ということは，容易なことではない。その人の尊厳を保ち，何より対象者が自分自身を受け入れるためには，対象者のみの関わりに留まらず，家族あるいは地域への働きかけが必要となってくる。

　エンド・オブ・ライフケアという考え方の歴史は浅く，さまざまな課題も存在する。しかし，ますます高齢化が進んでいく現在，自分らしい終焉を迎えるためのケアとして重要な役割を担うものである。

コラム

看取りを在宅で迎える

ケースの概要

K氏：75歳　男性　家族で料亭・仕出し店を営んでいた。

病名：下行結腸癌　71歳で手術施行，多発性肺リンパ節転移，肝臓転移，第3から5腰椎に転移（下半身麻痺・膀胱直腸障害），高血圧症

ADL：移動・排泄（バルン留置）・入浴・着替えなど全介助である。食事は配膳を整えれば自力摂取できる。

家族構成：屋敷内の別棟に娘一家（娘・婿と孫二人），母屋で夫婦と長男で暮らす。

家族の意向：抗生剤が効かなくても，本人が希望をもてるように，状況により何らかの治療をしてほしい。

K氏の病気に対する理解：麻痺は治らないと理解し，緩和ケアしかないことを知っている。抗生剤が効いていないことも理解している。延命治療は望んでいない。在宅で子どもや孫の顔が見える所に居たい。

　家族・訪問介護（以下ヘルパー）・訪問看護・医師・介護支援専門員は連携して，「安全・安楽に在宅での療養ができるようにするために，本人の疼痛の緩和と病状の管理をする」と目標を決めた。特に浮腫の有無，低体温，四肢の冷感の有無，皮膚粘膜の乾燥の有無など病状に変化がある場合は，看護師が主治医に報告することで対応しながら自宅療養することができた。

　しかしながら，家族は，K氏の食事量が少しずつ減少し，身体が思うように動かなくなったことで，ヘルパーや看護師に弱音をはくことがあった。主介護者（妻）も介護疲れから，腰痛や血圧の上昇がみられるようになった。K氏は会話がだんだん少なくなったが，気長に傾聴し，苦痛のない介護を心がけた。そんな中で，娘は母親（妻）を気遣い，近くの温泉に行き気分転換を図っていた。また，ヘルパーとコミュニケーションを取りながら，一緒にケアをすることもあった。2人の孫は，「ただいま」といいながら必ず母屋のおじいちゃんの顔をのぞきに来ては，その後はいつも2階で仲良く2人で遊んだ。孫の声が聞こえると，K氏は心地よさげに何ともいえない穏やかな表情を浮かべていた。皮膚の状態は，入院時より下半身麻痺により背部や下肢に水泡形成が見られ，破れたり再形成したりしたりの繰り返しなので，褥瘡にならないように注意深くケアをすることと，拘縮予防のため，無理のない範囲で終末期のリハビリとしてROM訓練を行った。特に，体動時の背部の痛みに考慮し，K氏の負担にならないように細心の注意を払った。

　看取り期に入ってからは，末期症状（尿量減少，黄疸症状，浮腫，意識状態など）の観察に努め，ヘルパーと看護師は連携を密にした。肝転移がみられたこともあり，食事は，妻がK氏の嗜好や好みの調理方法で食欲をそそる献立を，毎日工夫を凝らして作っていた。一番気にかけたことは疼痛と褥瘡であった。褥瘡の予防として食事とともに，エアマットによる除圧と体位変換をまめに行った。

　家族の不安とストレスの対応にも気配りしなくてはならないが，娘を通して妻の真意を知ることができた。「私も，母も覚悟はできています」「最期はどのように命が亡くなっていくか話しましたから……」「本人の希望で，自宅で最期を看取ることができるのは，自分たちにとっても，この上ない幸せです。」と話してくれた。

　治療の限界を医師に告げられ，K氏は，在宅療養で緩和ケアを選択した。家族の絆が一層強まり，愛情のこもった料理，孫たちの元気あふれる笑顔と声を感じながら，家族に見守られながら最期を迎えた。薫風香る5月，余命3カ月位と言われたが，自宅療養というK氏の意思表示を，本人・家族を中心にしてチームケアを展開した6カ月，穏やかな臨終を迎え安らかにこの世を旅立った。

🪑 コラム

老衰死による死への過程

　老衰による死の過程は4段階あり，医師から死が近づいたことを診断されるのは，余命3-6か月とされる。しかし，老衰死への研究は未成熟であるため，医師が予測した期間を大幅に延長して死に至るケースもまれではない。

1．老衰死の予感（3-6か月，あるいはそれ以上前）

　いつもと同じように食事を食べることができており，食事摂取量が維持された場合で

あっても，体重が減少するようになる。たくさん食べることが続いても体重が増加しなくなる。感染症などの疾病によるものではなくとも，食欲が減退していくこともあり，そのような場合は嗜好にあった食べ物を用意する。誤嚥性肺炎を繰り返すことも多く，また嚥下機能や咀嚼機能が低下する場合もあり，食事形態の工夫としてソフト食なども活用する。

　医師から余命宣告がされたら，本人と家族で終焉を迎える場所を考えていく。どのような状態であっても自宅で終焉を迎えることはできるが，家族の介護力だけに頼ろうとすると無理が生じるため，訪問介護や訪問看護などさまざまな社会資源を活用することが望ましい。また，終焉の場所や行う医療においても，家族内での意思統一が重要である。

２．ゆっくりと老衰死が近づいてくる（数週間）

　食事量や水分摂取量が減少し，時には何も口にできない日が多くなる。それに伴い排泄物も少なくなり，便秘や尿量の減少を起こす。活動するためのエネルギー不足も相まって，倦怠感も強くなり，体を動かす機会が減少し，自分では横を向くことすらしなくなる。そのため，褥瘡の発生リスクが高まる。在宅で過ごす場合は，２時間おきの体位変換を行うことは難しいため，褥瘡予防用具の導入が必要である。

　できるだけ，日々の暮らしがその人にとって有意義なものになるように，好きな食べ物を用意したり，好きな音楽をかけたり，好きな植物，あるいは好きな絵や写真を置いたりする。また，老衰の状況が次の段階にすすむと，意思疎通が難しくなるため，この時期までに会いたい人には積極的に会わせられるようにすることが望ましい。

３．老衰死と隣り合わせ（数日）

　全身状態が悪化し，食事も水分も全く摂取できなくなる。誤嚥性肺炎を繰り返している場合は，発熱状態になることもあり，一方，循環不全に伴う低体温になる場合には，足先が冷たくなりチアノーゼが出現することもある。点滴や胃ろうをしている場合には，それらの栄養物や水分を体が吸収することができなくなり，浮腫が出現することも多い。不必要な医療の継続は再考すべきである。呼吸機能，腎機能をはじめ，さまざまな機能低下により意識レベルが低下し，傾眠傾向となる。

　会わせたい人がいれば速やかに連絡をする。可能であれば，急変に備えて誰かが傍にいるとよいが，難しい場合は緊急時の連絡体制を整える。また，旅立ちの時に着せたいものがあれば用意する。意識レベルは低下した状態ではあるが，触覚と聴覚は終焉のその時まで温存されるため，タッチングしながら話しかけるとよい。

４．やすらかな終焉を迎える

　呼びかけや刺激に対する反応も鈍くなり，やがて反応しなくなる。また，血圧が下降し，測定が不能になる。それに伴い脈が触れにくくなり，やがて触れなくなる。全身にしっとりと冷たい汗をかき，四肢末端が冷たくなる。いびきをかくような大きな呼吸が始まり，無呼吸を繰り返す。痰がのどの奥でごろごろしているような呼吸になることもある。循環不全が進み，腎血流量の減少により尿が生成されなくなるため，オムツが濡れなくなり，尿が排泄されなくなる，というような身体の変化が生じる。

　臨終に間に合わせたい人がいれば早急に連絡をとる。触覚と聴覚は終焉のその時まで温存されるため，タッチングしながら話しかける。プライバシーが守れる部屋で親しい人と一緒に終焉のその時を過ごす。家族あるいは医療関係者などに見守られる中，あえぐような呼吸がやがて静かに止まり，心臓も拍動をやめることで，やすらかな終焉を迎える。

　小木曽加奈子「死へつながる老衰を受け入れる」『福祉と看護の研究誌：』6，2019，1-3を一部改変して引用

<注>

1）日本国憲法（1946年），世界人権宣言（1948年），国連障害者権利条約（2006年），障害者の権利
宣言（1975年）など。

<引用文献>

赤沢昌子ら『医療的ケアに関する介護福祉士教育への問題提起―教員・介護職員のアンケート調査よ
り―』松本短期大学研究紀要20，2011，p.30

天野良「医行為概念の再検討」『東京大学法科大学院ローレビュー』8，2013，pp.3-19

あん摩マッサージ指圧師，はり師，きゅう師等に関する法律第12条および柔道整復師法第15条，p.16
より

今井七重ら「世代間交流に関するスクールソーシャルワーカーの意識の特徴；エイジング教育を豊か
にするために」『日本看護学会論文集』40号，2009，pp.89-91

医療法第1条2 http://www.law.e-gov.go.jp/htmldata/S23/S23HO205.html（2014.9.2閲覧）

岡本和士『老年系疾病論―老化と疾病の理解―』三恵社，2002，pp.3-4

小木曽加奈子ら「子どもと高齢者の世代間交流に関する一考察～高齢者から子どもたちへの伝承につ
いて～」『保育と保健』15⑴，2009，pp.35-39

介護サービスの基盤強化のための介護保険法等の一部を改正する法律（平成23年法律第72号）2011
http://www.pref.fukushima.lg.jp/uploaded/attachment/49273.pdf（2014.8.28閲覧）

鎌田ケイ子編『新体系看護学26老年看護概論・老年保健』メヂカルフレンド社，2007，p.28

川島孝一郎「緊急避難：医療的ケアの基本」『難病と在宅ケア』18⑺，2012 p.22

北村光子「介護福祉教育と保育教育との関連―卒業生の聞き取り調査を通して―」『長崎短期大学紀
要』18，2006，pp.101-107

草野篤子「世代間交流学の樹立に向けてのプレリュード」『老年社会科学』33⑶，2011，pp.461-471

厚生労働省医政局長通知医政発第093002号「看護師等による静脈注射の実施について」2002

厚生労働省医政局長通知医政発第0726005号「医師法第17条，歯科医師法第17条及び保健師助産師看
護師法第31条の解釈について」2005

厚生労働省医政局長通知医政発第0717001号「ALS〈筋委縮性側索硬化症〉患者の在宅療養の支援に
ついて」2003

厚生労働省医政局長通知医政発第0324006号「在宅における ALS 以外の療養患者・障碍者に対するた
んの吸引の取扱いについて」2005

厚生労働省医政局長通知医政発第0401号第17号「特別養護老人ホームにおけるたんの吸引等の取扱い
について」2010

厚生労働省医政局長通知医政発第1020008号「盲・聾・養護学校におけるたんの吸引等の取扱いにつ
いて」2004

厚生労働省「終末期医療に関する調査」2010

厚生労働省「人口動態統計　死亡の場所別にみた死亡数・構成割合の年次推移」2010
http://www.mhlw.go.jp/toukei/saikin/hw/jinkou/suii10/dl/s03.pdf（2014.8.15閲覧）

厚生労働省令第126号「社会福祉士及び介護福祉士法施行規則の一部を改正する省令」2011

厚生労働省「保健師助産師看護師学校養成指定規則」
http://law.e-gov.go.jp/htmldata/S26/S26F03601000034.html（2014.12.28閲覧）

厚生労働統計協会『平成24年国民生活基礎調査』平成26年1月，pp.47-50，92-93，108-109

厚生労働統計協会編『国民の福祉と介護の動向・厚生の指標　増刊・第59巻第10号2012/2013通巻第
945号』厚生労働統計協会，2012，pp.5-11，p.177

厚生労働統計協会編『国民の福祉と介護の動向・厚生の指標　増刊・第60巻第10号2013/2014通巻第
945号』厚生労働統計協会，2013，pp.5-11，p.177

厚生労働省「平成25年国民生活基礎調査」
　　http://www.mhlw.go.jp/toukei/saikin/hw/k-tyosa/k-tyosa13/（2014.10.15閲覧）
厚生労働省「医行為について」
　　http://www.mhlw.go.jp/shingi/2003/02/s0203_2g.html（2014.9.2閲覧）
厚生労働省「特別養護老人ホームにおける看護職員と介護職員の連携によるケアの在り方に関する取
　　りまとめ」　http://www.mhlw.go.jp/shingi/2010/03/dl/s0331-14a.pdf（2014.8.27閲覧）
三冬社『少子高齢社会総合統計年報2014』2013，pp.24-303
下中直也編『世界大百科事典』平凡社，1988，p.580
庄司洋子ら『福祉社会事典』弘文堂，1999，pp.567-568
社会保障審議会福祉部会「介護福祉士制度及び社会福祉士制度のあり方に関する意見」2006
社援発1111第1号厚生労働省社会・援護局長通知「社会福祉士及び介護福祉士法施行規則等の一部を
　　改正する法律の施行について（喀痰吸引等関係）」2011
社援発1028第1号「社会福祉士及び介護福祉士法施行規則等の一部を改正する省令の施行について
　　（介護福祉士養成施設における医療的ケアの教育及び実務者研修関係）」2011
社援基発0327第1号厚生労働省社会・援護局福祉基盤課長「介護福祉士養成課程における『医療的ケ
　　ア』の教育内容について」2013
杉本健郎「一部法制化以降の障害児への医療的ケアの方向性と連携の課題」『難病と在宅ケア』18⑺，
　　2012，p.29
総務省行政監察局『要援護高齢者対策に関する行政監察結果報告書―保健・福祉対策を中心として―
　　（要旨）』1999，p.3
総務大臣所管・日本予防医学行政審議会『医行為・医業類似行為関係法規の現在』
　　http://www.yoboushingikai.com/law，2014.8.23閲覧
立松生陽ら「重症心身障害児（者）施設における医療的ケアの実態調査」『日本小児看護学会誌』Jo
　　urnal of Japanese Society of Child Health Nursing，21，2012，p.65
永和良之助ら『高齢者福祉論』ミネルヴァ書房，2009，p4
内閣府『令和2年版　高齢社会白書』
　　https://www8.cao.go.jp/kourei/whitepaper/w-2020/html/zenbun/s1_2_1.html（2020.12.8閲覧）
成清美治ら『現代社会福祉用語の基礎知識』学文社，2013，p.163，p.214
新村拓『痴呆老人の歴史』法政大学出版局，2002，p.15
日本看護協会出版会編集『平成25年看護関係統計資料集』
　　http://www.nurse.or.jp/home/publication/toukei//pdf/toukei07.pdf（2014.10.15閲覧）
日本社会福祉学会事典編集委員会編『社会福祉学事典』丸善出版，2014，p.358，p.456
日本社会福祉学会編『対論社会福祉学3 社会福祉運営』中央法規，2012，pp.32-60
日本医師会「医師養成についての日本医師会の提案第3版」2013
林信治「介護福祉士の医療のケアに関する一考察」『東海学院大学紀要』4，2011，p.61
法令用語研究会編『法律用語辞典第4版』，有斐閣，2012，p.81，p.152
保健師助産師看護師法第5条　http://www. geocities.jp/fems_site/houki/03.html（2014.8.29閲覧）
広井良典『ケア学―越境するケアへ』医学書院，2000，pp.93-115
平野かよ子編『健康と社会・生活』メディカ出版，2008，p.20，p.44
村山陽「高齢者との交流が子どもに及ぼす影響」『社会心理学研究』25⑴，2009，pp.1-10
村山陽「世代間交流事業に対する社会的関心とその現状：新聞記事の内容分析および実施主体者を
　　対象とした質問紙調査から」『日本公衆衛生雑誌』60⑶，2013，pp.138-145
文部科学省「大学における看護系人材養成の在り方に関する検討会最終報告」
　　http://www.mex.go.jp/b_menu/shingi/chousa/koutou/40/toushin/icsFiles/afieldfile/（2014.12.28
　　閲覧）

やまだようこ「老年期にライフストーリーを語る意味」『日本老年看護学会誌』12⑵, 2008, pp.15

＜参考文献＞
秋山正子ら『系統看護学講座統合分野　在宅看護論』医学書院, 2013
上田敏『ICF（国際生活機能分類）の理解と活用：人が「生きること」「生きることの困難（障害）」をどうとらえるか』きょうされん, 2005
小木曽加奈子ら『ICFの視点に基づく高齢者ケアプロセス』学文社, 2009
鎌田ケイ子編『新体系看護学26　老年看護概論・老年保健』メヂカルフレンド社, 2002
川島孝一郎「『生きることの全体』を捉える『統合モデル』とはなにか」『訪問看護と介護』19⑵, 2014
櫻井尚子ら『ナーシンググラフィカ　在宅看護論　地域療養を支えるケア』メディカ出版, 2009
障害者福祉研究会編『ICF 国際生活機能分類（WHO)』中央法規, 2002
庄司洋子・木下康仁・武川正吾・藤村正之編『福祉社会事典』弘文堂, 1999
中島紀恵子編『系統看護学講座専門分野　老年看護学』医学書院, 2005
日本家政学会編『家政学事典』朝倉書店, 1990
日本看護協会編『平成23年版　看護白書　看護がつなぐ・ささえる在宅療養』2011
福祉士養成講座編集委員会編『社会福祉士養成講座　老人福祉論』中央法規, 2005
目黒輝美監修『現場に根差した介護と福祉〜アクション・リサーチからの発信〜』大学教育出版, 2013

第2章

ケアとは

1．広義のケアとは；言葉の意味から考える

　ケアという言葉は，世話・保護・介護・看護など，医療的・心理的援助を含むサービスの意味だけでなく，アフターケアなどに代表されるような「心づかい」「配慮」といった意味も含む。また，一般的に用いられる親しみのある言葉としてスキンケア，ヘアケアなど，「注意・手入れ・管理」という意味でも用いられている。このようにケアという言葉は医療・看護の分野や福祉の専門職としてばかりでなく，広く一般社会で用いられている言葉でもある。

　言葉の意味に着眼して考える共通点として，対象となる物あるいは人に対し，思いや気持ちを寄せていること，そして何らかの行為がそこに介在しているといえる。

2．ケアの対象が人の場合，ケアする人に必要な要素

　ケアする人の基盤的姿勢は，ケアの対象に関心を向けるということである。ケアする人に関心を向けることとは，ケアの対象はどんな人なのか，その人の力や限界はどれくらいなのか，その人の求めていることはどんなことなのか，その人の成長の助けになることは何だろうか，その人が現在感じている苦痛とはいったいどれほどのものなのだろうか，など思いを巡らせ，その人の現在の状況やとりまく環境，その人が歩んできた人生などを含めて察するという感性をもっていることがケアする人に求められる。感性を育むことは簡単なことではないかもしれない。改めて述べることではないと思われるが，感性をもつためには，ケアする人自身が，日常の生活において人と人の関係のなかで喜びや悲しみを分かち合い，心と心をつなぐ交流をもつ，あるいは，美しく壮大な風景を見，心揺さぶられる小説を読むなど，生命を見守る優しさと強さを育てる経験を多くもつことが必要である。ケアする人は対象の生きざまを敏感に感じ取り，対象に心を向け，心をひとつに集中させ，尊厳の気持ち・気遣う思いをもつことが本質的要素といえる。これらの本質的要素の上に，自発的で専門的要素が加わる。それは，対象となる人の表情や体動，姿勢，皮膚や顔色の観察など，五感を最大限に活用して対象となる人が発しているメッセージを受けとめ，解読することである。ケアする対象をこちらの期待するように理解し，操作してはならない。対象の真のありようを把握するために，自分自身の基準から，対象の基準に視点を置き，真摯に対象と向き合うことが求められる。看護や介護を含む福

社においては，身体や健康状態の専門的・科学的知識の上に，対象となる人のありようを主観的および客観的に捉え，原因や予測されること，関連すること，影響することなどを明確にし，どんなことがケアの対象となる人に必要なのか明らかにする知的作業が求められる。ミルトン・メイヤロフ（1987）は，ケアは，単に好意や温かい関心を示すことだけであるかのようにいうことがあるが，ケアするためには，その人の要求を理解しなければならないし，それに適切に応答できなければならない，しかも，好意があるだけではこのことが可能ではない。誰かをケアするためには，多くのことを知る必要がある，と知識の必要性を述べている。適切なケアを提供するためには，思い付きや何となく，経験的な勘という不明瞭なものではなく，知識の上に成り立つ専門性と明確な思考過程が求められるのである。

3．ケアの対象とケアの目標

　ケアの対象は，自らの力では生活を営むことの困難な人，孤独や不安などに苦しんでいる人，あるいは，さまざまな可能性と成長することを望んでいる人である。すなわち，身体的・精神的・社会的に支援を必要としている人である。

　ケアの目標とすることはケアを求めている対象によって異なるものである。本質は普遍的なニードにあり，心身ともに調和を達成し，生活の質が向上することにある。対象に不足していることを補うことでもあり，自立を助け，対象のさらなる成長を支援し，能力を与えることでもある。

4．ケアする行為とは

　ケアする側とケアされる側の心の動き，関係のあり方は対等なものである。ケアを受けているということは，めんどうをみてもらっている，ということではない。言い換えれば，ケアをしている側はめんどうをみているわけではない。ケアがこのような行為であれば，ケアを受ける者は負の感情を抱き，申し訳ない，と思わざるを得ない。木下（1989）は，ケアとは自発的に他者を気づかい，その気持ちを行為により表現することである，と述べている。そのときの他者はケアを必要とする状態にあるのは明らかであるから，ケアは単に個別な自発的行為にとどまるのではなく，共生のための積極的行為なのである。他者に対する使命の表現といってもよい。自発的行為は，決して相手からの見返りを期待してはいない。また，相手に負い目や負担を感じさせたりもしない。その行為が自発的であるという共通理解が当事者の間にありさえすればよいのである。この共通理解があって初めて，ケアを提供する側は，多くはできずとも自分にできることは確実に行うはずであるし，ケアを受ける側もそのことを理解する。それゆえ，ケアを受ける人は自分でも必死に生きようとする力をもてるし，人を責めることなく自分の運命を自分で引き受けられるのである。このときの両者の関係は，現象面のアンバランスと

は対照的に，実はまったく対等でありうるのである。

5．かかわりのプロセス

　ケアとはケアする人とケアされる人の間におけるかかわり合いの過程である。過程としてとらえることで，この過程を客観的に振り返り，自分と他者のかかわり合いにある問題を明らかにし，評価する，この繰り返しが重要となる。そして，ケアする人とされる人の両者が活かされ成長する相互発展の過程であることが望まれる。

第2節　ケアにおける相互作用

1．利用者と介護者との関係性

　「ケアする人も成長する」と唱え，ケアリングという概念をいち早く説いたミルトン・メイヤロフ（1987）は，ケア（≒介護）を次のように説いている。「一人の人格をケアするとは，最も深い意味で，その人が成長すること，自己実現することをたすけることである」「他の人々をケアすることをとおして，他の人々に役立つことによって，その人は自身の生の真の意味を生きているのである」「ケアする人は忍耐強い。なぜなら，相手の成長を信じているからである」すなわち，これである。

　ケアは，ケアする人もケアされる人にとっても大きな成長と喜びのある行為である。また，ケアは相互の関係性によって，高貴で崇高な一人ひとりの尊厳を共に考え続けていくことにひとつの特徴点を見出すことができる。本節では，ケアの相互作用をテーマとしていくつかのケアの論点提示をする。

2．ケアと相互作用

　ケアは，人が人に対して行う援助行為である。信頼関係の欠如した状態で行われることは，提供する側にとっても，受ける側にとっても不幸である。ケアとは，人への直接的・間接的援助をとおして，その人の生活全体を支援することが特徴点といえる。それは時として，相手とのかかわり方が問われると同時に，他者へのかかわりをとおして「自分自身をどう生きるのか」が問われることにもつながる。つまり，ケアを通した他者と自分自身との相互作用のもと，ケアが成り立つ前提をもっていることにつながる。

　生活支援技術（介護技術）は人とのかかわり合いが成立してこそ，初めてその効力を発揮する技術ともいえる。介護者は介護を必要としているひとの意識のもち方に対する理解が足りないと，スタート時点から援助関係の成立を困難なものにしてしまう。介護者にとってみれば，必ず相手との親密距離に立たなければならないし，指一本触れさせていただけなければ介護はできないこととなる。よって，ケア行為には，必然と相手との関係づくりに重点が置かれることとなる。介護における関係づくりについて考える前提として，相手の特徴をよりよく理解しようとする姿勢（＝関心をもつこと），とともに，介護者自身がいかに長所，短所をふくめて自分自身を肯定的に受容しているか（＝自己肯定感）が重要である。

　自尊感情（self-esteem：自尊心）とは自己の人格を大切にする気持ち，自分自身の価値と能力に対する肯定的評価である。ただし，自尊感情には個人差があり，人はその人なりに自尊感情を高めようとする傾向がある。高齢者ケアに限らず，ケアという営みのなかではケアする側

が成長することは，ケアする側とケアされる側との人間的な触れ合い（関係性や相互作用）によるものが大きいことの証明であろう。

　介護福祉施設の実習指導者が実習に来ている学生のカンファレンス時に次のような指導をしてくださる場面がある。「私は，仕事をしているなかで利用者の方から多くのものをいただく，介護の仕事は常に自己成長の機会を与えられる仕事だと思う。ただし，それは介護する側が意識をしないと日常に流され見えなくなる」と彼はいう。ケアする者にとっては，その「関係性の意味」を考え，関係性やつながりについて，想像し創造していく姿勢が求められるかもしれない。

3．「感情労働」という側面をもったケア労働

　ケア（介護）労働は，身体的介助を中心とした「肉体労働」とともに，利用者への心の交流を中心とした「頭脳労働」，そして，アメリカの心理学者ホックシールド（Hochschild, A.R.）が提唱した「感情労働」の3つの要素をもつとされる。感情労働が提唱された当初は，キャビンアテンダントに関しての労働の特徴と整理されたが，特に近年は，ケア労働について感情労働との関連性とその分析がなされようとしている。久保（2004）によると，感情労働は「相手に感謝や安心の気持ちを喚起させるような，公的に観察可能な表情や身体的表現をつくるために行う感情の管理」と定義されている。介護行為，特にケア労働は，自分自身の感情をとどめてしまうストレスでメンタルヘルス不全につながりやすい行為ともいえる。先述のとおり，ケアは相互作用をもちうる行為であるため，これは，すなわち利用者への不適切なケアに発展する可能性も含まれている。特にケアをプロフェッショナルとして実践する労働者には，精神的にタフさがもとめられるし，共感とともに折れない信念が必要となる。

　しかし，ケアを担う者，ケア労働も含めた対人援助（職）には，内面的に「不信，疑念，不全，怒り，無力」などの負の感情を有していても，それを決して外面的に出すことが許されず，しばしば，良心的で善意的，共感的でなければならないという「微笑みのルール」を強要されがちである。それは時として，「良い人」を演じることがつらくなったり，寄り添うことへの戸惑いなどという否定的感情となって表面に現れてしまうこととなる。または，表面的に現れないにせよ，深層的には心理的に傷つけられている傾向が強く，これに対する対応が必要とされていることも忘れてはならない。ケアを担う人自身の健康管理とストレスフリーとなる状況を考慮しなければならない。

4．心をひらけばケアの肯定的循環が生まれる

　人へのかかわり方の傾向を分析したもので，著名なのはアメリカの精神分析医エリック・バーン（Berne, E.）による「交流分析（transactional analysis；TA）」である。交流分析とは，

「人の自我状態が他者とどのようなかかわりのなかで形成され，また，どのような自我状態で他者とかかわっているかを分析する」もので，その基本的な構えのうち，「自分にも他者にも肯定的な構え」は，心をひらいて他者と活き活きとかかわることができるという（橋本 2013）。

　介護者が心を閉ざして防衛的に接すれば，利用者も心を閉ざしてしまう。互いに心を閉ざしたままでは心の通うコミュニケーションは望めない。利用者と接する際には介護者側から心を開いて接することで利用者に心を開いてもらえるように努力することが大切である。

　そのためには，介護者は心身の健康に留意する必要がある。対人専門職に求められる基本的姿勢には，「豊かな感性・情熱（Heart）に加えて，確かな専門的知識（Head）と技術（Hand），それに健康（Health）の四つのHをもつ」ことが重要とされている。まさに，4つめのHが示している心と身体の健康が保たれてこそケアの肯定的循環，すなわち，介護者が元気でいることが利用者に希望を与え，それが生きる力となり，介護者に肯定的に循環されていくことで，喜びや嬉しさの感情が生まれ，結果的に良好な関係のもとケアの質を高めていく原動力となるものである。ケアを行う者自身が「元気」でいることが，ケアをされる者の元気の源となる。しかし，ケアは時として大変な重労働でもある。生きがいややりがいを感じられる一方で，ケアする側が「燃え尽き症候群」になりがちである。

　「遊び（ゆとり）は，心と身体のエネルギー」という言葉がある。介護者こそ，元気でいられるために，時としてケアする，される関係から，離脱し一時的な休息をする（レスパイト：respite）が求められる。ケア労働者に今，もっとも重要かつ必要なこととしては，労働者自身が職務満足度を高め，休息をいかにとるのかについて考えなくてはならないことである。ケアは本来，相手本位の相手中心の行いであるからこそ，時として「自己犠牲的」になりやすい。ケアする側が意識的にゆとりを取り入れ，休息やリラックス，元気の源を取り戻せる職場の働き方の工夫など，ケアをする方を支える配慮が必要である。

5．ケアとパートナーシップ（協働性，協調性）

　ケアは，ケアを行う人が限りなくケアされる人に寄り添いながらも自分自身を保ちながら，関係性を調整しつつ行う援助行為である。この意味から，ケアは必然とパートナーシップに基づく特徴をもっているといってよい。ケア労働では，利用者の気持ちを察して，ともに人生という旅に同行する伴侶でもあると思えるようになるためには，介護職員は利用者への尊敬と共感の念をもって人間関係を形成する必要がある。

　パートナーシップとは，「共通に関心をもっている活動を，協働で行う人との関係」と訳される。介護される側もする側も対等な関係を保ちながら，共通の課題を達成するという価値観を根源におく。そのためには，利用者，介護者での「信用」と「信頼」のあるラポール（rapport）に基づいた関係が必須である。尊厳を尊重できる豊かな感性・人間性と共感と受容，

自己開示の技法を身につけることが，ケア労働者には必須の技術となる。

　相手の事情を思い献身的に奉仕すればするほど，徒労感や無力感を恒常的に感じてしまう状況は良好にパートナーシップが築けていないおそれがある。関係性の量より質にこそ意味を見出すなかで，どの程度のかかわりをもつのが望ましいかは，相手との調和のなかで十分に検証しなくてはならない。

　小山内（1997）は，その代表著書『私はあなたの手になれますか』において次のように述べている。「私にはっきり言えることは，私は"ケアを受けるプロ"だと言うことである。このひと言を何人の仲間たちが言えるだろうか。彼らはたぶん介助者に『もっとお尻をきれいに拭いてください』と言えているのだろうか。『注文はつけられない，人間関係が気まずくなると困るから。わがままと言われる……』ケアを受ける側は毎日嫌われることを恐れ，がまんしているのだ。『もっともっとわがままになりなさい』と私は声を張りあげ，言いつづけたい」。

　ケアする側，ケアされる側が対等な関係を保ちながら，共通の課題に向けて協働する関係性をどのように築いていくかはケア労働にとって永遠の課題である。そこには，中西ら（2003）がいう「当事者主権」が意識化されなくてはならない。ケア労働者にとっては，利用者の立場から意見をいっていただきやすい関係づくりと雰囲気づくりをとおして，共にパートナーとして，well-being（幸福の実現，安寧）を共通の目標としていけるよう配慮したい。

第 3 節　高齢者ケアを支えるさまざまな職種

　ここでは高齢者ケアを支える専門職である医療職（医師，歯科医師・歯科衛生士，理学療法士・作業療法士・言語聴覚士，看護師，准看護師），福祉職（社会福祉士，精神保健福祉士，介護福祉士，ホームヘルパー，介護支援専門員），栄養士・管理栄養士を紹介する。そして多職種連携・協働の重要性を概説する。

1. 医療職

1）医　師

　医師は，医師法第 1 条において「医師は，医療及び保健指導を掌ることによって公衆衛生の向上及び増進に寄与し，もつて国民の健康な生活を確保するものとする」と定められている。

　日本老年医学会が作成した「高齢者に対する適切な医療提供の指針」の中には，高齢者に対する医療提供において，以下のことに触れている（日本老年医学会 2013）。

① 老化の進行速度には大きな個人差があり，その上，老化の身体的・精神的・社会的な機能面に対する影響の大きさは個人によりそれぞれ異なっている。また，生活習慣病をはじめとする多くの疾患は高齢になるにつれて有病率が高まるため，高齢者は複数の疾患に罹患していることが多い。したがって，高齢者に対する医療提供にあたっては，かかりつけ医としての役割を意識し，全ての病態を把握した包括的な管理を目指すことが望ましい。

② 身体的・精神的・社会的な機能の多様性から高齢者では個人差が非常に大きく，症状や所見も非定型的である事が多い。こうした多様性を念頭に置き，高齢者総合的機能評価（高齢者の状態について，医学的評価だけでなく，生活機能，精神機能，社会・環境の 3 つの面から総合的にとらえて問題を整理し，評価を行うことで，QOL（Quality Of Life）を高めようとする方法，通称 CGA）を用いて身体的・精神的・社会的な機能を個別に評価することが重要である。また，高齢者では疾患の経過が医学的要因のみならず，環境要因の影響を強く受けるため，居住環境や生活習慣，経済状態，家族関係，社会関係を把握し，医療に反映することが重要である。

③ 高齢者では多病のため，複数の医療機関から断片的かつ重複した医療提供を受ける可能性が高い。一方で年齢や身体的・精神的・社会的な機能の低下等を理由に，受け入れや処置等の医療提供が制限され過少医療に陥る危険性がある。高齢者においても有効性が確立された医療行為が存在することを念頭に置き，ベネフィット・リスクバランスを考慮し医療提供を心がける。

2）歯科医師・歯科衛生士

歯科医師法は，歯科三法（歯科医師法，歯科衛生士法，歯科技工士法）のひとつである。歯科医師は，歯科医師法第1条において「歯科医師は，歯科医療及び保健指導を掌ることによって，公衆衛生の向上及び増進に寄与し，もって国民の健康な生活を確保するものとする」と定められている。歯科医師による高齢者へのケアとして口腔ケアがある。要介護者の口腔環境は誰かがケアをしない限り自然に改善することはない。口腔は死を迎えるまで大切な器官である。現状として，歯科治療が必要な人は多いが，治療を受けている人は少なく，治療とケアが一体になった効果について知られていない。日本口腔ケア学会は，口腔ケアとは，「"口腔の疾病予防，健康保持増進，リハビリテーションにより，QOL の向上を目指した科学であり技術である"とし，定義を明確にした。広義では，フッ素塗布から，ブラッシング，うがい，清拭，義歯の保管や手入れ，摂食嚥下リハビリテーション，食介護，マッサージなど幅広く，狭義では，ブラッシング，うがい，清拭，義歯の保管や手入れ，舌苔や口腔乾燥への対応」などと説明している（日本口腔ケア学会 2014）。そして，歯科医師とともに歯科衛生士が重要な役割を担う。歯科衛生士は，歯科衛生士法第1条において「この法律は，歯科衛生士の資格を定め，もって歯科疾患の予防及び口くう衛生の向上を図ることを目的とする」とされ，第2条において「この法律において『歯科衛生士』とは，厚生労働大臣の免許を受けて，歯科医師の直接の指導の下に，歯牙及び口腔の疾患の予防処置として次に掲げる行為を行うことを業とする女子をいう」と定められている。

歯科衛生士による歯科保健指導は，幼児から高齢者まで，また，健康な人，病気や障害のある人などにかかわらず，すべての人に必要なケアである。そのなかで，歯磨き指導を中心とした歯口清掃法の指導は，セルフケアのスキルアップを専門的に支援する大切な仕事である。また，寝たきりの要介護者等に対する訪問口腔ケアも重視されている。さらに，最近では，高齢者や要介護者の咀嚼や飲み込む力を強くする摂食・嚥下機能訓練も新たな歯科保健指導の分野として注目されている。地域包括ケアシステムにおいて歯科医師や歯科衛生士が高齢者を支援する場合，身体的側面・心理的側面・社会的側面と ICF の構成要素から高齢者のニーズ（生活課題や QOL）を把握し，計画的に支援することが重要である。地域包括ケアシステムは，医療や介護予防のみならず，福祉サービスを含めたさまざまな生活支援サービスが日常生活の場で適切に提供できるような地域での体制であり，介護予防などの取り組みをとおして歯科医師・歯科衛生士が担う役割は大きい。特に老年歯科医療の専門職と高齢者福祉の専門職が協働で ICF を活用する取り組みは，地域包括ケアシステムの情報の共有化を促進することにつながる。

3）理学療法士・作業療法士・言語聴覚士

理学療法士は，理学療法士及び作業療法士法第2条において「この法律で『理学療法』とは，身体に障害のある者に対し，主としてその基本的動作能力の回復を図るため，治療体操その他

の運動を行なわせ，及び電気刺激，マッサージ，温熱その他の物理的手段を加えることをいう」と定められている。

　作業療法士も同法第2条において「この法律で『作業療法』とは，身体又は精神に障害のある者に対し，主としてその応用的動作能力又は社会的適応能力の回復を図るため，手芸，工作その他の作業を行なわせることをいう」と定められている。

　言語聴覚士は，言語聴覚士法第2条において「この法律で『言語聴覚士』とは，厚生労働大臣の免許を受けて，言語聴覚士の名称を用いて，音声機能，言語機能または聴覚に障害のある者についてその機能の維持向上を図るため，言語訓練その他の訓練，これに必要な検査及び助言，指導その他の援助を行うことを業とする者をいう」と定められている。

　これらの理学療法士（PT），作業療法士（OT），言語聴覚士（ST）は，医療従事者（コ・メディカルスタッフ）の一員であり，リハビリ専門職と称される。これらリハビリ専門職は，身体や心の機能が低下している人や問題を抱えている人に専門的治療，訓練，指導，相談を行い，その人が自分らしい生活を送れるように生活の援助，向上，開発の支援をしている。

　① 理学療法士

　運動や寒冷，温熱，電気などの物理療法の手段を用いて，腕をあげる，手足を曲げるなどの身体動作や起きあがり，歩行，寝返りなど，だれもが共通して行う日常生活上で基本となる生活行動の支援を行う。

　② 作業療法士

　仕事，遊び，手芸などのさまざまな作業活動の手段を用いて，家事や入浴，食事など個々の身の回り行動や職場復帰，心のケアなど日常生活上で人それぞれに必要な生活行為を行う。

　③ 言語聴覚士

　言語や嚥下機能の訓練，検査を行うことで，コミュニケーションや食事の問題の生活行動の支援を行う。

　たとえば，介護老人保健施設のリハビリ専門職は，利用者に対する評価とリハビリ計画の作成，専門的リハビリの提供，他職種との協働も含めて実践する生活機能向上プログラムの指導を行う。リハビリ専門職はそれぞれの専門性を活かし，理学療法士は主に運動機能，作業療法士は主に精神心理機能，言語聴覚士は主にコミュニケーションや嚥下機能を維持・向上させるためのプログラムをグループまたは利用者一人ひとりに実施する。ほとんどの介護老人保健施設には2名以上のリハビリ専門職が配置されており，リハビリ機能の中心的存在となっている。

4）看護師・准看護師

　看護師は，保健師助産師看護師法第1条において「この法律は，保健師，助産師及び看護師の資質を向上し，もつて医療及び公衆衛生の普及向上を図ることを目的とする」とされ，そして，第5条において「この法律において『看護師』とは，厚生労働大臣の免許を受けて，傷病

者若しくはじよく婦に対する療養上の世話又は診療の補助を行うことを業とする者をいう」と
定めている。准看護師は，保健師助産師看護師法第6条において「この法律において『准看護
師』とは，都道府県知事の免許を受けて，医師，歯科医師又は看護師の指示を受けて，前条に
規定することを行うことを業とする者をいう」と定めている。よって，准看護師は看護師と異
なり，国家資格ではなく，都道府県知事免許である。日本看護協会のホームページには，高齢
者の支援について記載があるので以下，要点を紹介する（日本看護協会 2014）。高齢である
ことで，本来だれもがもつ患者の権利をわずかでも脅かされる事があってはならない。その最
たるものが，意思の尊重である。高齢を理由に判断能力が問われる事は当然なく，抱える疾患名
や日常生活の介助の有無で短絡的に判断能力を判断できるものでもない。高齢者が何を望むの
かが要となる。高齢者の意思がいつでも確認できるとは限らない。どのような医療（あるいは
終末期）を望むのか，早い段階から本人の意思を確認しておくことが必要である。すでに確認
が困難な場合，もしくは家族がいない独居の高齢者の場合は，関係する人たちと高齢者の人生
観や価値観を十分に情報共有し合い，高齢者の“最善の利益”を考え，合意を形成することが
必要となる。家族を自分のこと以上に思いやる高齢者にとって，家族の苦労はできるだけ回避
したいものである。医療を受けることがどのように家族に影響するのか，家族を支援するさま
ざまなサービスについても説明できること，あるいは，多職種と連携・協働することでその役
割を果たすことも，ひいては高齢者の意思を尊重することにつながる。

5）栄養士・管理栄養士

　栄養士は，栄養士法第1条において「この法律で栄養士とは，都道府県知事の免許を受けて，
栄養士の名称を用いて栄養の指導に従事することを業とする者をいう」と定められており，国
家試験ではなく，都道府県知事免許である。管理栄養士は，同法第1条において「この法律で
管理栄養士とは，厚生労働大臣の免許を受けて，管理栄養士の名称を用いて，傷病者に対する
療養のため必要な栄養の指導，個人の身体の状況，栄養状態等に応じた高度の専門的知識及び
技術を要する健康の保持増進のための栄養の指導並びに特定多数人に対して継続的に食事を供
給する施設における利用者の身体の状況，栄養状態，利用の状況等に応じた特別の配慮を必要
とする給食管理及びこれらの施設に対する栄養改善上必要な指導等を行うことを業とする者を
いう」と定められている。日本栄養士会のホームページでは，栄養士の高齢者分野の仕事につ
いて記載があるので以下，要点を紹介する（日本栄養士会 2014）。栄養士・管理栄養士は，乳
幼児，高齢者，障害者を対象とした福祉施設に勤務し，栄養管理と給食管理を行っている。

　介護保険施設では，介護保険法において常勤の管理栄養士が配置され，一人ひとりの利用者
の栄養状態を適切にアセスメントし，その状態に応じて多職種による連携・協働により栄養ケ
アマネジメントを実施することが求められている。最近は，食事を楽しむデイケアサービスや
お弁当宅配サービスも需要が高まっている。彩りや飽きのこないメニュー作りも，栄養士の仕

事である。食事は食べやすさも工夫していかなくてはならない。そして，飲み込む力が低下した人や歯のない方には，流動食やキザミ食，極キザミ，普通食と一人ひとりに合わせた対応を行う。現在，介護保険施設では介護予防に重点を置いた栄養ケアマネジメントを行うことが求められるようになり，管理栄養士の技術に介護報酬上の評価がされている。これまで管理栄養士は食事を提供することを主眼にした業務を行ってきたが，今は高齢者一人ひとりに合わせた業務に変えていかなければいけないというのが，栄養ケアマネジメントの基本的な考え方である。高齢者一人ひとりの生き方は当然違うわけであるから，その生き方をどう支えていくのか，どうやったらその人らしく尊厳をもって生きていくための身体を保つことができるのかを考えていかなければならない。また，介護保険施設には通常一人しか管理栄養士がいない。その一人が利用者の栄養ケアの全てを行うのは不可能である。専門職一人ひとりが協力して多方面からみていきながら，より適切なケアを行うためのプランを立てられるように，環境を整えることが大切である。そこで栄養ケアマネジメントにおいても多職種連携・協働が求められている。多職種連携・協働において栄養状態をみる際，たとえば看護師から「Aさんは脱水があるから潜在的な栄養不良があるかもしれない」と情報が来る。また，介護職員からは「家族が訪問されないため，Aさんは寂しくてご飯が食べられない」というような情報が寄せられる。一人ひとりの利用者のひとつの状況，数値をみるときに，さまざまな専門職の目を通すことによって，適切な対応ができる。

2．福祉職

1）社会福祉士

　社会福祉士は，社会福祉士及び介護福祉士法で位置づけられた，社会福祉業務に携わる人の国家資格である。社会福祉士及び介護福祉士法第2条には，社会福祉士とは「専門的知識及び技術をもって，身体上もしくは精神上の障害があること，または環境上の理由により日常生活を営むのに支障がある者の福祉に関する相談に応じ，助言，指導，福祉サービスを提供する者又は 医師その他の保健医療サービスを提供する者その他の関係者との連携及び調整その他の援助を行うことを業とする者」と定められている。社会福祉士資格は，国家資格であるが医師や看護師のように業務独占の資格でなく，名称独占の資格である。日本社会福祉士養成校協会のホームページにおいて，社会福祉士の役割について，自殺，虐待，いじめ，貧困，低所得，障がいなど，あらゆる生活課題を抱えた人びとを支援することや，社会的に弱い立場にあることや社会的に少数であること（在住外国人，LGBTなどの性的指向，人種，少数民族など）による社会からの差別や抑圧に対して，その人びとの人権を守り，支援すること，これも社会福祉士に求められる重要な役割であると説明している（日本社会福祉士養成校協会 2014）。この社会福祉士が配置されている地域包括支援センターは，高齢者が住み慣れた地域で，尊厳あるその人

らしい生活を継続することを援助するため設置されている。ここでは，担当する区域において，以下の4つの事業を一体的に実施するとともに，地域の高齢者を支える中核機関として地域住民のニーズに適切に対応している。また，事業の実施に当たっては，各職員が専門性を生かすとともに，チームアプローチによる高齢者への包括的な支援に取り組んでいる。

① 介護予防ケアマネジメント業務（主に保健師対応）

予防給付と介護予防事業（地域支援事業）のケアマネジメントを一体的に実施し，要支援状態の悪化防止と要介護状態にならないための予防を図る。

② 総合相談支援業務（主に社会福祉士対応）

地域住民の各種相談を幅広く受け付け，制度の垣根に捉われない横断的・多面的な支援を行う。相談内容に応じて，どのような支援が必要かを把握し，地域における適切なサービスが利用できるよう援助する。

③ 権利擁護業務（主に社会福祉士対応）

高齢者に対する虐待の防止や早期発見のための事業，その他の権利擁護のための事業を行う。

④ 包括的・継続的ケアマネジメント業務（主に主任介護支援専門員対応）

高齢者一人ひとりの状態の変化に対応した包括的・継続的なケアマネジメントを後方支援するため，介護支援専門員の日常的個別指導，支援困難事例等への指導・助言，地域の介護支援専門員のネットワークづくり等を行う。

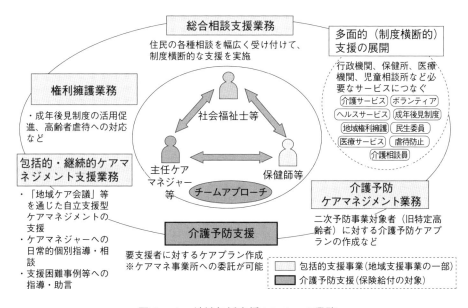

図2－1　地域包括支援センターの業務

出所）　厚生労働省「地域包括支援センターの概要」p.1
　　　http://www.mhlw.go.jp/seisakunitsuite/bunya/hukushi_kaigo/kaigo_koureisha/chiiki-houkatsu/dl/link2.pdf（平成26年12月30日閲覧）

２）精神保健福祉士

　精神保健福祉士とは，精神保健福祉領域のソーシャルワーカーの国家資格である。精神保健福祉士法第２条において「精神障害者の保健及び福祉に関する専門的知識及び技術をもって，精神科病院その他の医療施設において精神障害の医療を受け，又は精神障害者の社会復帰の促進を図ることを目的とする施設を利用している者の地域相談支援の利用に関する相談その他の社会復帰に関する相談に応じ，助言，指導，日常生活への適応のために必要な訓練その他の援助を行うことを業とする者」と定められている。社会福祉士と同様に，国家資格であり，名称独占の資格である。

　精神保健福祉士は，精神科の病院やクリニック，施設などで精神障害者の社会復帰を促す。主に，助言や相談，訓練など患者の日常生活の援助を行い，看護師や医師，理学療法士などとチームで患者の回復に努める。医療職ではないので，医師の指導は受けるが，専門的な判断と支援をする必要がある。病院やクリニックは勿論であるが，介護保険施設でも精神保健福祉士を配属している場合がある。特に高齢者は加齢とともにうつ病などを発症しやすいため，特別養護老人ホーム等において精神保健福祉士が在籍して，相談援助の業務を務めている。高齢者の場合は，精神的な悩みが身体の不調にもつながりやすいため，精神面の観察等が重要である。

３）介護福祉士

　介護福祉士は，社会福祉士及び介護福祉士法により定められた介護・福祉分野の国家資格である。社会福祉士及び介護福祉士法第２条において介護福祉士は「専門的知識及び技術をもって，身体上又は精神上の障害があることにより日常生活を営むのに支障がある者につき心身の状況に応じた介護を行い，並びにその者及びその介護者に対して介護に関する指導を行うこと」と定められている。日本介護福祉士会のホームページに記載されている介護福祉士の役割について以下，要点を紹介する（日本介護福祉士会 2014）。

　介護福祉士に求められる役割は大きく変化している。身の回りの世話をするだけの介護から，高齢者や障がい者などの生き方や生活全体にかかわることで利用者の暮らしを支え，自立に向けた利用者や家族と共に実践することへと変わってきている。さらに，これからの介護福祉士は，国民の福祉サービスの充実・向上の中心的役割を担っている資格者として，① 豊かな感性，② 洞察力・情報分析能力，③ 介護目標・計画の立案能力等が厳しく求められ，チームケアの一員として高い評価が得られるよう努力することが必要である。2007年の法律改正の際には第47条の２において「社会福祉士又は介護福祉士は，社会福祉及び介護を取り巻く環境の変化による業務の内容の変化に適応するため，相談援助又は介護等に関する知識及び技能の向上に努めなければならない」と資質向上の責務も加えられた。

　介護保険施設において，介護福祉士は他職種との協働は不可欠である。特別養護老人ホームなら他の介護職，看護師，介護支援専門員，生活相談員，栄養士，医師等と協働する。介護老

人保健施設でも他の介護職，看護師，介護支援専門員，支援相談員，作業療法士・理学療法士・言語聴覚士，栄養士，医師等と協働することになる。利用者の食事形態の検討や，使用するスプーンの検討，利用者の問題行動への対応の検討など，他職種の連携なくして利用者のニーズにかなう生活援助はできない。介護の仕事は一人ではできない。介護者と介護を受ける利用者との２人だけの関係ではない。多職種かつ複数の職員で多くの利用者の援助を行うため，職員同士の協働が重要になってくる。そのためには全職員が同じ思いで職員意識の統一を行い，職員同士声を掛け合い，全職員に伝えるため，パソコンやノートでの情報共有，各種会議と申し送りでの伝達を，漏れのないように繰り返し行うことが大切である。連携・協働をとることで事故を未然に防ぎ，信頼関係を築くことで職員同士のトラブルも未然に防ぐのである。

４）ホームヘルパー（訪問介護員）

2013（平成25）年４月より「訪問介護員養成研修（１級〜３級）」及び「介護職員基礎研修」は「介護職員初任者研修」に一元化された。この介護職員初任者研修は，訪問介護事業に従事しようとする者，もしくは在宅・施設を問わず，介護の業務に従事しようとする者が対象となる。ここでは，在宅訪問介護サービスの業務にあたるスタッフのことを認知度の高い名称であるホームヘルパーとして概説する。

ホームヘルパーとは，利用者の自宅を訪問し，食事，排泄，入浴などの介助（身体介護・生活援助）を通じ，利用者の生活を支えるサービスを提供するという仕事に就くスタッフのことである。介護保険で訪問介護に従事しているスタッフは，介護福祉士の資格保有者や定められた必要な研修を修了している。日本ホームヘルパー協会のホームページには，仕事内容の記載があるので，以下要点を紹介する（日本ホームヘルパー協会 2014）。ホームヘルパーは，高齢者や障がいがある方の自宅に訪問し，入浴，排泄，食事などに代表される身体的な介護，調理・掃除・洗濯などの生活面の支援，生活等に関する相談や助言，その他日常生活上の世話を行い，利用者の方の在宅生活を全面的に支えている重要な仕事である。訪問介護を例にあげると，要介護者であって，居宅（軽費老人ホーム等も含む）において介護を受けるものについて，その者の居宅において介護福祉士その他政令で定める者により行われる入浴，排せつ，食事等の介護その他日常生活上の世話であって，厚生労働省令で定めるもの（介護保険法第８条２）と定められている。訪問介護員（ホームヘルパー）は，一定の条件を満たし，都道府県等の指定を受けた事業所に所属していなければ介護保険や自立支援給付などのサービスを提供することができない。それにより，サービスの質が担保されるという仕組みになっている。

５）介護支援専門員（ケアマネジャー）

介護保険法施行令第35条の15では，試験は「都道府県知事またはその指定した者が行う」となっている。つまり介護支援専門員（ケアマネジャー）は，社会福祉士や介護福祉士のような国家資格ではなく，都道府県知事が主体となって試験を行い，研修を受けてから取得できる任

用資格である。介護支援専門員は，介護保険法第 7 条第 5 項において，介護支援専門員は「要介護者又は要支援者（以下「要介護者等」という）からの相談に応じ，及び要介護者等がその心身の状況等に応じ適切な居宅サービス，地域密着型サービス，施設サービス，介護予防サービス又は地域密着型介護予防サービスを利用できるよう市町村，居宅サービス事業を行う者，地域密着型サービス事業を行う者，介護保険施設，介護予防サービス事業を行う者，地域密着型介護予防サービス事業を行う者等との連絡調整等を行う者であって，要介護者等が自立した日常生活を営むのに必要な援助に関する専門的知識及び技術を有するものとして第69条の 7 第 1 項の介護支援専門員証の交付を受けたもの」と定められている。介護支援専門員の業務でいうと，ケアプランの作成などは介護保険を利用する要支援者，要介護者およびその家族でも作成することができるが，ケアプラン作成を含めたケアマネジメント業務の報酬を請求できるのは，介護支援専門員だけである。介護保険サービスを利用する場合，ケアマネジャーは利用者や家族の思いを聞きながら，その人に必要なサービスを組み合わせ，サービスを提供する事業所を調整しケアプランを作成する。その際，介護サービス事業所の担当者が集まり，利用者の状況などに関する情報を共有しながら，ケアプランの内容を検討するサービス担当者会議は多職種連携の一例である。また，たとえばホームヘルパーがサービス提供時の状況などを訪問介護事業所の責任者に報告し，その内容が事業所内で共有され，事業所からケアマネジャーに情報を伝えることで連携を深めることもできる。多職種間の連携体制を実現するためには，介護支援専門員や介護サービス事業所の管理者だけではなく，実際に現場で働く介護職員も，日常的に多職種連携・協働を意識しながらサービスを提供していくことが求められる。

3．連携・協働

多職種が連携・協働するのは，

① 利用者の生活をより安全なものにする

② 利用者が自立した生活を送れるようにする

③ 必要な健康管理をすることで，利用者の状態を安定したものにする

ためである。それを実践するために，利用者等の情報共有，実践，結果について話し合うことが必要である。

しかし，高齢者ケアを支える各専門職は，違う教育課程を経て，同じ目的のなかでお互いに役割を果たすことになる。よって，いろいろな面で考え方，捉え方のズレが生じることになる。高齢者の生活を中心に，日常生活の支援を組み立てる業務を行うのは介護福祉士やホームヘルパーであるが，医療職をはじめとする各専門職が担う役割をしっかりと理解しないと，行き違いやズレ・対立などがおこる。その逆も然りで，多職種それぞれが他の専門職の役割を認識し，確認しながら協働する必要がある。こられのズレはどちらが正しいとか誤っているなどから生

じるものではない。

　そこで，高齢者ケアを支える上で，介護福祉士・ホームヘルパーと連携・協働する際に理解しておくこととして，以下のようなことがあげられる。

　①　介護福祉士・ホームヘルパーは，サポートする専門職が行う専門業務の説明を受けるときは，「生活」にどのようにかかわるのかを，高齢者や家族と共に日常の言葉で理解できるまで質問することが必要である。

　②　看護師・准看護師は，医療にかかわる専門業務について，介護職が理解できるような説明をする必要がある。日常の「生活」の状態に置き換えて説明し，介護職が認識不足にならないよう自ら確認することが必要である。

　③　管理栄養士と栄養士の違い，理学療法士と作業療法士の違いなど，専門分野にかかわる違いはあっても「生活」では同じ表現でまとまってしまう。看護職と同じように「生活」の状態に置き換えて説明することが必要である。

　④　社会福祉士や精神保健福祉士は，連携機能を上手く発揮できるように，それぞれの職種の主張をしっかりと聞いて，何がズレているかを整理する役割を果たすことが必要である。

　特に，特別養護老人ホーム等介護と看護が同じ場面で共に同じ利用者にかかわる場合，ひとつの行為を共有することが多いため，考え方や捉え方のズレは大小にかかわりなく大きな問題にもなる。高齢者の生活を中心に，日常生活の支援を組み立てる業務を担うのは介護福祉士である。毎日の食事・排泄・睡眠・清潔に関する業務が円滑に進むためには，多職種がチームとなって支える。特に介護と看護はその行う業務がほとんど重なっているため，担う役割をしっかりと理解しないと行き違いやズレ・対立などが起こってくる。たとえば，食事のケアにおいて，安全を優先して窒息防止や誤嚥性肺炎予防のための対策や栄養の確保が優先になり，食事が美味しく食べられることが後回しになってしまうことなどがないように，各職種間の連携・協働は重要である。看護職による「命を維持する」ための安全の確保も管理栄養士による栄養の維持も重要だが，毎日の生活を支える介護職からみると，もっと満足を得られる「美味しい」や「また食べたい」などの高齢者自身の満足感の重視も同じように重要である。施設全体のケアも一人ひとりのケアも，各々特徴をもつ専門職間の連携・協働で成り立っている。施設のケアは連携・協働を行わずしてはなりえない。

＜引用文献＞
石郡英一『介護リーダー役割発揮のための基礎50』中央法規，2007，pp.54-55
一番ケ瀬康子ら『社会福祉基礎（高校福祉科教材）』一橋出版，2005，p.121
小山内美智子『あなたは私の手になれますか～心地よいケアを受けるために～』中央法規，1997，
　p.7
木下康仁『老人ケアの社会学』医学書院，1989，p.59
久保真人『バーンアウトの心理学』サイエンス社，2004，pp.181-183

厚生労働省「平成24年度介護報酬改定について」2011，p.12

厚生労働省『平成25年版　厚生労働白書』2013，p.234

厚生労働省「平成26年度診療報酬改定の概要」2014，p.61

厚生労働省「平成26年度診療報酬改定の概要【在宅医療】在宅医療推進会議資料　平成26年3月20日」2014，p. 3

厚生労働省「地域包括支援センターの概要」2014

厚生労働省「平成26年度診療報酬改定について」2014

中西正司ら『当事者主権』岩波書店，2003，p. 9

日本口腔ケア学会のホームページ　http://www.oralcare-jp.org/care/

日本栄養士会のホームページ　http://www.dietitian.or.jp/qualifidiet/index.htm

日本介護福祉士会のホームページ　http://www.jaccw.or.jp/fukushishi/index.php

日本看護協会のホームページ　http://www.nurse.or.jp/rinri/basis/shien/

日本社会福祉士養成校協会のホームページ http://www.jascsw.jp/shiru.html

日本介護福祉学会辞典編纂委員会編『介護福祉学事典』ミネルヴァ書房，2014，pp.252-243，280-281，728-729，730-731

日本老年医学会「高齢者に対する適切な医療提供の指針」2013

日本ホームヘルパー協会のホームページ　http://nihonhelper.sharepoint.com/Pages/helper.aspx

橋本正明編『最新介護福祉全書 第 1 巻 人間の理解』メヂカルフレンド社，2013，pp.78-81，186-191

ミルトン・メイヤロフ／田村真・向野宣之訳『ケアの本質』ゆみる出版，1987，p.13，34

＜参考文献＞

植戸貴子・山田和子編『あなたを育てる対人援助の本』久美出版，2006，pp.58-63

介護福祉指導教育推進機構『介護福祉教育原論』日本医療企画，2014，pp.4-5

厚生労働省「介護報酬改定の概要」2006

厚生労働省「平成24年度介護報酬改定について」2012

厚生労働省「介護支援専門員（ケアマネジャー）の資質向上と 今後のあり方に関する検討会における議論の中間的な整理」2013

厚生労働省「社会保障審議会介護保険部会（第48回）平成25年 9 月18日　施設サービス等について」2013

厚生労働省「介護サービス施設・事業所調査」要介護度別の特養入所者の割合（平成23年10月 1 日）

厚生労働省「平成26年度診療報酬改定説明会（平成26年 3 月 5 日開催）資料」2014

厚生労働省「平成26年度診療報酬改定の概要（2014年 4 月15日版）」2014

諏訪茂樹編『基礎から学ぶ介護シリーズ 利用者とうまくかかわるコミュニケーションの基本』中央法規，2007，pp.34-35，47-49

日本歯科衛生士会のホームページ http://www.jdha.or.jp/outline/index.html

日本介護福祉士養成施設協会編『介護福祉士養成テキスト第 1 巻人間の尊厳と自立／社会の理解』法律文化社，2014，pp.6-12

北海道医務薬務課「医療計画」2013

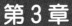

第3章

ICF の概念とその活用

第1節　ICF の概念と定義

1．ICF が導入された背景

　社会の変化とともに，人びとの生き方に対する思考も変化し続けている。完治することが期待できない疾患もあり，生活習慣病をはじめ多くの疾患は，何らかの継続的なケアが生涯にわたり必要になることがあることも周知されつつある。たとえば，慢性的なインスリンの作用不足が生じる糖尿病は，運動・食事に対する留意やその疾患の種類や症状により薬物療法も必要となる。糖尿病は，さまざまな類型に分類されるが，完治する場合は少なく，生涯にわたってケアが必要になる。創傷や感染症が多くを占めていた疾病構造から，糖尿病をはじめとする長い間付き合っていかなくてはならない疾患が多くなっている。そのため，完治するために治癒するということでなく，できるだけ今の状態を維持・あるいは向上させて，日々の暮らしを豊かにすることにケアの主眼がおかれつつある。日々の暮らしの QOL の維持・向上をめざした生き方を支援するために，その人を中心として，さまざまな方面から生活環境を整えていくことが求められる。

　2001年，世界保健機構（WHO）は，すべての人を捉えるさまざまな職種の共通用語として，「国際生活機能分類（International Classification of Functioning, Disability and Health，以下 ICF）」を提唱した。ICF 分類の目的は「健康状況と健康関連状況を記述するための，統一的で標準的な言語と概念的枠組みを提供することである」（障害者福祉研究会編 2003）。ICF による生活機能とは「心身機能，構造，活動，参加の全てを含む包括用語である。ICF は更に環境因子を含んでおり，さまざまな構成概念と相互作用するという考え方である。ICF は対象者のさまざまな領域における個人の生活機能，障害，及び健康について記録するのに役立つものである。ICF が取り扱うのは，広く健康に関連する範囲であり，社会経済的要因にかかわる人種や性別（ジェンダーなど）は，範囲ではない。また，ICF は障害がある人だけに関するものではなく，あらゆる健康状態に関連した健康状況や健康関連状況がその範疇となるため，ICF の対象は普遍的である（障害者福祉研究会編 2003）。

　国や地域を超えて，人びとは生活の場を広げており，グローバルな視点で情報を共有する必要性が強まっている。そのため，ICF は，健康に関する幅広い情報を，コード化するための枠組みが提供されており，健康と保健に関する諸専門分野や諸科学分野に対して，国際的な情報

交換を可能とする共通用語として存在する。国や地域，専門職という垣根を超えたその人の生活を支える視点での枠組みをもっていることが特徴である。

2．ICFの構成要素

ICFの構成要素に関連した定義を表3－1に示す。また，それぞれの構成要素はさまざまな領域とカテゴリーから成立する。表3－2にICFの概観を示す。従来の考え方から飛躍しているのは，この構成要素に「環境因子」があることである。心身機能の低下がさまざまな医学的見解から，回復することが難しいと判断させることも多く，その場合の心身機能の低下を補うさまざまな生活環境が必要になる。また，私たちはいろいろな人たちからの支援を受けて，ある時は辛い気持ちや寂しい気持ちを和らげ，一歩を踏み出すこともできる。ケアされる側とケアする側の関係性も非常に重要であることをICFは私たちに教えてくれている。

表3－1　ICFの構成要素に関連した定義

定義
健康との関連において
心身機能（body function）とは，身体系の生理的機能（心理的機能を含む）である。
身体構造（body structures）とは，器官・肢体とその構成部分などの，身体の解剖学的部分である。
機能障害（構造障害を含む）（impairments）とは，著しい変異や喪失などといった，心身機能または身体構造上の問題である。
活動（activity）とは，課題や行為の個人による遂行のことである。
活動制限（activity limitations）とは，個人が活動を行うときに生じる難しさのことである。
参加制約（participation restrictions）とは，個人が何らかの生活・人生場面に関わるときに経験する難しさのことである。
環境因子（environmental factors）とは，人々が生活し，人生を送っている物的な環境や社会環境，人々の社会的な態度による環境を構成する因子のことである。

出所）障害者福祉研究会編『ICF国際生活機能分類―国際障害分類改訂版―』中央法規，2003，p.9より引用

心身機能の低下をもたらしている疾患の治癒が期待できる場合は，従来から医療現場で使用することが多い医学モデルを用いてアセスメントを行うことができる。症状を個人の問題として捉え，療養上の制約などを中心として具体的なケアを考える。その症状は治療やリハビリテーションを必要としているため，専門職によるよりよい治療の継続に主眼が置かれ，たとえば，左片麻痺の場合に，自力歩行ができるようにリハビリテーションを充実させるなどである。ケアの主体はリハビリテーションを中心として介入を行うことになる。

一方，社会福祉系の分野では社会モデルを用い，障害によって生じている課題を，社会的な側面から捉えアセスメントを行うことが多い。障害によって引き起こされる活動制限や参加制

約は，環境の調整によって，改善されるという考え方である。たとえば前述した左片麻痺の場合に，自力での歩行が難しい状況であれば，車椅子などを用いることにより，その人の行動が拡大できると考え，その人に合った福祉用具や住宅改修に主眼が置かれる。

　ICFにおいては，利用者の健康状態に関連した健康状況や健康関連状況がその範疇となるため，医学モデルと社会モデルの統合が必要となる。「ICFは分類であり，生活機能や障害の『過程』をモデル化するものではない（障害者福祉研究会編 2003）」。生活機能を反映できる生活行動モデルの活用など，ひとつのモデルに固着することなく，それぞれの状況に応じてアセスメントしていくことが求められる。

表3－2　ICFの概観

	第1部：生活機能と障害		第2部：背景因子	
構成要素	心身機能 身体構造	活動・参加	環境因子	個人因子
領域	心身機能 身体構造	生活・人生領域（課題，行為）	生活機能と障害への外的影響	生活機能と障害への内的影響
構成概念	心身機能の変化 （生理的） 身体構造の変化 （解剖学的）	能力 標準的環境における課題遂行 実行状況 現在の環境における課題の遂行	物的環境や社会的環境，人々の社会的な態度による環境の特徴がもつ促進あるいは阻害的な影響力	個人的な特徴への影響力
肯定的側面	機能的 構造的 統合性	活動・参加	促進因子	非該当
	生活機能			
否定的側面	機能障害 （構造障害を含む）	活動制限 参加制約	阻害因子	非該当
	障　害			

出所）　障害者福祉研究会編『ICF 国際生活機能分類─国際障害分類改訂版─』中央法規，2003，p.10より引用

3．ICFにおける第1分類と具体的な内容

　WHOは，ICFの領域の第2分類までのコード化を示している。世界での職種を超えた共通用語としてのICFではあるが，具体的なケア内容については，その地域の文化や対象者等に応じて，今後更に研究や検討が必要になる。本書は，いくつかの研究を重ね，高齢者ケアに焦点を当てて，ICFにおける第1分類と具体的な内容を紹介する。

　ICFにおいては，情報収集する内容がいくつかの領域にまたがることも多く，たとえば，失禁に対するケアを考える場合，「心身機能」の排尿機能に関する情報として，排尿の回数や排

尿の抑制状態などからどの失禁のタイプであるか（たとえば咳をする時に失禁に至るなどの腹圧性尿失禁）という情報，「身体構造」の骨盤底筋群が弱化であるという情報，「活動と参加」の尿意を感じてトイレに行くことはできるという情報，「環境因子」の尿パッドは使用したことがないという情報というように，ひとつのケアを実践するためには，さまざまな領域からの情報を集めることが必要である。ICF は情報収集のための視点であり，ICF によって集めた情報を整理し，具体的なケアに結び付けるには，さまざまなアセスメントツールとケアの理論が必要となる。この両者については，後述する。ICF は第 2 分類までの分類分けがされているため，詳細な部分の学習が必要な場合は，障害者福祉研究会編の ICF 国際生活機能分類—国際障害分類改訂版—を参考にして欲しい（安藤ら編 2009）。

　また，情報収集ということに着目をしても，「心身機能」と「身体構造」などは重なる部分も多く，「心身機能」と「身体構造」をひとつとして心身の状態や状況とまとめて考える方法もあるため，本書では，「心身機能・身体構造」としたひとつの領域として述べていく。また，「参加と活動」の『対人関係』・「環境因子」の『支援と関係』『態度』の部分は重なる内容が多いと考えて欲しい。ICF においては，領域や項目が重なる情報や観察内容もあり，また相互に関連する場合もある（安藤ら編 2009）。

第2節　心身機能と身体構造

　心身機能（body functions）とは，身体系の生理機能（心理的機能を含む）である。機能障害（構造障害を含む）impairments とは，著しい変異や喪失などといった，心身機能または身体構造上の問題である。

　また，身体構造（body structures）とは，器官・肢体とその構成部分などの，身体の解剖学的部分である。

1．精神機能と神経系の構造

1）ICF による枠組み

　WHO が示す主な情報と観察内容を以下に示す。

項　目	主　な　情　報　と　観　察　内　容
① 精神機能	・せん妄や意識の混濁，**意識レベルの観察，時間・場所・人に関する見当識機能，自己と他者に関する見当識機能**，知的機能，**認知症**，全般的な心理社会的機能，気質と人格の機能，不穏症状の観察，外向性，内向性，協調性，誠実性，楽観主義，**活力と欲動**，食欲に関する機能，睡眠機能，記憶機能，情動機能，思考機能，高次認知機能，計算機能，複雑で順序立てて行う精神機能，自己と時間の経験の機能など

項　目	主　な　情　報　と　観　察　内　容
① 神経系の構造	・脳の構造，前頭葉の構造，側頭葉の構造，頭頂葉の構造，後頭葉の構造，中脳の構造，間脳の構造，小脳の構造，脳幹の構造，延髄の構造，橋の構造，**脊髄の構造**，髄膜の構造，交感神経系の構造，副交感神経系の構造など

2）生理的な加齢変化

☆**知的機能の変化**：結晶性知能（新しく覚えるなど）は低下するが，流動的知能（判断力など）は維持されやすい。

表3－3　生理的な物忘れと認知症の違い

	生理的な物忘れ	認知症
原因	脳の加齢による生理的変化	脳の病気（脳細胞の変性や機能低下）
物忘れの仕方	体験した出来事の一部を忘れる ヒントで思い出す	体験した出来事をそっくり忘れる ヒントでも思い出せない

症状の進行	あまり進行しない	だんだん進行する（認知症の種別により進行に違いがある）
判断力	低下しない	低下する
自覚	忘れることを自覚	忘れることの自覚がない
日常生活	支障はあまりない	支障が生じる

出所）　佐藤八千子ら監修『認知症がある人をケアする』学文社，2012，p.19 より引用

3）観察のポイントとアセスメントツール

① 意識レベルの情報収集とアセスメント

ジャパン・コーマ・スケール（別名Ⅲ－3－9度方式，JCS）やグラスゴー・コーマ・スケールなどのアセスメントツールを用いて判断をする。脳血管障害だけでなく，急変時にも活用できる。日本国内ではジャパン・コーマ・スケールを用いることが多い。

表 3 － 4　ジャパン・コーマ・スケール（JCS：Ⅲ－3－9度方式）

```
Ⅲ　刺激をしても覚醒しない
    300　痛み刺激に全く反応しない
    200　手足を少し動かしたり顔をしかめる
    100　はらいのける動作をする
Ⅱ　刺激をすると覚醒する
     30　痛み刺激と呼びかけで辛うじて開眼する
     20　大きな声またはゆさぶると開眼する
     10　普通の呼びかけで容易に開眼する
Ⅰ　覚醒している
      3　名前・生年月日が言えない            ＊ R － 不穏
      2　見当識障害がある                      Ｉ － 失禁
      1　大体意識清明だが，いまひとつはっきりしない    Ａ － 無欲状態
```

出所）　関野宏明ら監修『Nursing　Selection ⑥ 脳・神経疾患』学習研究社，2002，p.32 より引用

表 3 － 5　グラスゴー・コーマ・スケール（GCS）

観察項目	反応	スコア
開眼	自発的に開眼	4
	呼びかけに開眼	3
	痛み刺激に開眼	2
	全く開眼しない	1
最良言語反応	見当識あり	5
	混乱した会話	4
	混乱した言葉	3
	理解不能の音声	2
	発語なし	1

最良運動反応	命令に従う	6
	疼痛部へ手をやる	5
	逃避する	4
	四肢の異常屈曲	3
	四肢を伸展する	2
	全く動かず	1

出所）　関野宏明ら監修『Nursing　Selection ⑥ 脳・神経疾患』学習研究社，2002，p.32より引用

② 認知機能の情報収集とアセスメント

見当識障害があるかどうか（ここがどこだか分からない，トイレの場所が分からない，時間が認識できない，娘の認識はできる，介護者の区別がつかない）を判断することも重要である。また，尺度としてはテスト法と行動評価法がある。いずれのアセスメントツールも，認知症のスクリーニング的な尺度であり，認知症の診断や重症度は他の医学的所見が必要となる。

＜テスト法＞

認知症高齢者の尺度としては，1974年に長谷川らによって作成された長谷川式簡易知能評価スケール（HDS）を改良し，より認知症の鑑別力を高めた改訂長谷川式簡易知能評価スケール（HDS-R）や1975年にアメリカのFolsteinらによって開発され国際的にも使用されているMini-Mental State Examination（MMSE）などがテスト法による認知症の評価である。テスト法の利点は，対象者の能力を直接評価できる，課題が同じであればテスト実施における結果のばらつきが少ないことである。ただし，テスト法が実施できる対象者である必要があり，また，具体的な日常生活のどの部分に課題があるのかアセスメントしにくい。

表3－6　改訂長谷川式簡易知能評価スケール（HDS-R）

	質　問　内　容		配　点		
1	お歳はいくつですか？（2年までの誤差は正解）		0	1	
2	今日は何年の何月何日ですか？何曜日ですか？ （年月日，曜日が正解でそれぞれ1点ずつ）	年	0	1	
		月	0	1	
		日	0	1	
		曜日	0	1	
3	私たちが今いるところはどこですか？ （自発的に出れば2点，5秒おいて家ですか？病院ですか？施設ですか？のなかから正しい選択をすれば1点）		0	1	2
4	これから言う3つの言葉を言ってみてください。あとでまた聞きますのでよく覚えておいてください。 （以下の系列のいずれか1つで，採用した系列に○印を付けておく） 1：a）桜　b）猫　c）電車　2：a）梅　b）犬　c）自転車		0 0 0	1 1 1	

5	100から7を順番に引いてください。（100-7は？それからまた7を引くと？と質問する。最初の答えが不正解の場合，うちきる）	(93)	0	1	
		(86)	0	1	
6	私がこれから言う数字を逆から言ってください。（6-8-2，3-5-2-9を逆に言ってもらう。3桁逆唱に失敗したら，うちきる）	2-8-6	0	1	
		9-2-5-3	0	1	
7	先ほど覚えてもらった言葉をもう一度言ってみてください。（自発的に回答があれば各2点，もし回答がない場合，以下のヒントを与え正解であれば1点）a）植物　b）動物　c）乗り物		a：0　1　2 b：0　1　2 c：0　1　2		
8	これから5つの品物を見せます。それを隠しますので何があったか言ってください。（時計，鍵，タバコ，ペン，硬貨など必ず無関係なもの）		0　1　2 3　4　5		
9	知っている野菜の名前をできるだけ多く言ってください。（答えた野菜の名前を右欄に記入する。途中でつまり，10秒間待っても出ない場合にはそこでうちきる）0～5=0点，6=1点，7=2点，8=3点，9=4点，10=5点		0　1　2 3　4　5		
	合計点				

出所）　小澤利男ら編『高齢者の生活機能評価ガイド』医歯薬出版，2006，p.35より引用

　改訂長谷川式簡易知能評価スケール（HDS-R）は，テスト法であり，病院や施設において使用されることが多い。30点が最高得点であり，20点以下は認知症の疑いがあるとみなす。

表3－7　Mini-Mental State Examination（MMSE）

質　問　内　容		回答	得点
1（5点）	今年は何年ですか。	年	
	今の季節は何ですか。		
	今日は何曜日ですか。	曜日	
	今日は何月何日ですか。	月	
		日	
2（5点）	ここは何県ですか。	県	
	ここは何市ですか。	市	
	ここは何病院ですか。		
	ここは何階ですか。	階	
	ここは何地方ですか。（例：関東地方）		
3（3点）	物品名3個（相互に無関係） 検者は物の名前を1秒間に1個ずつ言う。その後，被検者に繰り返しさせる。 正答1個につき1点を与える。3例すべて言うまで繰り返す（6回まで） 何回繰り返したかを記せ。　　　回		
4（5点）	100から順に7を引き（5回まで），あるいは「フジノヤマ」を逆唱させる。		

5（3点）	3で提示した物品名を再度復唱させる。		
6（2点）	（時計を見せながら）これは何ですか。 （鉛筆を見せながら）これは何ですか。		
7（1点）	次の文章を繰り返させる 「みんなで，力をあわせて綱を引きます」		
8（3点）	（3段階の命令） 「右手にこの紙をもってください」 「それを半分に折りたたんでください」 「机の上に置いてください」		
9（1点）	（次の文章を読んで，その指示に従ってください） 「眼を閉じなさい」		
10（1点）	（何か文章を書いてください）		
11（1点）	（つぎの図形を書いてください）		
		得点合計	

出所）　小澤利男ら編『高齢者の生活機能評価ガイド』医歯薬出版，2006，p.37より引用

　Mini-Mental State Examination（MMSE）は，現在国際的に最も広く利用されている簡便な認知機能検査法である。30点が最高得点であり，20点以下の場合は，認知症，せん妄，統合失調症あるいは感情失禁の可能性が高く，正常高齢者や神経症，人格障害では20点以下にはならないと開発者Folsteinらは述べている。

＜行動評価法＞

　認知症高齢者の日常生活行動を観察することによって，対象者の言動や行動の情報を得て，その人の機能を評価する。わが国でよく利用されているのが，厚生労働省認知症疾患調査研究班が作成した『認知症高齢者の日常生活自立度判定基準』である。介護保険を利用する際にもよく使用され，高齢者本人の普段の生活状況を家族や専門職である看護職や介護職からの情報を得ることで判定できる。

表3－8　認知症（痴呆性）高齢者の日常生活自立度判定基準

ランク	判定基準	見られる症状・行動の例
Ⅰ	何らかの認知症（痴呆）を有するが，日常生活は家庭内及び社会的にほぼ自立している。	
Ⅱ	日常生活に支障を来すような症状・行動や意思疎通の困難さが多少見られても，誰かが注意していれば自立できる。	
Ⅱa	家庭外で上記Ⅱの状態が見られる。	たびたび道に迷うとか，買物や事務，金銭管理などそれまでできたことにミスがめだつ等
Ⅱb	家庭内で上記Ⅱの状態が見られる	服薬管理ができない，電話の応対や訪問者との応対など一人で留守番ができない等

Ⅲ	日常生活に支障を来すような症状・行動や意思疎通の困難さがときどきみられ，介護を必要とする	
Ⅲa	日中を中心として上記Ⅲの状態が見られる。	着替え，食事，排便・排尿が上手にできない・時間がかかる，やたらに物を口に入れる，物を拾い集める，徘徊，失禁，大声・奇声をあげる，火の不始末，不潔行為，性的異常行為等
Ⅲb	夜間を中心として上記Ⅲの状態が見られる	ランクⅢaに同じ
Ⅳ	日常生活に支障を来すような症状・行動や意思疎通の困難さが頻繁に見られ，常に介護を必要とする。	ランクⅢaに同じ
M	著しい精神症状や問題行動あるいは重篤な身体疾患が見られ，専門医療を必要とする。	せん妄，妄想，興奮，自傷・他害等の精神症状や精神症状に起因する問題行動が継続する状態等

出所）　厚生労働省「認知症高齢者の日常生活自立度判定基準」

表3-9　柄澤式「老人知能の臨床的判断基準」

	判　　定	日常生活能力	日常会話・意思疎通	具体的例示
正常	（－）	社会的，家庭的に自立	普　通	活発な知的活動維持（優秀老人）
	（±）	同　上	同　上	通常の社会活動と家庭内活動可能
異常衰退	軽度（±）	通常の家庭内での行動はほぼ自立　日常生活上，助言や介助は必要ないか，あっても軽度	ほぼ普通	社会的な出来事への興味や関心が乏しい　話題が乏しく，限られている　同じことを繰り返し話す，尋ねる　いままでできた作業（事務，家事，買い物など）にミスまたは能力低下が目立つ
	中程度（+2）	知能低下のため，日常生活が一人ではちょっとおぼつかない　助言や介助が必要	簡単な日常会話はどうやら可能　意思疎通は可能だが不十分，時間がかかる	なれない状況で場所を間違えたり道に迷う　金銭管理や適正な服薬に他人の援助が必要
	高度（+3）	日常生活が一人ではとても無理　日常生活の多くに助言や介助が必要，あるいは失敗行為が多く目が離せない	簡単な日常会話すらおぼつかない　意思疎通が乏しく困難	なれた状況でも場所を間違え道に迷う　さっき食事をしたこと，さっき言ったことすら忘れる
	最高度（+4）	同　上	同　上	自分の名前や出生地すら忘れる身近な家族と他人の区別もつかない

出所）　小澤利男ら編『高齢者の生活機能評価ガイド』医歯薬出版，2006，p.40より引用

　また，高齢者の知的能力を，日常生活における言動から大まかに判断する方法として，柄澤式「老人知能の臨床的判断基準」がある。

　認知症高齢者では，生活機能の側面から認知症ケアを考える必要がある。長谷川式では日常のどの部分に介助が必要なのか分からない。また，広く利用されている『認知症高齢者の日常生活自立度判定基準』では，日常生活における認知症高齢者の支援・援助において，配慮すべきケア内容が明らかにならない。欧米諸国で作成された新しい時代の認知症尺度は，単に認知症を判断するだけでなく，認知症の状態の質や量を定量化することができる。認知症の症状の段階や程度を明確にする。ナーシングホーム利用の必要性の有無に利用されるなど，予測をもってケアを行うため，活用がされている。認知機能をアセスメントする場合は，中核症状のみならず，BPSD（Behavioral and Psychological Symptoms of Dementia）も視野に入れる必要がある。

表 3 － 10　Blessed 認知症評価尺度

得点は 0 ～27点で，得点が高いほど認知症の度合いが高い，点数の記載がある項目以外は，1 項目で 1 点である。2 番めの項目（情報スコア）は，見当識や記憶をテストする項目を含む。

1　家事を行うことができない
2　小銭でも金銭を取り扱うことができない
3　簡単な物品リストを思い出すことができない
4　屋外で道を探せない
5　慣れた通りでも道を探せない
6　周囲の状況を見極められない
7　最近の出来事を思い出せない
8　過去にふけりがちである
9　食事：
　　ちらかして，スプーンのみで食べる
　　ビスケットのような単純な固形物なら食べられる（2 点）
　　食べるのに介助が必要（3 点）
10　着替え：
　　ときどき，ボタンを掛け違えたりする
　　順番を間違える。品物を忘れる（2 点）
　　着替えができない（3 点）
11　括約筋のコントロール：
　　ときどき，夜尿がある
　　頻回に夜尿がある（2 点）
　　尿便失禁がある（3 点）
12　次第に柔軟性がなくなる
13　次第に自己中心的になっている
14　他人を思いやる気持ちを持てなくなっている
15　感情が粗雑になる
16　感情のコントロールが障害されている

17	場違いな状況ではしゃぐ
18	感情的反応が減退している
19	性的不品行が見られる（高齢になって新たに）
20	趣味を放棄する
21	自発性の減退あるいは無関心の増大が見られる
22	目的のない高揚感が見られる

　　　　　　　　　　　　　　　　　　　　　　　　　　　　　総得点　　　　点

出所）　ジョセフ・J・ガロ，テリー・フルマーら／井上正規監訳『医療・看護・福祉の現場で役立つ高齢者アセスメント
　　　マニュアル』MCメディカ出版，2006，p.92より引用

　Blessed認知症評価尺度は，認知症の状態を定量化するためにも利用されており，認知症の重症度が評価できる。また，Blessed認知症評価尺度は，認知症高齢者の脳の病理的変化と相関関係があることが明らかとなっており，Moore機能的評価尺度は認知症の重症度が評価できる。この質問紙には介助者が筆記または口頭で答えるが，一定の得点以上は困難な問題である場合が多く，継続的な測定により変化を把握できる。

　また，記憶と問題行動のチェックリスト（Revised Memory and Behavior Problems Checklist）改訂版は観察可能なBPSDの頻度を測定し，またケアスタッフの反応を評価する。対象者の心配な行動が認知症による可能性があると考えれば，ケアスタッフの苦しみについてアセスメントすることは利点がある。ケアスタッフがうつ病になる可能性は，高齢者の機能に関する客観的によりはむしろ，状況についてのケアスタッフの主観的評価から予測ができる。チェックリストを利用することで認知症高齢者に対するBPSDの把握ができ，予測をもってケアを実践することが可能となる。

表3－11　Moore機能的認知症尺度

各項目を次のように評価する	
1点	まったくあるいはほとんど見られない
2点	時に見られる
3点	かなり見られる
4点	ほとんどあるいは常に見られる
1	着替え，入浴，計算など簡単な課題遂行をするのが困難である
2	座ったままか，明らかに無意味な動作をしながら時間を過ごす
3	夜間徘徊するか，徘徊を防ぐために抑制が必要である
4	現実に存在しない物音が聞こえる
5	食事に見守り，または介助が必要である
6	物を失くす
7	好きなようにさせておくと，外見がだらしなくなる
8	うめく

9　排便をコントロールできない

10　他人に危害を加えると脅す

11　排尿をコントロールできない

12　不注意な喫煙，火の不始末，転倒などでけがをしないよう見守りが必要である

13　手の届く範囲にあるものを壊す，たとえば，家具を壊したり，食器を放り投げたり，雑誌を破ったりする

14　叫んだり，わめいたりする

15　その非難が真実でないことが明らかな場合でも，身体的危害を加えた・所有物を盗んだと言って他人を責める

16　病気による限界に気がつかない

17　錯乱をきたし，自分がどこにいるかわからない

18　物事の想起が困難である

19　気分が突然変化する，たとえば気分を損ねたり，怒ったり，すぐに泣いたりする

20　一人にしておくと，日中目的もなく徘徊するか，徘徊防止のための抑制が必要になる

総合点

出所）　ジョセフ・J・ガロ，テリー・フルマーら／井上正規監訳『医療・看護・福祉の現場で役立つ高齢者アセスメントマニュアル』MC メディカ出版，2006，p.93より引用

表3-12　記憶と問題行動のチェックリスト（改訂版）

過去1週間に見られる利用者の状態の頻度を，測定法に従って頻度と反応の両方に，該当する数字に○をつけてください。

頻度の測定	反応の測定
0＝1回も見られない	0＝まったくなし
1＝過去1週間にはなし	1＝少し
2＝過去1週間に1ないし2回	2＝やや
3＝過去1週間に3〜6回	3＝非常に
4＝1日1回以上	4＝極端に
9＝わからないまたは当てはまらない	9＝わからないまたはあてはまらない

		頻度	反応
1	同じ質問を何度も繰り返す	0 1 2 3 4 9	0 1 2 3 4 9
2	最近の出来事を思い出すのが困難である（たとえば新聞やテレビで見たことなど）	0 1 2 3 4 9	0 1 2 3 4 9
3	過去の重要な出来事を思い出すのが困難である	0 1 2 3 4 9	0 1 2 3 4 9
4	物を失くしたり，置き場所を間違えたりする	0 1 2 3 4 9	0 1 2 3 4 9
5	今日は何曜日か忘れる	0 1 2 3 4 9	0 1 2 3 4 9
6	物事を始めるが，やり遂げない	0 1 2 3 4 9	0 1 2 3 4 9
7	課題に集中するのが困難である	0 1 2 3 4 9	0 1 2 3 4 9
8	物を壊す	0 1 2 3 4 9	0 1 2 3 4 9
9	あなたを困らせるようなことをする	0 1 2 3 4 9	0 1 2 3 4 9
10	夜中にスタッフに声をかける	0 1 2 3 4 9	0 1 2 3 4 9

11	大声で，早口に話す	0 1 2 3 4 9	0 1 2 3 4 9
12	不安そう，あるいは悩んでいるように見える	0 1 2 3 4 9	0 1 2 3 4 9
13	自分や他人に危害のある行動をする	0 1 2 3 4 9	0 1 2 3 4 9
14	自分を傷つけると脅かす	0 1 2 3 4 9	0 1 2 3 4 9
15	他人を傷つけると脅かす	0 1 2 3 4 9	0 1 2 3 4 9
16	他人に対して言葉で攻撃する	0 1 2 3 4 9	0 1 2 3 4 9
17	悲しそうに，あるいは憂うつそうに見える	0 1 2 3 4 9	0 1 2 3 4 9
18	将来について絶望または悲哀の感情を表出する（たとえば「やりがいのあることが何もない」「私は何事もきちんとできない」	0 1 2 3 4 9	0 1 2 3 4 9
19	泣いたり，涙もろい	0 1 2 3 4 9	0 1 2 3 4 9
20	自分や他人の死について口にする（たとえば「人生を生きるに値しない」「死んだほうがましだ」）	0 1 2 3 4 9	0 1 2 3 4 9
21	寂しいと言う	0 1 2 3 4 9	0 1 2 3 4 9
22	自分には価値がないとか，他人の重荷になっていると言う	0 1 2 3 4 9	0 1 2 3 4 9
23	挫折感について，または人生でなし遂げる価値のあるものは何もないなどと口にする	0 1 2 3 4 9	0 1 2 3 4 9
24	口論をしかけたり，いらいらしたりまたは不平を言ったりする	0 1 2 3 4 9	0 1 2 3 4 9

出所）ジョセフ・J・ガロ，テリー・フルマーら／井上正規監訳『医療・看護・福祉の現場で役立つ高齢者アセスメントマニュアル』MCメディカ出版，2006，pp.93-94より引用

　Huttonらは，認知症高齢者の生活に密着した「認知症の症状に関する機能評価尺度」（Texas Tech Functional Rating Scale for the Symptom of Dementia）を作成しており，ナーシングホーム利用の指標として，30点以上を示している。さらに，在宅療養者が「排泄のコントロール」「言語的コミュニケーション」「清潔と身だしなみ」が困難になると，生活機能全体が低下し，ナーシングホームの必要性が高まることを示している。その際，機能評価尺度と合わせて，他の医学的・社会的・心理的・経済的側面の考慮も，当然必要であることを忘れてはならない。

表3-13　認知症の症状に関する機能評価

　利用者の行動を最もよく表している項目の数字に○をつけてください。

　【A】食事
0　適切な食器を使ってきちんと食べる
1　食器の使用に多少困難があり，散らかして食べる
2　手を使えば固形食品（たとえば，果物，クラッカー，クッキー）を食べることができる
3　食事に介助が必要

【B】着替え

0　介助なしに適切に着替えることができる

1　自分で着替えできるが，ときどき組み合わせの違う靴下を履いたり，ボタンをかけ違えたり，紐を結び違えたりする。

2　着方を間違えたり，何かを忘れたり，外出着として寝間着を着たりするための見守りが必要

3　自分で着替えができず，また不適切な場に裸で現れたりする

【C】排泄のコントロール

0　完全に括約筋をコントロールできる

1　ときどき，ベッドをぬらす

2　頻回にベッドをぬらす，または日中に尿失禁がある

3　尿と便の両方，失禁がある

【D】言語的コミュニケーション

0　正常に話す

1　会話，もしくは言葉を見つけるのに若干の困難がある

2　簡単な会話のみできる

3　つじつまの合った会話ができない

【E】名前の記憶

0　かかわりのある知人の名前は想起できる

1　単なる知人や遠い親戚の名前は想起できない

2　親しい友人や近親者の名前を想起できない

3　配偶者やその他，同居している人の名前を想起できない

【F】出来事の記憶

0　最近体験した出来事を詳しく順序立てて想起することができる

1　最近体験した出来事を詳しく順序立てて想起することができない

2　すべての出来事（たとえば，最近の外出，親戚や友人の訪問）を周りから示唆されなければ想起することができない。

3　すべての出来事を周りから示唆されても想起することができない

【G】精神的注意力

0　通常意識は清明で，環境に注意を払う

1　すぐに気が散り，放心状態になる

2　しばしば同じ質問を繰り返す

3　テレビを見ていても，注意が維持できない

【H】全錯乱

0　環境に適切に反応する

1　夜間覚醒時の錯乱が見られる

2　日中でも反復的に錯乱が見られる

3　ほとんど常時，完全な錯乱状態にある

【I】空間見当識

0　見当識があり，自分の位置感覚を保持できる
1　居住地区で自動車を運転したり，乗り物に乗っている時，位置が混乱する
2　近所を歩いていて迷う
3　自分の家や病棟で迷う

【J】顔の認知

0　最近知り合った人の顔を認知できる
1　最近知り合った人の顔を認知できない
2　親戚や親しい友人の顔を認知できない
3　配偶者やその他，同居している人の顔を認知できない

【K】清潔と身だしなみ

0　だいたい，きちんとしていて清潔である
1　身だしなみに関心を示さない（たとえば，歯みがきをしない，髪をとかさない，髭をそらない）
2　定期的に入浴しない
3　入浴と身だしなみに介助が必要

【L】感情

0　通常と変わらない
1　感情反応に軽度の変化が見られない——多少，苛立ちやすくなったまたは，受動的になりユーモアが乏しくなった。ややふさぎ込むようになった
2　感情反応に中等度の変化が見られる——無感動になった，頑固になった，ふさぎ込むようになった，怒りを爆発させる，すぐに泣き出す
3　感情抑制困難——不安定になった，急激に気分が変わる，不適切な状況で笑ったり泣いたりする，暴力を爆発させる

【M】社会的反応

0　これまでの「正常」と変わらない
1　過去にこだわり，現在の状況に適切に関わることができない
2　他人の感情への配慮に欠け，喧嘩っぱやく，苛立ちやすい
3　不適切な性的行動や反社会的行動が見られる

【N】睡眠パターン

0　これまでの「正常」と変わらない
1　正常時に比べ，明らかに睡眠時間が多いまたは，少ない
2　不穏状態，悪夢，睡眠障害，頻回の覚醒が見られる
3　夜間は一晩中またはほとんどの時間，徘徊し眠れない

出所）ジョセフ・J・ガロ，テリー・フルマーら／井上正規監訳『医療・看護・福祉の現場で役立つ高齢者アセスメントマニュアル』MC メディカ出版，2006，pp.95-96より引用

　認知症に伴うさまざまな BPSD は，ケアスタッフにとって大きな負担になっている．溝口環ら（『DBD スケールによる老年期痴呆患者の行動異常評価に関する研究』30（10），日本老年医学会，

1993, pp.835-840) の DBD スケール（Dementia Behavior Disturbance Scale）は，Baumgarten の DBD スケールを用いて，アルツハイマー型認知症の BPSD の評価を試みている。BPSD は，認知機能の低下に伴って増悪するものではなく，ケアにより低減することも広く知られている。小木曽ら（2010）の調査では，認知症が重度になると，セルフケアの補完的なケア内容が必要になるが，周辺行動である「社会的反応」は，「食事」「排泄のコントロール」「清潔と身だしなみ」とは相関関係がみられず，適切な介入が BPSD の軽減効果をもつことも明らかになっている（朝田 2009）。

　DBD スケールは，客観的評価や経過観察の方法として，ケアスタッフに対して質問を行うアセスメントスケールである。信頼性が高く介護負担も反映しうる有用な評価法である。認知症高齢者にみられる出現頻度を，5段階の点数で評価する方法で，0点以外は異常，合計得点は0点から112点まで，より高得点であれば，多くの行動障害の頻度が高いことを示す。

表3−14　Dementia Behavior Disturbance Scale（DBD スケール）

次の1から28の項目について，次の0から4までの評価に従って記入してください。

0：全くない　1：ほとんどない　2：ときどきある　3：よくある　4：常にある		
項　　目	点数記入欄	
	入院時	退院時
1　同じことを何度も何度も聞く		
2　よく物をなくしたり，置場所を間違えたり，隠したりしている		
3　日常的な物事に関心を示さない		
4　特別な理由がないのに夜中起き出す		
5　特別な根拠もないのに人に言いがかりをつける		
6　昼間，寝てばかりいる		
7　やたらに歩き回る		
8　同じ動作をいつまでも繰り返す		
9　口汚くののしる		
10　場違いあるいは季節に合わない不適切な服装をする		
11　不適切に泣いたり笑ったりする		
12　世話をされるのを拒否する		
13　明らかな理由なしに物を貯め込む		
14　落ちつきなくあるいは興奮してやたら手足を動かす		
15　引き出しやタンスの中身を全部だしてしまう		
16　夜中に家の中を歩き回る		
17　家の外に出てってしまう		
18　食事を拒否する		
19　食べ過ぎる		
20　尿失禁する		
21　日中，目的なく屋外や屋内をうろつきまわる		

22	暴力を振るう（殴る，かみつく，引っかく，蹴る，唾をはきかける）		
23	理由もなく金切り声をあげる		
24	不適当な性的関係を持とうとする		
25	陰部を露出する		
26	衣服や器物を破ったり壊したりする		
27	大便を失禁する		
28	食物を投げる		

出所）　日本認知症ケア学会編『認知症ケア標準テキスト改訂・認知症ケアの実際 I ：総論』ワールドプランニング，2011，
　　　p.101 より引用一部改変

　認知症の徴候チェックリストは，自分や家族，友人など高齢者の状態をよく知っている方が認知症の徴候をチェックするためのリストである。認知症の徴候チェックリスト全項目の総合点が24点以下の場合は，認知症の疑いが出現する。このチェックリストの結果のみで，認知症が判断できるものではないが，認知症の徴候をアセスメントするための一助となる。

　③ 活動と欲動の情報収集とアセスメント

　高齢者や介護が必要な場合は，日々の生活活動に対する意欲が低下することもしばしばある。そのため，どれぐらいの自発的な活動性があるのか（うつ状態である，何事に対しても意欲がある）を判断することが重要となる。うつ病は初老期に多く，うつ評価スケールを用いたアセスメントがよく用いられる。イサベージのうつスケール（GDS-15）では，5 〜 9 点がうつ傾向，10点以上でうつ状態とされる。

表 3 − 15　認知症の徴候チェックリスト

　現在の日常生活と 1 年前の状態を比べたご自分の状態について「よくなった，あるいはほとんど同じ」「多少悪くなった」「とても悪くなった」の 3 段階で，それぞれの項目の数字に○をつけてください。

チェック項目	よくなった・同じ	多少悪くなった	とても悪くなった
1　曜日や月がわかりますか？	2	1	0
2　以前と同じように道がわかりますか？	2	1	0
3　住所・電話番号を覚えていますか？	2	1	0
4　物がいつもしまわれている場所を覚えていますか？	2	1	0
5　物がいつもの場所にないとき，見つけることができますか？	2	1	0
6　洗濯機やテレビのリモコンなどの電気製品を使いこなせますか？	2	1	0
7　自分で状況にあった着衣ができていますか？	2	1	0
8　買い物でお金が払えますか？	2	1	0
9　身体の具合が悪くなったわけではないのに，行動が不活発になりましたか？	2	1	0

10	本の内容やテレビドラマの筋がわかりますか？	2	1	0
11	手紙を書いていますか？	2	1	0
12	数日前の会話を自分から思い出すことができますか？	2	1	0
13	数日前の会話を自分から思い出そうとしても，難しいですか？	2	1	0
14	会話の途中で言いたいことを忘れることがありますか？	2	1	0
15	会話の途中で，適切な単語が出てこないことがありますか？	2	1	0
16	よく知っている人の顔がわかりますか？	2	1	0
17	よく知っている人の名前がかわりますか？	2	1	0
18	その人たちがどこに住んでいるのか，仕事などわかりますか？	2	1	0
19	最近のことを忘れっぽくなりましたか？	2	1	0

出所）　大渕律子ら『ナーシング・グラフィカ27　老年看護学―老年看護の実践』メディカ出版，2006，p.28より引用

表 3 −16　イサベージのうつスケール（GDS-15）

1）「はい／いいえ」のどちらかに○をつけてください
2）○をつけた得点を合計してください
3）このスコアの評価は患者にはみせてはいけません
4）なお，合計点が5点以上は「うつ傾向」，10点以上は「うつ状態」です

1	今の生活に満足していると言えますか？	はい：0	いいえ：1
2	毎日の活動や世間に対する関心がなくなってきたように思いますか	はい：0	いいえ：1
3	生きていることが虚しいように感じますか？	はい：0	いいえ：1
4	退屈に思うことがよくありますか？	はい：0	いいえ：1
5	普段は気分がよいですか？	はい：0	いいえ：1
6	何か悪いことが起こりそうな気がしますか？	はい：0	いいえ：1
7	自分は幸せなほうだと思いますか？	はい：0	いいえ：1
8	どうしようもないと思うことがよくありますか？	はい：0	いいえ：1
9	外に出かけるよりも家にいるほうがお好きですか？	はい：0	いいえ：1
10	ほかの人より物忘れが多いと思いますか？	はい：0	いいえ：1
11	こうして生きていることは素晴らしいと思いますか？	はい：0	いいえ：1
12	これでは生きていても仕方がないと思いますか？	はい：0	いいえ：1
13	自分が活力に満ちていると感じますか？	はい：0	いいえ：1
14	こんな暮らしでは希望がないと思いますか？	はい：0	いいえ：1
15	ほかの人は，自分より裕福だと思いますか？	はい：0	いいえ：1

出所）　小澤利男ら編『高齢者の生活機能評価ガイド』医歯薬出版，2006，p.48より引用

　また，ツングのうつ評価スケール（SDS）では，50点以上であるとうつ傾向がある。

表3−17 ツングのうつ評価スケール（SDS）

		めったにない	ときどき	しばしば	いつも	項目番号	抑うつ状態象因子	応答欄（評価点）			
								めったにない	ときどき	しばしば	いつも
1	気分が沈んで憂うつだ					1	憂うつ，抑うつ，悲哀	1	2	3	4
2	朝はいちばん気分がよい					2	日内変動	4	3	2	1
3	泣いたり泣きたくなる					3	諦泣	1	2	3	4
4	夜よく眠れない					4	睡眠	1	2	3	4
5	食欲普通だ					5	食欲	4	3	2	1
6	まだ性欲がある（独身の場合）異性に関する関心がある					6	性欲	4	3	2	1
7	やせてきたことに気づく					7	体重減少	1	2	3	4
8	便秘している					8	便秘	1	2	3	4
9	普段よりも動悸がする					9	心悸亢進	1	2	3	4
10	何となく疲れる					10	疲労	1	2	3	4
11	気持ちはいつもさっぱりしている					11	混乱	4	3	2	1
12	いつもとかわりなく仕事をやれる					12	精神運動性減退	4	3	2	1
13	落ち着かずじっとしていられない					13	精神運動性興奮	1	2	3	4
14	将来に希望がある					14	希望のなさ	4	3	2	1
15	いつもよりいらいらする					15	焦燥	1	2	3	4
16	たやすく決断できる					16	不決断	4	3	2	1
17	役に立つ働ける人だと思う					17	自己過小評価	4	3	2	1
18	生活はかなり充実している					18	空虚	4	3	2	1
19	自分が死んだほうがほかの者は楽に暮らせると思う					19	自殺念慮	1	2	3	4
20	日ごろしていることに満足している					20	不満足	4	3	2	1

出所） 小澤利男ら編『高齢者の生活機能評価ガイド』医歯薬出版，p.46，2006より引用

④ せん妄に対する情報収集とアセスメント

　高齢になると環境への適応力が低下するため，手術や検査などでも容易にせん妄が生じる。せん妄は一時的な脳の機能低下により生じることが多く，注意障害，意識の清明度の低下，認知障害，急激な発症と日内変動がみられる。せん妄評価尺度は発症方式，知覚障害，幻覚，妄想，行動の変化，認知力，身体的原因，睡眠覚醒周期の障害，気分の不安定性，症状の変動の

10項目から構成されている。症状が重症になるにつれて評価点が高くなる。総得点は32点であるが，20点以上であればせん妄を疑う。

表3−18　せん妄評価尺度（Delirium Rating Scale：DRS）

項目1：発症方式
　0．変化なし　　　　　　　　　　　　　　1．6か月以内の緩徐な発症
　2．1か月程度の急性な変化　　　　　　　3．1〜3日程度の急激な発症
項目2：知覚障害
　0．兆候なし　　　　　　　　　　　　　　1．疎隔体験などの知覚の減弱
　2．錯視などの視知覚障害　　　　　　　　3．複合した知覚障害
項目3：幻覚の種類
　0．幻覚なし　　　　　　　　　　　　　　1．幻聴のみ
　2．幻視　　　　　　　　　　　　　　　　3．幻触，幻臭，幻味
項目4：妄想
　0．妄想なし　　　　　　　　　　　　　　1．体系化・固定化された妄想
　2．新規の妄想　　　　　　　　　　　　　3．知覚障害に基づく妄想反応
項目5：行動の変化
　0．変化なし　　　　　　　　　　　　　　1．いつも違う
　2．明らかな運動興奮　　　　　　　　　　3．激しい運動や攻撃，または強い制止
項目6：認知力（注意，記憶，見当職など）
　0．認知障害がない　　　　　　　　　　　1．不安や痛みなどに基づく軽度の注意障害
　2．一領域のみの障害　　　　　　　　　　3．複数領域の障害
　4．検査不能
項目7：身体的原因
　0．認めない　　　　　　　　　　　　　　1．疑わしい要因がある
　2．明らかな要因がある
項目8：睡眠覚醒周期の障害
　0．障害なし　　　　　　　　　　　　　　1．日中傾眠と夜間睡眠の分断
　2．明らかな傾眠と夜間不眠　　　　　　　3．覚醒刺激に抵抗する傾眠
項目9：気分の不安定性
　0．認めない　　　　　　　　　　　　　　1．軽度の気分変調
　2．明らかで急速な情動変化　　　　　　　3．激しい爆発的な情動変化
項目10：衝動の変動
　0．日中にみられ症状は安定　　　　　　　1．夜間に悪化する
　2．症状の変動は一定せず動揺

合計点　／32

出所）　日本認知症ケア学会編『認知症ケア標準テキスト改訂・認知症ケアの実際Ⅰ：総論』ワールドプランニング，2007，
　　　p.103より引用

4）高齢者に多い疾患

① 脳血管疾患

　加齢に伴い全身の血管は固くなり，脳血管障害が生じやすくなる。脳血管障害は，障害を受けた部分の脳の機能の低下が症状として表れる。具体的には，意識障害，運動麻痺，言語障害，感覚障害，嚥下障害，高次機能障害（失行，失認，半側空間失認）などである。

☆脳血管障害の分類

出血性病変…………………脳内出血とクモ膜下出血

閉塞性病変……………………脳梗塞（脳血栓症，脳梗塞症）

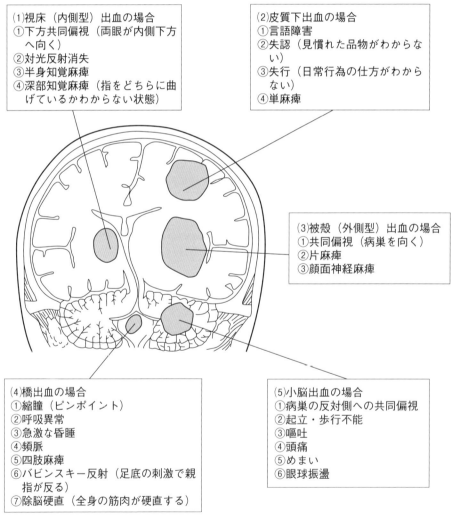

(1)視床（内側型）出血の場合
①下方共同偏視（両眼が内側下方へ向く）
②対光反射消失
③半身知覚麻痺
④深部知覚麻痺（指をどちらに曲げているかわからない状態）

(2)皮質下出血の場合
①言語障害
②失認（見慣れた品物がわからない）
③失行（日常行為の仕方がわからない）
④単麻痺

(3)被殻（外側型）出血の場合
①共同偏視（病巣を向く）
②片麻痺
③顔面神経麻痺

(4)橋出血の場合
①縮瞳（ピンポイント）
②呼吸異常
③急激な昏睡
④頻脈
⑤四肢麻痺
⑥バビンスキー反射（足底の刺激で親指が反る）
⑦除脳硬直（全身の筋肉が硬直する）

(5)小脳出血の場合
①病巣の反対側への共同偏視
②起立・歩行不能
③嘔吐
④頭痛
⑤めまい
⑥眼球振盪

図3－1　脳出血の部位別症状

一過性脳虚血発作（TIA）：脳梗塞と同じような症状が生じるか，24時間以内に症状が軽快する

☆出血性病変の特徴

疾患名	原因	症状	治療	ケア
脳内出血	高血圧，出血性素因	頭痛，嘔吐，意識障害，運動麻痺，嚥下障害	血腫除去術，血圧コントロール，	減塩食，蛋白質を十分に摂取，怒責を回避
クモ膜下出血	脳動脈瘤の破裂	激しい頭痛，嘔吐，意識障害，髄膜刺激症状	クリッピング術，保存療法	高血圧がある場合は減塩食

☆閉塞性病変

疾患名	年齢層	前期症状と症状	基礎疾患	治療
脳血栓	壮年～高年に多い	TIA あり。安静時や睡眠時に発症し，意識障害はあっても軽度	高血圧や糖尿病	抗血小板薬（アスピリン）
脳梗塞	若年～高年に多い	TIA なし。日中活動中の発症が多い。意識障害を伴うことも多い。	心房細動，弁膜症，心筋梗塞などの心疾患	抗血液凝固剤（ワーファリン）

② 認知症

　認知症は，さまざまな原因によって脳が障害されたことによって生じる状態像あるいは症候群である。アルツハイマー型認知症やレビー小体型認知症は神経変性疾患によるものであるが，下記のように分類ができる。

表 3 －19　認知症の原因による分類

1．神経変性疾患による認知症
　アルツハイマー型認知症，レビー小体型認知症，前頭側頭葉変性症，パーキンソン病，ハンチントン病，大脳基底核変性症，進行性核上性麻痺，多系統萎縮症など
2．脳血管障害による認知症
　脳梗塞，脳出血，多発性脳梗塞，モヤモヤ病，脳動静脈奇形，膠原病，側頭動脈炎などによる血管炎，多発梗塞性認知症広範虚血型など
3．感染性疾患による認知症
　進行麻痺，ヘルペス脳炎，クロイツフェルト・ヤコブ病，中枢神経系ウイルス感染症，神経梅毒，HIV 感染，細菌性髄膜炎，真菌性髄膜炎，原虫性疾患など
4．脳外科的疾患による認知症
　慢性硬膜下血腫，正常圧水頭症，脳腫瘍による認知症，外傷性脳障害など
5．内分泌代謝性疾患による認知症
　甲状腺機能低下症，肝不全，ウィルソン病，腎不全，ビタミン B_{12} 欠乏症，ビタミン B_1（チアミン）欠乏症，ペラグラ，電解質異常など
6．精神作用物質・薬物などによる認知症

> アルコール性認知症，ベンゾジアゼピン系薬物，抗ヒスタミン薬，胃潰瘍治療薬（シメチジン），抗不整脈薬（プロプラノロール）など

出所）　本間昭編『認知症の理解』ミネルヴァ書房，2009，pp.51-52より一部改変し引用

☆認知症の症状：中核症状

記憶障害：アルツハイマー型認知症では海馬の領域に老人斑が生じやすいため，即時記憶（感覚記憶）から障害されやすい。遠隔記憶（長期記憶）・意味記憶・エピソード記憶・手続き記憶は比較的保持されやすい。

見当識障害（人・時・場所に対する認識の障害）：人に対する見当識障害，時間に対する見当識障害，場所に対する見当識障害などがある。

失語・失行・失認：語彙が乏しくなり，伝えることも伝わることも双方困難になる。目的に応じた行為ができなくなる。知っているはずの人を認識できない相貌失認や使い慣れていたトイレまで迷って行けないなどの空間失認などがある。

実行機能（遂行機能）障害：目的に合わせて，順序立てて物事をすすめることができなくなる。

☆認知症の症状：BPSD

BPSD は，認知症の中核症状以外の周辺症状を総称したものであり，その概念は1996（平成8）年の IPA（International Psychogeriatric　Association，国際老年精神医学会）のシンポジウムで紹介され命名された（西村 2009）。徘徊，異食，拒薬・拒食・拒絶などの症状がある。

③ パーキンソン病・パーキンソン症候群

錐体外路系の障害で，加齢によって，黒質の変性が生じ，線条体からのドーパミン分泌が減少することによって発症するのがパーキンソン病である。パーキンソン症候群は，何らかの事由でドーパミンの働きが妨げられることによって生じる。

☆三大徴候

振　　戦：安静時や静止した体位をとった時に出現しやすい。手指では 1 秒間に 4 ～ 8 回丸薬を丸めるような動きを示す。

固　　縮：動きがガクガクとした歯車のようになり，動作がスムーズでない。

寡　　動：動作が遅く，動きが少なくなり，表情が乏しくなり仮面様顔貌となる。

＜その他の症状＞突進現象（止まれない），小刻み歩行，小字症（書いている文字が小さくなる），うつ症状，脂顔，流涎，便秘，発汗異常，血圧低下など多彩な症状

☆治　　療：症状のコントロールのために，薬物療法を行うが，長期療養になると薬物の作用発現が一定ではなくなり，ウェアリングオフなどを呈することも多い。薬物療法を主体とするが，外科的な手術により，症状が改善することもある。また，遺伝子治療も実施されている。

☆**ケ　ア**：歩行できる場合は，危険を察知しても方向転換がしにくいという特徴があるため，環境整備と安全確保が重要になる。自律神経の異常や薬の副作用で便秘傾向となるため，排便コントロールも重要となる。また，現在の状況を Hoehn & Yahr の重症度分類を用いてアセスメントすることが必要になる。

表3－20　Hoehn & Yahr の重症度分類

Stage Ⅰ	症状は一側性で，機能的障害はないかあっても軽微
Stage Ⅱ	両側性の障害があるが，姿勢保持の障害はない。日常生活，職業は多少の支障はあるが，行いうる
Stage Ⅲ	立ち直り反射が障害され，活動はある程度制限されるが，職種によっては就労が可能である。軽度～中程度の機能障害はあるが，自力での生活が可能
Stage Ⅳ	高度の機能障害を呈し，自力で生活することができない，介助なしに立つこと，歩くことはどうにかして可能である
Stage Ⅴ	立つことが不可能となり，日常生活に全面介助が必要となる。介助がないかぎり寝たきり，または車椅子に座ったままの生活を余儀なくされる

出所）　小澤利男ら編『高齢者の生活機能評価ガイド』医歯薬出版，2006，p.213より引用

④ う　　つ

　抑うつ気分，抑うつ症状，抑うつ感などもあり，診断名として用いられるうつ病もあるが，それらを識別することは難しい。初老期はうつ病の好発時期であり，配偶者や友人など近しい人の死や退職など環境の変化によるさまざまなことが原因となる。

☆**症　　状**

　抑うつ気分：気分がふさいでしまい，自責的・悲観的・絶望的な考えにとらわれてしまう。

　精神運動制止：物事への興味や関心がなくなり，何事に対しても意欲が低下する。

　不安・焦燥感：極度の不安感を抱き，そわそわして落ち着かなくなる。

　自律神経症状：睡眠障害があり，食欲不振などの身体症状が出現する。

☆**鑑　　別**：せん妄，認知症，うつ症やうつ症状は混同しやすいため，アセスメントが重要である。

表3－21　せん妄，認知症，うつ症やうつ症状の臨床徴候の比較

臨床徴候	せん妄	認知症	うつ病やうつ症状
発　　現	急性／亜急性，しばしば薄明りで，あるいは暗闇で	慢性的，一般に潜行性	しばしば突然の大きな生活の変化と同時に起こる
経　　過	短い，症状の日周的変動，可逆的	明確な発症はない。徐々に発症，多くは不可逆的	ある程度明確な発症がある可逆的
進　　行	急激に発症する	進行は比較的緩やかである。進行にむらがある	急速に進行する。変動的，速いか遅いが均一

持続時間	多くは，1カ月未満に数時間	数カ月から数年	少なくとも6週間，数カ月から数年の可能性がある
認　　識	減少する	はっきりしている	はっきりしている
敏捷性	変動する，無気力，あるいは極度に用心深い	早期では一般的に正常	正常
注　　意	損なわれている，変動する，危険回避ができない	早期では一般的に正常	容易に気が散る
見当識	一過性の見当識障害	早期では一般的に正常，進行とともに出現	選択的見当識障害
記　　憶	一過性の短期記憶障害	短期記憶から障害され，長期記憶は保持されやすい	即時記憶，近時記憶，遠隔記憶共に問題を生じる
思　　考	混乱に陥っている，ゆがめられた，断片的な，思考錯乱性言語	抽象化が困難，考えが乏しい，判断力が損なわれ，言葉を見出すことが困難	損なわれてはいないが，絶望感，無力感，あるいは自己非難の趣旨がある
知　　覚	錯覚，妄想，幻覚，現実との誤解の区別が困難	通常欠如している誤解	妄想や幻覚は重度の場合を除いてない
生　　活	援助が必要	進行に伴い援助が必要	自立していることが多い
睡眠・覚醒サイクル	乱れている，サイクルが逆になっている	疾患からの睡眠障害は見られない	乱れている，多くは早朝に起きる
関連した特徴	可変的な感情変化，自律神経の超覚醒状態，性格タイプの誇張，急性の疾患と結びついている	感情が表面的な傾向，不適当で不安定，知性の欠損を隠そうとする試み，性格変化，失語症，洞察力低下	抑うつ状態の影響，不快な気分，誇張して諸述した苦情，個人的な考えで頭がいっぱいになる，入念な言葉

出所）　プラシラら『ヘルシー・エイジング』エンゼビア・ジャパン，2007，p.692を一部改変し引用

2．感覚機能と痛みと神経系の構造

1）ICFによる枠組み

WHOが示す主な情報と観察内容を以下に示す。

項　目	主　な　情　報　と　観　察　内　容
②感覚機能と痛み	・**視覚機能**，目に付属する構造の機能，眼振，目の疲労感，目の乾燥感，目の灼熱感，聴覚と前庭の機能，音の存在を感じること，音の高低や音質の識別に関する機能，難聴，耳鳴り，めまい，転倒感，耳閉感，バランス，**味覚**，嗅覚，触覚，**温度覚**，振動覚，**圧覚**，**全身的な痛み**，局所的な痛みなど

項　目	主　な　情　報　と　観　察　内　容
②目・耳および関連部位の構造	・眼窩の構造，**眼球の構造**，結膜・強膜・角膜・虹彩・網膜・水晶体の構造，目の周囲の構造，涙腺と関連部位の構造，まぶた，まゆげ，外眼筋，外耳・中耳・内耳の構造，鼓膜，耳管，蝸牛，前庭迷路，三半規管，内耳道など

２）生理的な加齢変化

☆**視覚の変化**：個人差はあるが，加齢とともに低下する。

　　水晶体の変性：透明度が低下し，もやがかかったような状態になる。また，弾力性の低下により調整力の低下が起り，毛様体筋の緊張性も低下し老視となる。また，光の散乱により，羞明^{しゅうめい}（眩しく感じる）が起る。また，涙液の分泌量も減少するため，乾燥しやすく細菌やウイルス感染への防御力も低下する。

　　網膜の変性：加齢に伴い色の識別能が低下し，黄色や青色が見づらくなる。赤や橙色は見える。また，虹彩の弾力性の低下により明暗順応の時間が加齢に伴い長くなる。

　　視野の狭窄：眼瞼下垂^{がんけん}や網膜の神経細胞数の減少などにより視野が狭くなる。

☆**聴覚の変化**：個人差はあるが，加齢とともに低下する。

　　聴　　　力：内耳神経系の加齢性変化により，加齢に伴い高音域から聞こえづらくなる。また，言葉を聞き取る弁別能力も低下し，会話の中でも聞き返すことが多くなる。

　　平衡感覚：小脳の神経細胞の減少，末梢の自己受容体の減少により，姿勢の保持や平衡感覚の維持が難しくなる。

☆**味覚の変化**：口腔機能の状況によって左右されやすい。

　　味　　　覚：味を感じる味蕾^{みらい}の委縮により，味を感じにくくなる。味蕾の多くは舌に存在し，口腔ケアが不十分であると舌苔^{ぜったい}により，より感じにくくなる。また，味蕾は水と二酸化炭素に反応をしやすく，唾液量の減少も味を感じにくくさせる要因のひとつである。

３）観察のポイントとアセスメントツール

　① 視覚の情報収集とアセスメント

　可能であれば，視覚機能がどれぐらいなのか，ランドルト環や文字などを用いて視力の測定をすることが望ましい。また，普段の生活の中で新聞を読むことができるのか，掲示板が見えるのかなどを把握していくことも必要である。見え方に変化があった場合は，いつ頃なのかとのような時にみえなくなるかなどを情報収集し，日常生活への影響に対するアセスメントを行う。

ランドルト環　→　

　② 聴覚の情報収集とアセスメント

　可能であれば，オージオグラムなどを用いて聴力を測定するとよい。加齢により図３－２のように高音域から障害される。普段の生活でどのような音であれば，十分に聴き取れるのか，あるいは，どのような音が聞き取りにくいのかをアセスメントする。聴力の低下は左右差が生じることも多く，聞き取りやすい側をあらかじめ把握することも重要となる。また，弁別しやすい言葉やしにくい言葉もアセスメントしておき，伝わりやすい言葉を選びコミュニケーショ

ンで役立てることが重要である。

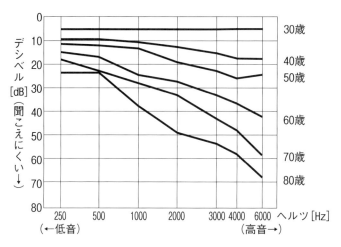

図3－2　加齢による聴力の低下

出所）　さくら補聴器センター　http://www.sakura-hochouki.com/kikoe02.html（2013.12.12閲覧）より作図

表3－22　難聴の分類と会話理解の程度

	聴力レベル（dB）	会話理解の程度
正常	0～20	ささやき声まで完全に聞こえる
軽度難聴	21～30	ふだんの会話には不自由しないがささやき声や小さな話し声は聞きとりにくい
	31～40	会議の場では聞き取りが少し困難になる。1対1の会話には不自由しないが，聞き間違いが多くなる
中程度難聴	41～60	会議の場で聞き取りが困難になる。1mくらい離れたところからの大きな声は分かる
高度難聴	61～70	40cm以上離れると，普通の会話がわからない
	71～80	耳介に接しないと，ふつうの会話がわからない
社会的聾	81～90	耳介に接しないと，大きな声がわからない
聾	91以上	まったくわからない

出所）　奥宮暁子ら編『生命の再構築を必要とする人の看護2』中央法規，2000，p.140より引用

　③味覚の情報収集とアセスメント

　口腔状態を観察し，舌苔があるのであれば，それを取り除くケアを行うことが必要である。普段の生活のなかで，味覚の低下がないかどうか，濃い味付けを好むようになっていないかどうかなどを情報収集していくことが必要である。

④ 痛みの情報収集とアセスメント

　痛みは身体の不調のサインでもある。そのため，痛みが出現した場合は，その原因を明らかにし，その原因を除去することが必要である。しかし，原因が不明の場合も多く，原因があっても解決できないことも多々ある。たとえば，がんなどの終末期における痛みは，ペインコントロールが必要になり，1日の生活のなかで痛みの増減がないように継続的な薬物療法が重要となる。痛みの原因はさまざまであるが，痛みの評価を経時的に行う必要がある。

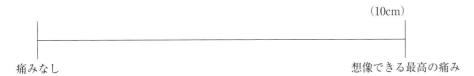

図3－3　視覚的アナログスケール（VAS：visual analog scale）

出所）『2009年度版　U-CANのナース実用手帳』2008年，p.152

　視覚的アナログスケールは，左端は痛みがない状態であり，右端の想像できる最高の痛みの状態のうち，現在の痛みの程度を線上で印をつける方法。患者自身が印をつけてもケア実践者がつけても良い。線の長さは10cmとし，実測値を測定し，記録に残す。

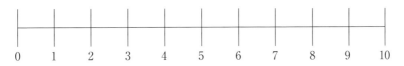

図3－4　数値的評価スケール（NRS：numerical rating scale）

出所）『2009年度版　U-CANのナース実用手帳』2008年，p.152

　数値的評価スケールは，痛みの強さを0から10までの段階に分けて，現在の痛みの程度を口頭で回答を得る方法である。

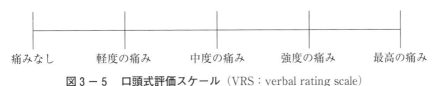

図3－5　口頭式評価スケール（VRS：verbal rating scale）

出所）『2009年度版　U-CANのナース実用手帳』2008年，p.152

　口頭式評価スケールは，あらかじめ決められた痛みの強さを表す5段階の言葉（痛みなし・軽度の痛み・中度の痛み・強度の痛み・最高の痛み）のうちから，現在の痛みの程度を口頭で回答を得る方法である。

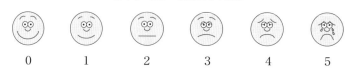

図3－6　フェイススケール（FRS：face rating scale）

出所）『2009年度版　U-CANのナース実用手帳』2008年．p.152

　フェイススケールは，痛みの程度をイラストの6段階の顔の表情で示し，痛みを言語で表現することが難しい場合に用いることが多い。原則は対象者が現在の痛みの程度と合うイラストを選ぶことだが，意思疎通が難しい場合は，援助者が対象者の様子を観察して用いることもある。

　痛みの感じ方は個々人それぞれであり，また，痛みは個人に存在するものであるが，他者との関わりの中で感じ方が変化する。日中は痛みを感じなかったが，夜間一人でベッドに寝ていたら，痛みが強くなったということも稀ではない。そのため，できるだけ，対象者が痛みを感じにくくなるように関わることが重要となる。疼痛の閾値とは，同じレベルの疼痛刺激が生じた場合，疼痛を強く感じる状況を疼痛の閾値が低いと表現し，夜間で孤独であるなどの因子がある。同じレベルの疼痛刺激が生じた場合，疼痛を弱く感じる状況を疼痛の閾値が高いと表現し，誰かと一緒にお茶を楽しむという関わりなどの因子がある。下記にそれらの因子の一部を紹介する。

表3－23　疼痛の閾値を左右させる因子

疼痛の閾値を高くする因子	疼痛の閾値を低くする因子
共感した関わり，理解する人の存在，人とのふれあい，気晴らしとなる行為，趣味の時間，不安の減退，十分な睡眠，休息，楽しい時間，抗不安薬の利用，抗うつ薬の利用，鎮静剤の利用など	不快感，不眠，疲労感，さまざまな事柄に対する不安，恐怖，怒り，悲しみ，うつ状態，分かち合える人がいない，倦怠感，孤独感，社会的な地位の喪失，家族内の役割の喪失，ケアスタッフへの不信感など

出所）　安藤邑惠ら監修『ICFの視点に基づく高齢者ケアプロセス』学文社．2009．p.69より引用

4）高齢者に多い疾患

①白内障

☆症　　状：老人性白内障や糖尿病性白内障があるが，高齢であるとその鑑別は難しい。水晶体が混濁するために，もやがかかったようにかすんで見えたり，ものがぼやけてみえたりする。また，明るい場所では眩しさを強く感じる羞明（しゅうめい）が起こる。

☆治　　療：人工水晶体に取り換える手術が簡便に実施できるようになった。血糖値のコントロール不良などの事由で手術ができないこともある。術後は出血や感染予防を行う。

☆**ケ**　　ア：手術前後に点眼が必要になる。清潔に点眼を実施することが大切である。

表3−24　点眼の方法

①　点眼前には薬用石けんにて手洗いを行う
②　清潔な拭き綿で内眼角から外眼角に向けて眼脂などを静かに拭き取る
③　点眼びんの縁が目に触れないよう，上方を見るようにして下眼瞼(がんけん)を下げて点眼を行う
④　あふれた薬液は静かに清潔な拭き綿に吸わせる
⑤　複数の薬剤の点眼を行う場合には，時間を5分以上おいて実施する

出所）　真田弘美ら編『老年看護技術』南江堂，2011，p.152より引用

　②緑内障

☆**症**　　**状**：緑内障には，開放隅角緑内障，閉塞隅角緑内障（高齢者に多い），先天性緑内障が
　　　　　ある。眼圧が上昇することによって，視力や視野が障害される。眼圧が上昇して
　　　　　いても自覚症状を伴わないため，定期的な眼圧測定を行うとよい。

☆**治**　　**療**：眼圧低下の点眼や手術が行われる。開放隅角緑内障は予後が不良である。

　③黄斑変性症

☆**症**　　**状**：加齢黄斑変性症が多く，黄斑部の変性によりみようとするものがゆがんでみえた
　　　　　り，中心部がぼやけてみえる。症状が進行すると失明に至る。

　右の絵は加齢黄斑チェックシートであり，約30cmほど離れ，眼鏡を使用している人は眼鏡
をかけたまま，片目を閉じて真ん中の黒い点を見つめ，ゆがんでみえないかどうかを確かめる．
左右の眼で行い，異常がある場合は精査が必要になる。

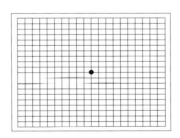

図3−7　加齢黄斑チェックシート

出所）　加齢黄斑ドットコム　http://www.kareiouhan.com/selfcheck/（2013.12.12閲覧）より作図

3．音声と発話の機能と音声と発話に関わる構造

1）ICFによる枠組み

　WHOが示す主な情報と観察内容を以下に示す。

項　目	主　な　情　報　と　観　察　内　容
③ 音声と発話の機能	・音声機能，言葉の発音，**発声機能**，声の大きさ，音声の質に関する機能，**構音障害**，音声言語，発話の流暢性，音調，イントネーション，吃音，早口，遅語症，速語症，音楽的な歌声を産生する機能，ハミング，歌唱，大声で泣くこと，叫ぶこと，代替性音声機能など

項　目	主　な　情　報　と　観　察　内　容
③ 音声と発話に関わる構造	・鼻の構造，外鼻，鼻中隔，鼻腔，口の構造，**歯**，歯肉，口蓋，硬口蓋，軟口蓋，**舌**，口唇の構造，咽頭の構造，声帯，喉頭の構造など

２）生理的な加齢変化（個人差が大きく，トレーニングにより変化が少ない場合も多い）

☆**発声の変化**：肺からの呼気により声帯を振動させて発声を行うが，肺からの呼気の量や状態の変化や声門の委縮などにより声に変化が生じる。また，肺活量が低下すると，発声持続時間が低下する。通常の会話では，呼吸をしながら，ゆっくりと話をすることで支障を感じることは少ないが，歌を歌う時などに自覚されやすい。発声に関わる筋肉は訓練することにより，その能力を維持することが可能であるが，その機能を活用する機会が減少することで，言葉の明瞭さも低下する。

　嗄声：かれた声，しわがれ声，かすれた声である。

☆**歯牙の変化**：高齢になっても自分の歯で食べ物を食べられるように，8020運動として，80歳になった時に残歯が20本あるように，幼いころからオーラルケアの必要性が周知されつつある。歯牙の状態は個人差が大きいが，食物の咀嚼に関与するだけではなく，発声にも関わる。

☆**鼻腔の変化**：加齢に伴い鼻腔の委縮が生じやすく，また，鼻粘膜から分泌される粘液も減少する。鼻腔の委縮により，鼻呼吸がしにくく，口呼吸を行う機会が増える。口呼吸により，細菌やウイルスが直接気道に吸い込まれやすいなどにより，上気道感染に罹患しやすくなる。

３）観察のポイントとアセスメントツール

① 発声の情報収集とアセスメント

いつもと同じ声が出なかった場合は，口腔内に異常がないかどうか観察をする。嗄声は食道がんや肺がんなどの疾患の症状でもあり，それらとの鑑別も重要となる。

　ブローカー失語症：流暢に話すことができない運動性失語

　ウエルニッケ失語症：多弁で流暢に話すが言語への理解力が不良な感覚性失語

　全失語：話すことも理解することもできない

② 歯牙の情報収集とアセスメント

　残歯の状態とともに，咀嚼状態を観察し，必要であれば義歯を利用することなども検討する。

4）高齢者に多い疾患

① 慢性副鼻腔炎（別名蓄膿症）

☆症　　状：副鼻腔粘膜の細菌やウイルス感染などにより，鼻閉，鼻漏，後鼻漏，頭重感，頭
　　　　　　痛，嗅覚異常などが生じる。

☆治　　療：炎症がある場合は抗生物質などを用いる。手術療法もある。

② う触（別名むし歯）

☆症　　状：食物残渣などが引き金となり，歯の外側のエナメル質から障害されていく進行性
　　　　　　の疾患である。口腔内細菌，食物残渣，歯質によって発生のリスクが異なる。

☆治　　療：自然治癒することはないため，その程度によって歯科的に治療を行う。う触にな
　　　　　　らないように，オーラルケアを行う必要がある。

③ 辺縁性歯周病（別名歯槽膿漏症）

☆症　　状：発症率は高く，40歳以上では約90％の人が程度に差はあるものの罹患している。
　　　　　　歯肉のみならず，さまざまな周囲組織に慢性的な炎症が起こる。歯と歯肉の間に
　　　　　　ポケットを形成することもある。歯肉組織の進行性炎症によって，歯の弛緩動揺，
　　　　　　歯槽骨の吸収，排膿などの症状が出現する。

☆治　　療：自然治癒することはない。一般的にはオーラルケアによるプラークコントロール，
　　　　　　歯石の除去などをし，口腔内の清潔を保つ。

4．心血管系・血液系・免疫系・呼吸器系の機能と心血管系・血液系・免疫系・呼吸器系の構造

1）ICF による枠組み

　WHO が示す主な情報と観察内容を以下に示す。

項　　目	主　な　情　報　と　観　察　内　容
④ 心血管系・血液系・免疫系・呼吸器系の機能	・**心血管系の機能**，心拍数，心調律，心拍出量，心臓弁の機能，血管の機能，**血圧の機能**，血圧の維持機能，**血液系の機能**，造血機能，凝固機能，免疫系の機能，生体防御に関する機能，免疫反応，過敏反応，予防接種に対する反応，**呼吸器系の機能**，呼吸数，呼吸リズム，呼吸の深さ，気管の状態など

項　　目	主　な　情　報　と　観　察　内　容
④ 心血管系・血液系・免疫系・呼吸器系の構造	・心血管系の構造，心臓，心房，心室，**動脈**，静脈，毛細血管，免疫系の構造，リンパ管，リンパ節，胸腺，脾臓，骨髄，呼吸器系の構造，気管，肺，気管支，肺胞，胸郭，呼吸筋，横隔膜，肋骨筋など

2）生理的な加齢変化

☆心機能の変化

　心筋細胞数の減少，心筋細胞の線維化の進行により筋肉のなめらかさが失われ硬化を招く。1回の心拍出量の低下。大動脈の弾力性の低下による収縮期血圧の上昇，左心室壁の肥厚がみられる。僧房弁<ruby>僧房弁<rt>そうぼうべん</rt></ruby>や大動脈弁にも負荷がかかるために，石灰化が生じやすくなる。

☆血管の変化

　加齢に伴い線維組織の増加や動脈壁への石灰やコレステロールの沈着などにより，血管の弾性が低下する。動脈の内側に<ruby>粥<rt>じゅくじょう</rt></ruby>状の隆起が発生することはアテローム性動脈硬化と呼ばれ，加齢とともに増加する。末梢血管の抵抗性は高まり，循環が不良となり，収縮期血圧の上昇と拡張期血圧の低下により，脈圧が増大する。また，血圧の変動に対する調整力も低下するため，体位が臥床や座位から立位になる際，起立性低血圧を起こしやすくなる。

☆血液の変化

　加齢に伴い赤色骨髄から黄色骨髄へ変化するため，造血能力が低下し，腎臓から分泌される造血ホルモンであるエリスロポエチンの減少により，貧血に傾きやすくなる。また，リンパ球の中でもT細胞の産生が低下し，免疫機能全体の低下をもたらす。

☆呼吸の変化

　肺活量（1回の換気量に予備吸気量と予備呼気量をあわせたもの）は低下し，十分に肺を縮小させることができにくくなるため，残気量が増加する。

3）観察のポイントとアセスメントツール

①心機能の情報収集とアセスメント

　心電図所見から異常を判断することができる。心電図は12誘導だけでなく，簡便に測定できるものもある。

表3－25　心電図所見

心電図のパターン	種類	判別の要点
	正常洞調律	1分間に，60回以上100回未満の脈拍数（高齢者は50回以上），R－R間隔の差は10％以下
①	洞頻脈	1分間に，100回以上180回未満の脈拍数となった状態
②	洞徐脈	1分間に，60回未満の脈拍（高齢者は50回未満）
③	洞不整脈	P波とQRS波は，1対1に対応する。R－R間隔の変動は10％未満
④	上室性期外収縮（心房性期外収縮）	異常興奮P波が，通常のリズムより早く起こる。QRS波は元来のものと同じ形

⑤		心室性期外収縮	先行する R‐R 間隔が正常よりも短い。QRSの幅が0.12秒より大きくなり，基本調律のQRSの形と異なる。心室部分が先行して収縮するため，先行P波をもたない
⑥		発作性上室性頻脈	心拍数は 1 分間に150〜230回の脈拍数となる。P波が心電図上不明の場合も多い
⑦		心室性頻脈	心拍数は 1 分間に100回以上の脈拍数となる。QRSの幅は，0.12秒より大きくなり，先行するP波は確認できない
⑧		心房細動	R‐R 間隔が不規則でP波は存在しない。不規則な f 波が認められる
⑨		心房粗動	R‐R 間隔がだいたい一定である。P波は存在しないが，規則正しいF波が認められる
⑩		心室細動	幅の広いQRS波が不規則に続く。振幅や波形は不揃いで心拍出量はほとんどなし。

出所）　『2009年度版　U-CANのナース実用手帳』2008年，p.152を一部改変

　どれくらいの心機能があるのかを日常的活動レベルでアセスメントすることも重要であり，アセスメントには，ニューヨーク心臓協会（NYHA）の心機能分類を用いることが多い。

表 3 − 26　ニューヨーク心臓協会（NYHA）の心機能分類

Ⅰ度：	身体活動に制限のない心疾患
Ⅱ度：	身体活動に軽度の制限がある心疾患。日常生活における身体活動でも，疲れ，動悸，呼吸困難，狭心症状が起こる
Ⅲ度：	身体活動に高度の制限がある心疾患。軽い日常生活における身体活動でも，疲れ，動悸，呼吸困難，狭心症状が起こる
Ⅳ度：	身体活動を制限して安静にしていても心不全症状や狭心症状が起こり，少しの身体活動によっても訴えが増強する

　＊Ⅰ度：無症状　　Ⅱ度：軽症心不全　　Ⅲ度：中等度心不全　　Ⅳ度：重症心不全

出所）　小澤利男ら編『高齢者の生活機能評価ガイド』医歯薬出版，2006，p.222より引用

　循環の状態を把握する簡便な観察法としては，毛細血管再充満時間（CRT）がある。爪で対象者の指を圧迫し爪床の毛細血管の血流を遮断し，その後圧迫を急に解除し，元の状態に戻るまでの血流の回復に要する時間を測定する。正常であれば，3 秒以内に血液が再充満し元の状態となる。なお，高度な貧血がある場合は不正確な値となるため利用することはできない。また，循環動態不全重症度をアセスメントするためには，下記のキリップ分類が広く用いられる。

表 3 −27　キリップ分類

クラス	症　状
I	心不全の徴候なし
II	軽～中程度の心不全，肺ラ音聴収域＜全肺野の50％
III	肺水腫，肺ラ音聴収域≧全肺野の50％
IV	心原性ショック，血圧＜90mmHg，尿量減少，冷たく湿った皮膚，チアノーゼ，意識障害

出所）　阿部光樹ら編『系統看護学講座─循環器─』医学書院，2009，p.123より引用

② 呼吸能の情報収集とアセスメント

　呼吸状態としては，呼吸数，呼吸パターン，胸郭の可動性（左右差がないかどうかなど），パルスオキシメーターによる経皮的動脈血酸素飽和度の観察が重要となる。

表 3 −28　呼気臭について

臭気名	具体的な臭い	原　因
アセトン臭	甘酸っぱい臭い，フルーツガムのような臭い	糖尿病性ケトアシドーシス
肝性口臭	腐った卵とにんにくの臭い	肝性昏睡
にんにく臭	にんにくの臭い	有機リンやヒ素
靴墨臭	化学物質臭であり，靴墨のような臭い	ニトロベンゼン
杏仁水様臭	杏仁豆腐のような臭い	シアン化合物

出所）　『2014年度版 U-CAN のナース実用手帳』2013，p.24を一部改変

表 3 −29　呼吸の異常

異常のタイプとパターン			特　徴	主な原因疾患・病態
数の異常	頻呼吸		呼吸数は25回／分以上 呼吸の深さは変化なし	心不全，発熱時，代謝性アシドーシス，肺炎，骨髄炎など
	徐呼吸		呼吸数は12回／分以下 呼吸の深さは変化なし	頭蓋内圧亢進時，麻酔薬や睡眠薬使用時，モルヒネ中毒など
深さの異常	過呼吸		安静呼吸時の1回換気量の増加	運動直後，貧血，激しい感情の変化，代謝性アシドーシスなど
	減呼吸		安静呼吸時の1回換気量の低下	睡眠時，呼吸筋筋力低下，胸郭可動性の障害など
数と深さの異常	多呼吸		呼吸数・深さがともに増加	代謝性アシドーシス，胸水貯留など
	少呼吸		浅く，ゆっくりとした呼吸	不可逆性な呼吸停止の直前など
	浅速呼吸		速い吸息とゆっくりとした呼息	肺水腫，肺気腫，胸郭可動性の低下など

周期性の異常	チェーンストークス呼吸		無呼吸，浅い呼吸，深い呼吸の繰り返し	脳疾患，さまざまな疾患の末期，高齢者では，健康でも睡眠中に見られることがある
	クスマウル呼吸		異常に深い大きな呼吸が持続し，雑音を伴う	糖尿病性昏睡や尿毒症昏睡など
	ビオー呼吸		深い呼吸が，突然中断されたり元に戻ったりする	髄膜炎，脳炎，脳腫瘍，頭蓋内圧亢進時など

出所）『2009年度版　U-CANのナース実用手帳』2008年，p.23を一部改変

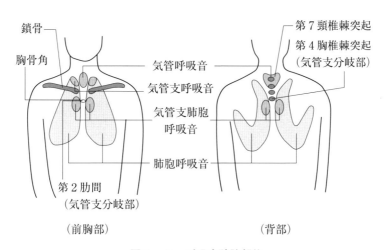

図3-8　呼吸音聴診部位

表3-30　聴診音

聴診音		特　徴	主な疾患
呼吸音	気管音	頸部前面の気管上を聴診して，聴く事ができる正常な呼吸音。呼気・吸気のいずれでも聴取ができる	
	気管支音	健康な場合でも，胸骨上や肺尖部内側正中部に近い肺野で聴取ができる	肺炎や無気肺（本来は肺胞音が聴かれるべき部位で聴取される）
	肺胞音	末梢側の胸壁上で聴かれる正常呼吸音	
ラ音	連続ラ音（乾性ラ音）	笛音：持続性のある高音で，ピーという笛のような音，またはクーという音 いびき音：低音でガーまたはグーといういびきのような音	気管支喘息など
	断続性ラ音（湿性ラ音）	水泡音：低調で粗く，一般に吸気に出現 捻髪音：細かく数も多く，より高調。吸気にも出現する	左心不全，間質性肺炎，石綿肺など

出所）『2014年度版 U-CAN のナース実用手帳』2013，p.75を一部改変

表3-31　ヒュー・ジョーンズの呼吸困難度分類

Ⅰ度	同年齢の健常者と同様に労作ができ，歩行や階段の昇降も健常者並みにできる
Ⅱ度	同年齢の健常者と同様に歩行できるが，坂や階段は健常者並みには昇降できない

Ⅲ度	平地でさえ健常者並みに歩けないが，自分のペースなら1.6km 以上歩くことができる
Ⅳ度	休みながらでなければ，50m 以上歩けない
Ⅴ度	会話や着物の着脱にも息切れする。息切れのため外出できない

出所）『2014年度版 U-CAN のナース実用手帳』2013，p.74から引用

　喘息はアレルゲンにより発作を生じるため，発作が生じないようにコントロールを行うことが求められる。しかし，発作の程度が重度である場合は，急性気道閉鎖が生じ窒息死に至るため，コントロールの状況を観察していくことが必要である。

表 3 − 32　喘息のコントロールの状態の評価

	コントロール良好 （すべての項目が該当）	コントロール不十分 （いずれかの項目が該当）	コントロール不良
喘息症状 （日中および夜間）	なし	週 1 回以上	コントロール不十分 の項目が３つ以上当 てはまる
発作治療薬の使用	なし	週 1 回以上	
運動を含む活動制限	なし	あり	
呼吸機能 （ＰＥＦ１およびＰＥＦ）	予測値あるいは 自己最高値の80％以上	予測値あるいは 自己最高値の80％未満	
ＰＥＦの日（週）内変動	20％未満	20％以上	
増悪	なし	年に 1 回以上	月に 1 回以上※

＊増悪が月 1 回以上あれば他の項目が該当しなくてもコントロール不良と評価する。
出所）　喘息予防・管理ガイドライン2009　日本アレルギー学会　http://www.jsaweb.jp/（2013.12.12閲覧）

表 3 − 33　喘息重症度

重症度		軽症間欠型	軽症持続型	中等症持続型	重症持続型
喘息症状の 特徴	頻度	週 1 回未満	週 1 回以上 毎日ではない	毎日	毎日
	強度	症状は 軽度で短い	月 1 回以上 日常生活や睡眠が 妨げられる	週 1 回以上 日常生活や睡眠が 妨げられる	日常生活に制限
				短時間作用性吸入 β2刺激薬頓用が ほとんど毎日必要	治療下でもしば しば増悪
	夜間症状	月に 2 回未満	月 2 回以上	週 1 回以上	しばしば
ＰＥＦ ＦＥＶ₁.₀	％ＦＥＶ₁.₀ ％ＰＥＦ	80％以上	80％以上	60％以上 80％未満	60％未満
	変動	20％未満	20〜30％	30％を超える	30％を超える

肺機能（PEF：ピークフロー，$FEV_{1.0}$：１秒率）

出所）　喘息予防・管理ガイドライン2009　日本アレルギー学会　http://www.jsaweb.jp/（2013.12.12閲覧）

表3−34　高血圧の基準

分類	収縮期血圧		拡張期血圧
至適血圧	＜120	かつ	＜80
正常血圧	＜130	かつ	＜85
正常高値血圧	130〜139	または	85〜89
軽症高血圧	140〜159	または	90〜99
中等症高血圧	160〜179	または	100〜109
重症高血圧	≧180	または	≧110
収縮期高血圧	≧140	かつ	＜90

出所）　日本高血圧学会　http://www.jpnsh.jp/　2009年度版（2013.12.12閲覧）

表3−35　血圧に基づいた脳血管リスクの階層化

血圧分類／リスク層（血圧以外のリスク要因）	正常高血圧症（130〜139/85〜89mmHg）	Ⅰ度高血圧（140〜159/90〜99mmHg）	Ⅱ度高血圧（160〜179/100〜109mmHg）	重症高血圧（≧180/≧110mmHg）
リスク第一層（危険因子がない）	付加リスクなし	低リスク	中等リスク	高リスク
リスク第二層（糖尿病以外の1〜2個の危険因子，メタボリックシンドロームがある）	中等リスク	中等リスク	高リスク	高リスク
リスク第三層（糖尿病，CKD，臓器障害，心血管病，3個以上の危険因子のいずれかがある）	高リスク	高リスク	高リスク	高リスク

＊メタボリックシンドロームは，内臓脂肪型肥満（内臓肥満・腹部肥満）のことであり，高血糖・高血圧・脂質異常症のうち2つ以上を合併した状態である。

出所）　日本心臓財団ホームページより引用
　　　http://www.jhf.or.jp/a&s_info/guideline/kouketuatu.html（2013.12.12閲覧）

③ 血圧の情報収集とアセスメント

　血圧測定部（多くは上肢）を心臓と同じ高さに合わせ，血圧測定によって，収縮期血圧と拡張期血圧を測定する。それぞれの値を確認し，高血圧の分類に沿って異常値を判断する。

４）高齢者に多い疾患

① 虚血性心疾患

　心筋の栄養血管である冠状動脈が何らかの原因によって，循環不全を起こし，心筋が虚血状態となり，心機能が一時的あるいは継続的に低下する。代表的な疾患として狭心症と心筋梗塞がある。

表 3 −36 狭心症と心筋梗塞

	原因	症状	治療
狭心症	冠状動脈の狭窄やれん縮で心筋が一時的に虚血状態となる（可逆性）	一時的な症状として出現し，15分以内に消失することが多い。胸部苦悶感，胸部絞扼感，胸部圧迫感，狭心痛（胸骨後部から左腕にかけて放散痛として出現することが多い）	ニトログリセリンの舌下投与。狭心症の既往歴がある場合は，ニトログリセリンを常時携帯するよう指導する
心筋梗塞	冠状動脈の狭窄やれん縮により心筋が虚血性壊死を起こす（不可逆性）。閉塞の原因としては，動脈硬化，血栓など。	突然の激しい胸痛が出現する。胸痛は30分以上持続し，心筋の壊死部によって症状は異なるが，ショック症状，不整脈などを生じることが多い。一方，高齢者では，激しい胸痛を伴わない場合もある。	胸痛に対しては壊死が生じているためにニトログリセリンでは効果が得られず，モルヒネなどの麻薬を用いる

　② 弁膜疾患

　溶レン菌などの感染症に続発して生じることが多い。弁の障害の種類によって閉鎖不全症（弁の開閉に不備が生じて，しっかりと閉じないため，血液が逆流する）と狭窄症（弁口が狭くなることにより，血液の通過が妨げられ，血液が滞る）に大別できる。保存療法としては，心機能に応じた薬物療法，塩分制限，運動制限などがあり，外科的手術としては，人工弁置換術や弁形成術などがある。

☆**僧房弁狭窄症**：血液の逆流が生じるため，心拍出量の減少により，労作時の息切れなど疲労
　　　　　　しやすくなる。左房圧上昇により，不整脈も起り易く，左房内に血液が停滞
　　　　　　するために，左房内に血栓ができやすい。左房内の血栓が遊離すると，脳梗
　　　　　　塞（心原性）などとなる。僧房弁顔貌として，頬部が紅潮して暗紫色を呈する。

☆**僧房弁閉鎖不全症**：僧房弁狭窄症と同じような症状を示すが，血液は停滞しないため，左房
　　　　　　　　内血栓の頻度は少ない。

　③ 心不全

　心筋の収縮力が何らかの原因により障害され，心拍出量が減少した状態をいう。多くは，各種の心疾患から続発して生じる。基礎疾患のコントロールが不良な場合に生じることが多く，基礎疾患の治療とともに，心不全に対する治療を行う。

表3－37　心不全の分類と症状

	病態	症状	対応
左心不全	左心室の収縮力の低下により，全身に十分血液を送り出すことができなくなった病態である。そのため，肺に血液が貯留し，肺うっ血を起こす	空咳，動悸，息切れ，発作性夜間呼吸困難，起座呼吸，喘鳴，湿性ラ音，チアノーゼ，乏尿，重症例では肺水腫を呈し，泡沫状血痰（ピンク痰）を喀出	ギャッチアップを常時行う（15～30℃）。水分制限，塩分制限，各種強心剤や利用薬の使用
右心不全	右心室の収縮力の低下により，肺に十分血液を送り出すことができなくなった病態である。そのため，体静脈系の血液が停滞する。右室圧上昇→右房圧上昇→上・下大静脈圧上昇→体静脈系うっ血となる	下肢の浮腫（朝方は軽減し，就寝前に増強する），肝臓肥大，腹水，胸水，頸静脈怒張，中心静脈圧上昇，体重増加，乏尿，右季肋部痛，腹部膨満感	左心不全を合併していなければ，ベッド上で休息をとる場合は，下肢の挙上を行う。下肢の足浴やマッサージによって循環を促す。水分制限，塩分制限，各種強心剤や利用薬の使用

出所）　安藤邑惠ら監修『ICFの視点に基づく高齢者ケアプロセス』学文社，2009，p.69より一部改変

④ 肺　炎

　細菌やウイルスなどにより，肺実質に炎症が生じた疾患をいう。間質に炎症があるものは間質性肺炎であり，肺胞に炎症がある場合を肺炎と区別することが多い。炎症反応を白血球数やCRP（C反応性タンパク）によりアセスメントする。

☆肺炎の分類

誤嚥性肺炎：食べ物や唾液などを誤嚥することによって生じる肺炎であり，高齢者に多い。口腔内の衛生状態を良くすることで発症の低減に繋がる。

市中肺炎：通常の社会生活の中で罹患する肺炎であり，原因として肺炎球菌などがある。自治体単位で高齢者に対して予防接種が実施されている。

院内肺炎：病院や施設などの療養の場で罹患する肺炎であり，原因としてMRSA（メチシリン耐性黄色ブドウ球菌）や緑膿菌などがある。免疫力が低下した高齢者や手術後などに感染しやすい。

マイコプラズマ肺炎：細菌性の肺炎に比べると全身症状は少ないが，激しい乾性咳嗽が特徴である。

⑤ 結　核

　結核菌の飛沫感染や再燃によって肺に結核性病変が生じる。高齢者では，再燃による発症が多い。初期には無症状であるが，進行すると悪寒戦慄，高熱，呼吸困難，胸痛，喀血が起る。喀血時は，出血肺を下にした側臥位とし，健側側に血液を吸引させないようにする。合せて，患部の冷罨法と砂嚢で圧迫する。結核は，長期間内服治療が必要であるため，内服アドヒアランスを保てるように援助する。

表3－38　喀血と吐血の鑑別

	喀 血	吐 血
排出状況	咳嗽を伴い排出	嘔気や胃部不快感などを伴い排出
色	鮮紅色，	暗赤色（食道動脈瘤破裂や大量出血の場合は鮮紅色）
性状	流動的，泡沫（空気を含んでいる）	凝固傾向
PH	アルカ性	酸性
混入物	粘液，膿	食物残渣
下血	伴うことは少ない	伴うことが多い
病歴	呼吸器疾患（主に結核）	消化器疾患

⑥ 気管支喘息

気管や気管支がさまざまな原因によって反応性を高め，気管支平滑筋の収縮（れん縮）を引き起こし，気管支粘膜の浮腫，粘膜からの分泌亢進によって気道狭窄を生じる疾患である。外因としては，ハウスダスト，ダニ，花粉などの吸入アレルゲンと牛乳，卵，蕎麦などの食事性アレルゲンがある。喘息の発作の程度に応じた治療を早急に行う必要がある。

⑦ 慢性閉塞性肺疾患（COPD）

有毒物質などを長期に渡り吸引することで，末梢気道に慢性的な炎症が生じ，気道や肺の過剰な反応を招き，慢性の咳嗽，喀痰，労作時の息切れなどを起こす。進行性の疾患であり，長期に療養が必要になる。薬物療法，包括的呼吸リハビリテーション，在宅酸素療法（HOT），また手術がされる場合もある。

⑧ インフルエンザ

インフルエンザウイルスの飛沫感染により発症する。感染後1～3日の潜伏期があり，その後，38度を超える発熱，頭痛，筋肉痛，関節痛が風邪症状とともに出現する。抗インフルエンザ薬は発症から48時間以内に開始することが望ましいため，症状があった場合は速やかに治療を開始する。病院や施設では易感染状態であるため，集団感染を防ぐために，うがいや手洗いを十分に行い，マスクの着用を行う。また，インフルエンザウイルスは，乾燥した環境で活性化するため，適切な室温と湿度（50〜70%）を保つように調整を行う。なお，インフルエンザワクチンによる予防接種は，毎年実施する必要がある。

⑨ 鉄欠乏性貧血

思春期の月経に伴う身体備蓄鉄分の不足で生じることが多いが，高齢者の場合も比較的多く見られる。鉄分を多く含む食品を摂取するとともに，偏食をなくし，蛋白質やビタミンCなどを含む調和のとれた食事を摂るようにする。

5．消化器系・代謝系・内分泌系の機能と消化器系・代謝系・内分泌系に関連した構造

1）ICF による枠組み

WHO が示す主な情報と観察内容を以下に示す。

項　目	主　な　情　報　と　観　察　内　容
⑤ 消化器系・代謝系・内分泌系の機能	・摂食機能，唾液分泌，**嚥下**，消化機能，蠕動運動，栄養の吸収，同化機能，体重維持機能，**排便機能**，体重維持機能，消化系に関連した感覚，全般的代謝機能，**水分・ミネラルのバランス**，**体温調節機能**，内分泌機能など

項　目	主　な　情　報　と　観　察　内　容
⑤ 消化器系・代謝系・内分泌系に関連した構造	・唾液腺の構造，**食道の構造**，**胃の構造**，**小腸の構造**，**大腸の構造**，膵臓の構造，**肝臓の構造**，**内分泌腺の構造**，脳下垂体，甲状腺，副甲状腺，副腎など

2）生理的な加齢変化

☆**摂食・嚥下機能の変化**：唾液量の低下や歯牙の欠損などにより，咀嚼嚥下機能の低下がみられることが多い。口の中がパサパサして食べにくかったり，大きな物をかみ砕くことができないなどがある。イカやタコなどの固いものや口の中で張り付く海苔などの摂取を避けることもある。

☆**消化機能の変化**：唾液や胃液などの分泌量が少なくなることで，栄養物を分解吸収する能力が低下する。消化吸収が不良であると，長時間消化管に留まることになり，胃もたれを感じやすくなる。また，腸の蠕動運動の低下により，便秘しやすくなる一方，刺激物に対する対処能力も低下し，下痢にもなりやすいという特徴ももつ。

☆**水分・ミネラルバランス維持の変化**：高齢になると，腎機能の低下，身体の水分量の減少（特に筋肉組織に多い細胞内液量の減少），渇中枢の機能低下などにより，脱水になりやすい。

☆**ホルモンの変化**：加齢に伴い一様に分泌が減少するのではなく，増加傾向を示すホルモンもある。
減少傾向があるホルモン：エストロゲン（閉経後急激に減少），アルドステロン，カルシトシン，成長ホルモン，エリスロポエチン
増加傾向があるホルモン：卵胞刺激ホルモン，黄体形成ホルモン，ノルアドレナリン

☆**耐糖能の変化**：加齢に伴い，末梢のインスリン感受性の低下などが生じ，糖尿病の発症率が高くなる。

３）観察のポイントとアセスメントツール

　①摂食・嚥下の情報収集とアセスメント

　摂食・嚥下機能の段階のどこに課題があるのかを明らかにすることが必要である。摂食・嚥下過程は５段階に分けることができる。第１期は先行期（認知期）であり，食べ物を食べ物であると認識する時期である。認知症では先行期の障害が多く見られる。第２期は準備期（咀嚼期）であり，実際に食べ物を口に入れ咀嚼し食塊を形成する時期である。第３期は口腔期であり，口腔から咽頭へ食塊を運ぶ時期である。第４期は咽頭期であり，反射運動で食塊を咽頭から食道へ運ぶ時期である。第５期は食道期で，食塊を食道から胃へ運ぶ時期である。嚥下機能に着目すると３相に分類できる。

表３－39　嚥下機能の３相とその発生状況

第１相	口腔咽頭相	意識的に食物を砕き，舌で唾液と混ざった食塊を，舌を使いながら咽頭腔へ送り込む時期
		・食欲のない状況で無理に食べさせる ・スピードが速い食べ方，一気に食べる（認知症に多い） ・丸呑みをするような食べ方 ・咀嚼能力に見合わない食物の形状（おもちやカステラなど注意） ・盗食などであわてて食べる
第２相	咽頭食道相	食塊が咽頭に触れると，不随意的に食道に送られる。このときに，食塊が気管に入らないように，反射的に喉頭蓋が閉鎖する。そのため，呼吸運動も一時的に停止し，無呼吸の状態となる。
		・嚥下が完了しないうちに次の食物を口に入れる ・一度に口腔に入れる量が多すぎる ・臥床させたまま，あるいは上を向いた状態での飲食 ・食事中の注意力散漫 ・かまずに飲み込み喉につまらせる
第３相	食道相	不随意的に，食塊が食道の入り口から胃の噴門に入る。
		・食道に何かが引っかかったように感じる

出所）　小木曽加奈子『医療職と福祉職のためのリスクマネジメント』学文社，2010，p.126より引用

　食物が食べられるかどうかを判断することが必要である。誤嚥は軽微な症状から死を招くこともあるため，十分にアセスメントを行う必要がある。アセスメントでリスクを察知できることも多く，リスクがある場合でも経口的に食事を続けることもある。そのため，誤嚥が生じた場合は，できるだけ誤嚥物を早期に取り除くことも重要となる。患者自身が咳をすることができる場合は，できるだけ大きな咳をさせ，背部を下から上へ叩きながら喀出を促す。また，吸引器やハイムリック法を活用しても良い。誤嚥により誤嚥性肺炎を招くことも多い。誤嚥時の肺炎予防としては，日頃から口腔ケアを充実させ，口腔内の細菌を低減させることが必要となる。

　水飲みテストの方法は各種あるが，いずれの場合でも誤嚥のリスクがある対象者に対して実施される。そのため，対象者の様子を見ながら実施することが必要である。

表3-40　在宅チーム医療栄養管理研究会編の第1段階調査票

質問に対して，該当する箇所を○で囲んで下さい。この結果は，後日連絡致します。

質　問　項　目		
① 食事は1人で食べることが多いですか	はい	いいえ
② 買い物や食事の支度は1人でできますか	はい	いいえ
③ 1日3回きちんと食べていますか	はい	いいえ
④ この頃，食べられる量が少なくなったと感じていますか	はい	いいえ
⑤ この頃，体重が減ってきたと感じますか	はい	いいえ
⑥ 野菜は毎日食べていますか	はい	いいえ
⑦ 晩酌を毎日しますか	はい	いいえ
⑧ 薬は何種類飲んでいますか	はい	いいえ
⑨ 食べたり，飲んだりするときにむせますか	はい	いいえ
⑩ 入れ歯や噛み合わせに問題がありますか	はい	いいえ
合　　　計	点	

　　部分のチェック数を1点として，合計をして下さい。

【判断の目安】
0〜1点：問題ありません〔定期的な栄養状態のチェックを行って下さい〕
2〜5点：あなたの栄養危険度は中程度です（要観察）〔第2段階調査（水分摂取量調査）が必要です〕
6点以上：あなたは，高い栄養危険度があります（危険）〔第3段階調査（食事摂取状況，栄養状況調査）が必要です〕

出所）　在宅チーム医療栄養管理研究会監修『スリーステップ栄養アセスメントを用いた在宅高齢者食事ケアガイド』第一出版，2004，p.43より引用

表3-41　改訂水飲みテスト

手技	冷水3mℓを口腔前庭に注ぎ，嚥下してもらう。もし，可能なら，追加して2回嚥下運動をさせる。最も悪い嚥下活動を評価する。もし，判定基準が4点以上なら最大2試行（合計3試行）をくり返し，最も悪い評価として掲載する。
判定基準	1　嚥下なし，むせる and／or　呼吸切迫 2　嚥下あり，呼吸切迫（不顕性誤嚥 Silent aspiration の疑い） 3　嚥下あり，呼吸良好，むせる and／or　湿性嗄声 4　嚥下あり，呼吸良好，むせない 5　4に加え，追加嚥下運度が30秒以内に2回可能

出所）　大渕律子ら『ナーシング・グラフィカ27　老年看護学―老年看護の実践』メディカ出版，2006，p.100より引用

　また，摂食・嚥下アセスメント・スコアシートを活用することで，課題が明確化できる。その症状に応じた援助方法を導き出すことにも役立つ。栄養状態をアセスメントして，適正体

表 3 − 42　摂食・嚥下アセスメント・スコアシート

該当する箇所に○をつける

アセスメント項目		チェックポイント	とても良好な状態	正常な状態	やや不良な状態	とても不良な状態
A　食欲の状態	食欲 流動状態 生活習慣 姿勢	呼吸状態，顔色，痰の量，喘鳴，肺雑音，発熱がないか				
		食欲はあるか				
		食事環境はよいか（机の高さなど）				
		食事の体位はとれているか（前傾・前屈）				
		姿勢の保持はできるか				
		精神的問題はないか				
B　食べ物の認識の状態	食べ物の認識	意識がはっきりしているか				
		理解力はよいか				
		スプーンなどが口唇に触れると開口するか				
		食べ物を認識できるか				
		食べ物を選択できるか				
		1回に口に入れる食べ物の量が適量か				
C　口への取り込みの状態	上肢運動 開口障害の有無 口への取り込み	上肢の運動に問題がないか				
		巧緻性（動きのなめらかさ）はよいか				
		開口状態はよいか				
		表情で額の皺・口角の左右差はないか（左右さ）				
		口唇が閉じられるか				
		口唇音の発音ができるか（マ行・は行・ぱ行）				
		口唇から唾液が漏れないか				
		口から食べこぼしがないか				
D　咀嚼（そしゃく）と食塊形成の状態	口腔内の状態 歯牙の状態 口腔内の清潔 唾液分泌の状態 顎関節・咀嚼筋・顎関節による上下・回旋運動 舌の運動障害はあるか	歯牙があるか				
		義歯が合っているか（ない場合は4点）				
		口腔粘膜の問題はないか				
		口臭がないか				
		口腔内の乾燥はないか				
		下顎の上下・回旋運動ができるか				
		かむことができるか				
		舌の突出後退，口蓋につけることができるか				
		舌で口唇をなめることができるか				
E　咽頭へ	咽頭通過	飲み込みに時間がかからないか				

の送り込み	口腔知覚障害	口の中に食べ物を溜め込んでいないか				
の状態	舌の運動障害	上を向いて飲み込んでいないか				
F 咽頭通過・食道への送り込みの状態	嚥下反射 嚥下反射の減弱 喉頭挙上不全はあるか 食道への送り込み	水分でむせていないか				
		食べ物でむせていないか				
		食後に咳がないか				
		喉に食べ物の残留感がないか				
		食後に声が変わらないか				
		喉がゴロゴロしていないか				
		痰の量が増えていないか				
G 食道通過の状態	食道通過 胃食道逆流	胸やけがないか				
		飲んだ物やすっぱい液が喉に逆流していないか				
		就寝中に咳がないか				

出所) 小木曽加奈子『医療職と福祉職のためのリスクマネジメント』学文社，2010，p.127より引用

重が維持されているかどうかを，BMI を用いてアセスメントしていき，それぞれの食物量も換算していくことが求められる。

BMI：体重（Kg）÷（身長 m ×身長 m）

表3－43　BMI による肥満度の判定基準

低体重（やせ）	普通体重	肥満（1）	肥満（2）	肥満（3）	肥満（4）
18.5未満	18.5～25未満	25～30未満	30～35未満	35～40未満	40以上

出所) 日本肥満学会，2000　http://www.jasso.or.jp/（2013.12.12閲覧）

表3－44　摂食・嚥下障害の症状と看護計画

障害の種類	症状（観察・問診）	看護計画（実施項目に□チェック）
食物の認識障害	□食物に無反応 □ボーッとしている □食事の途中で寝てしまう □注意散漫 □食事中の感情失禁 □口の中にいれたまま止ってしまう □次々と口に詰め込む	□覚醒しているときに摂食する □覚醒を促す □食事に集中できる環境を設定 □十分に咀嚼するよう指導 □スプーンを小さくする □口の中に残っていないか確認 □スプーンに入れて本人に渡す □食事内容変更（嚥下食Ⅱへ）
口への取り込み障害	□口の中に取り込めない □食物が口からこぼれる □唾液が口角から流れる	□姿勢を30度（介助）60度（自力）半座位へ □下顎固定と口唇閉鎖介助 □食事内容変更（嚥下食Ⅱへ）
咀嚼と食塊形成障害	□口が乾いている □うまく噛めない □義歯が合っていない □義歯がない	□食前にのどのアイスマッサージ □口腔の健側に食物を入れる □姿勢を30度（介助）60度（自力）半座位へ

咽頭への送り込み障害	□飲み込みに時間がかかる □食物を口にためこんでいる □上を向いて飲み込む	□姿勢を30度（介助）60度（自力）半座位へ □嚥下食を奥舌（舌の奥へ）に入れる □「もぐもぐ」を促す □交互嚥下（ペースト食とゼラチンゼリーやお茶） □口の中に残っていないか確認してから次を口に入れる □食事内容変更（嚥下食Ⅱへ）
咽頭通過・食道への送り込み障害	□水分でむせる □食事でむせる □食後に咳が出る □のどに食物残渣を感じる □飲み込みにくいと感じる □鼻から食物が出てくる □嚥下後に声が変わる □がらがら声である □のどがゴロゴロしている □声がかすれる □痰がふえた	□食事に集中できる環境を設定 □姿勢を30度（介助）60度（自力）半座位へ □食事前に嚥下体操 □食前にのどのアイスマッサージ □口の中に残っていないか確認してから次を口に入れる □交互嚥下（ペースト食とゼラチンゼリーやお茶） □食事の途中に咳払いや発声をして空嚥下（咽頭残留除去） □食事内容変更（嚥下食Ⅱへ）
食道通過の障害	□胸に食物が残ったり，つまった感じがする □食物やすっぱい液がのどに戻ってくる □嘔吐することがある □就寝中に咳が出る	□食事終了時に空咳を数回する □食後 2 時間60度以上の座位保持 □食事中，直後は吸引しない □就寝中，ギャッチアップ15度

出所）　川西秀徳編『SEIREI 栄養ケア・マネジメントマニュアル』医歯薬出版，2007，p.43を一部改変

表 3 −45　適正な日常生活のおおよその目安

- 適正体重の維持：BMI が18.5以上25未満
- 脂肪エネルギー：1 日摂取比率25％以下
- 食塩摂取量：1 日10 g 未満
- 野菜摂取量：1 日350 g 以上
- 牛乳・乳製品：1 日130 g 以上
- カリウム摂取量：1 日3.5 g 以上
- 日常生活における歩数：男性は9,200歩，女性は8,300歩
- 1 日の摂取アルコール量：20 g （ビールなら中ビン 1 本相当）
- 歯の喪失防止：80歳で20歯以上，60歳で24歯以上自分の歯を残す

出所）　厚生労働省「健康日本21」から抜粋
　　　http://www1.mhlw.go.jp/topics/kenko21_11/top.html（2013.12.12閲覧）

顔の筋肉を動かす運動

口の運動

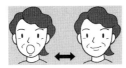

① 口を大きく開いたりパッと閉じるを繰り返す

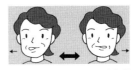

② 下あごを右左に動かす運動を繰り返す

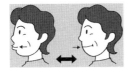

③ くちびるをつき出したり横に引く動作を繰り返す

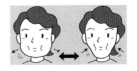

④ 頬をふくらませたりへこませたりする運動を繰り返す

舌の運動

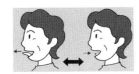

⑤ 舌を口の外につき出したり戻したりする運動を繰り返す

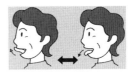

⑥ 舌を鼻に近づけたり下あごに近づけたりする運動を繰り返す

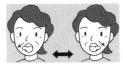

⑦ 舌先を右左に動かす運動を繰り返す

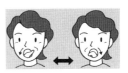

⑧ 舌をくちびるにそい左まわり，右まわりと回す運動を繰り返す

その他

⑨ 咳払いを数回する

⑩ パパパパ，ラララ ラなどのアの段を続けて発音する

図3－9　嚥下体操

出所）　在宅チーム医療栄養管理研究会監修『スリーステップ栄養アセスメントを用いた在宅高齢者食事ケアガイド』第一出版，2004年，p.131より一部改変

　口腔機能が低下した対象者に対しては，嚥下体操を実施することが望ましい。楽しい雰囲気で実施できるように，音楽をかけるなど雰囲気作りも重要となる。

② 消化機能の情報収集とアセスメント

　肝硬変などでは，肝臓の解毒作用の低下により，体内に取り込まれたあるいは体内で産生された中毒性物質が体内に長く留まり，昏睡に至る場合がある。

表3－46　肝性脳症の昏睡度の分類

昏睡度	精神症状	参考事項
Ⅰ 前駆期	睡眠—覚醒リズムの逆転 多幸気分，時に抑うつ状態，だらしなく，気にとめない状態	Retrospective（逆行性）にしか判断ができない場合が多い
Ⅱ 切迫昏睡	指南力（時・場所）障害，物をとり違える（confusion） 異常行動（例：お金をまく，化粧品をゴミ箱に捨てるなど） 時に傾眠状態（普通の呼びかけで開眼し，会話ができる） 無礼な言動があったりするが，医師の指示に従う態度をみせる	興奮状態がない 尿便失禁がない 羽ばたき振戦あり
Ⅲ 昏迷	しばしば興奮状態またはせん妄状態を伴い，反抗的態度をみせる 嗜眠状態（ほとんど眠っている） 外的刺激で開眼しうるが，医師の指示には従わない，または従えない（簡単な命令には応じうる）	羽ばたき振戦あり （患者の協力がえられる場合） 指南力は高度に障害
Ⅳ 昏睡	昏睡（完全な意識の消失） 痛み刺激に反応する	刺激に対して払いのける動作，顔をしかめるなどがみられる
Ⅴ 深昏睡	深昏睡 痛み刺激にもまったく反応しない	

出所）　厚生労働省特定疾患難治性の肝炎調査研究班劇症肝炎分科会　（1981年9月，於岐阜）
　　　　明石惠子編『ナーシング・グラフィカ11　健康の回復と看護—栄養代謝機能障害』メディカ出版，2006，p.97より一部改変して引用

表3－47　排便アセスメント表

項目	内　　　　　容
疾患	□脳血管障害　□パーキンソン病　□認知症　□甲状腺機能低下症　□うつ病　□糖尿病　□大腸疾患　□消化管術後　□腸閉塞 その他（　　　　　　　　　　　　　　　　　　）
治療薬	□鎮痛薬　□鎮咳薬　□向精神病薬　□降圧剤　□パーキンソン病薬　□利尿薬　□抗ヒスタミン薬　その他（　　　　　　　　　　　　　　　）
排便回数	日に　　　回
排便量	□付着程度　□母指頭大　□手挙大1個分　□手挙大2個分　□大量
性状	□水様便　□泥状便　□やや軟便　□軟便　□普通便　□やや硬い　□硬い □兎便
色	□白　□茶色　□明るい黄色　□黒　□血液の混入 その他（　　　　　　　　　　　）

腹部症状 （自覚的）	□腹部の張りがある　□腹部の緊張感がある　□排便後もしぶる　□肛門部の不快感 その他（　　　　　　　　　　　　　　　　　　　　　）
腹部の緊張 （他覚的）	□柔らかい　□張っている　□便が触れる その他（　　　　　　　　　）
腸蠕動音	□弱い　□金属音　□音がしない　□ぐる音の聴取適度　□ぐる音の亢進

出所）　安藤邑惠ら監修『ICF の視点に基づく高齢者ケアプロセス』学文社，2009，p.79より引用

　摂取した食物から栄養分を消化吸収し，不要になった残渣が便となり，朝の覚醒，運動，食事などが刺激となり排便に至るが，この便の排泄が快適にできなくなった状態を排便障害という。また，便の色調によるアセスメントも重要である。

　蓄便困難：下痢，便失禁

　排泄困難：便秘　過敏性腸症候群：下痢と便秘を繰り返す

タイプ1		コロコロ便	木の実のようなコロコロしたかたいかたまりの便，ウサギの糞のような便	便秘傾向
タイプ2	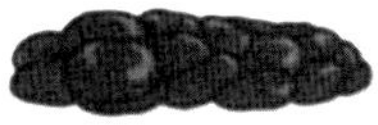	かたい便	短くかたまったかたい便	
タイプ3	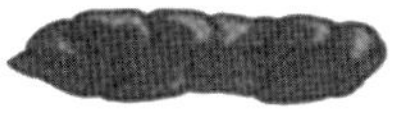	ややかたい便	水分が少なく表面にひび割れのある便	普通便
タイプ4	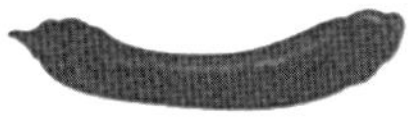	普通便	表面がなめらかでやわらかい，あるいはヘビのようなとぐろを巻く便	
タイプ5	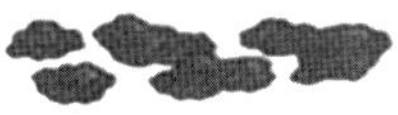	やややわらかい便	水分が多く非常にやわらかい便，はっきりとした境界のあるやわらかい半固形の便	
タイプ6	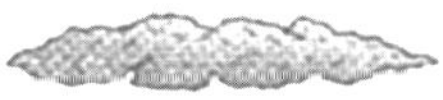	泥状便	形のない泥のような便，境界がほぐれてふわふわとやわらかい粥状の便	下痢傾向
タイプ7	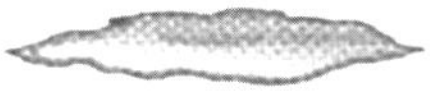	水様便	かたまりのない水のような便	

図3−10　ブリストル便性状スケール

出所）　北川公子ら編『老年看護学』医学書院，2012，p.165から作図

表3-48　便の色調によるアセスメント

色調	異常値を示す病態，疾患
赤色便（新鮮血便）	大腸炎，大腸がん，直腸がん，赤痢，痔核
黒色便（タール便）	胃・十二指腸潰瘍，胃がん，食道静脈瘤破裂（吐血も伴う）
黒色便	鉄剤使用時，炭末服用
灰白色便	胆道閉塞，肝炎の急性期，バリウム検査後
淡黄色便	高度の下痢便，脂肪便，下剤の服用
緑色便	抗生物質投与，食品の影響

出所）　大久保昭行編『系統看護学講座別巻臨床検査』医学書院，2008，p.98を一部改変

　大腸がんなどにより，人工肛門を造設することもある。人工肛門は造設された位置により，ケアの留意点が異なる。ストーマは，切除された腸の部位により，4つに大別できる。

＜代表的な消化管ストーマ＞

☆S状結腸ストーマ：直腸を切断した場合など。便の性状は手術前とほぼ変わらない。

☆上行結腸ストーマ：結腸の一部を切除した場合など。便はやや水分が多くなる。

☆横行結腸ストーマ：結腸の一部を切除した場合など。ストーマの孔は，双孔式（2つのストーマがある）になることもある。便はやや水分が多くなる。

☆回腸ストーマ：大腸をすべて切除しているため，便中には電解質や水分が多く含まれる。不消化物がそのまま便中に含まれることもあり，それが腸管を刺激することも多いため，海藻など消化が悪い物はできるだけ控えるようにする。

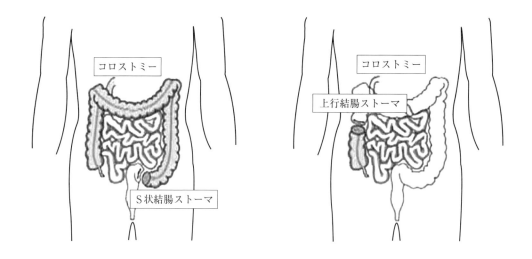

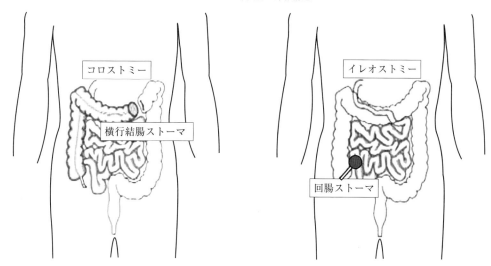

図3－11　代表的な消化管ストーマ

出所）　日本オストミー協会：http://www.joa-net.org/contents/knowledge/index.htm　より作図

　どのような個所に，どのような腹痛が生じているのかを情報収集していくことは，病態や治療の必要性などのアセスメントに欠かすことができない重要な情報である。

表3－49　腹痛の種類

内臓痛	消化管や実質臓器の刺激によって生じる疼痛。鈍痛や疝痛
体性痛	壁側腹膜の刺激によって生じる疼痛。刺すような鋭い痛み
関連痛	病態の原因となっている部位より少し離れた体表面で痛みを感じる

出所）　小木曽加奈子監修『看護師国家試験必修問題攻略ブック2014年度版』成美堂，2013，p.172を一部改変

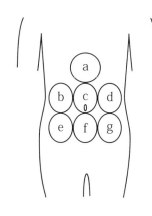

a　（心窩部）…胃十二指腸潰瘍，潰瘍穿孔，虫垂炎初期，膵炎，急性胆嚢炎，急性胃粘膜病変，心筋梗塞，狭心症，心膜炎など
b　（右上腹部）…胆石症，胆嚢炎，胃十二指腸潰瘍，潰瘍穿孔，膵炎，肝炎，肝がん，肝膿腫，虫垂炎，尿路結石など
c　（臍部）…虫垂炎初期，膵炎，イレウス（腸閉塞），大動脈瘤破裂など
d　（左上腹部）…胃十二指腸潰瘍，潰瘍穿孔，急性膵炎，脾破裂，脾梗塞，急性腸炎，尿路結石など
e　（右下腹部）…右尿管結石，右卵巣嚢腫，虫垂炎，腸間膜リンパ節炎，メッケル憩室炎，ベーチェット病など
f　（中央下腹部）…子宮内膜症，子宮外妊娠破裂，急性骨盤腹膜炎，卵巣嚢腫，虫垂炎など
g　（左下腹部）…左尿管結石，左卵巣嚢腫，結腸憩室炎，大腸炎，大腸がん，大腸穿孔など

図3－12　腹痛の部位と腹痛

出所）　小木曽加奈子監修『看護師国家試験必修問題攻略ブック2014年度版』成美堂，2013，p.172を一部改変

③ 糖代謝の情報収集とアセスメント

糖尿病は，慢性的なインスリンの作用不足によって生じる代謝異常である。なお，現時点では分類できないものもあり，その場合は分類不能とする。インスリン依存型では食事療法・運動療法などを行うが，インスリン治療も行うこととなる。

表3－50　糖尿病における2種類の症状

高血糖	多尿，口渇，多飲，多食，疲労感，倦怠感，体重減少，皮膚の乾燥
低血糖	冷汗，動悸，顔面蒼白，手足の震え，脱力感，集中力の低下，気分の変調，異常行動， （低血糖が著しい場合：意識障害となり，適切な処置がない場合は死に至る）

出所）　清野裕ら「糖尿病の分類と診断基準に関する委員会報告」『糖尿病』2012，pp.485-504より作成

表3－51　糖尿病と糖代謝異常の成因分類

Ⅰ．1型（膵β細胞の破壊，通常は絶対的インスリン欠乏に至る） 　　A．自己免疫型 　　B．特発型 Ⅱ．2型（インスリン分泌低下を主体とするものと，インスリン抵抗性が主体で，それにインスリンの相対的不足を伴うものなどがある） Ⅲ．その他の特定の機序，疾患によるもの 　　A．遺伝因子として遺伝子異常が同定されたもの 　　　　(1)　膵β細胞機能にかかわる遺伝子情報 　　　　(2)　インスリン作用の伝達機構にかかわる遺伝子異常 　　B．他の疾患，条件を伴うもの 　　　　(1)　膵外分泌疾患 　　　　(2)　内分泌疾患 　　　　(3)　肝疾患 　　　　(4)　薬剤や化学物質によるもの 　　　　(5)　感染症 　　　　(6)　免疫機序によるまれな病態 　　　　(7)　その他の遺伝的症候群で糖尿病を伴うことの多いもの Ⅳ．妊娠糖尿病

出所）　清野裕ら「糖尿病の分類と診断基準に関する委員会報告」『糖尿病』2012，p.490より引用

④ 体温の情報収集とアセスメント

体温は個人差があるため，個人の平常時の体温を平熱とし，平熱よりも1℃以上高くなっている状態を有熱状態という。一般にクーリングを開始するのは38.0℃以上（ただし，悪寒がない場合）であり，解熱剤など薬剤を使用する場合は38.5℃以上である。

表3-52　体温のめやす

平均体温	36.0℃〜37.0℃
低温	36.0℃未満
軽熱（微熱）	37.0℃〜38.0℃
中等熱（中熱）	38.0℃〜39.0℃
高熱	39.0℃以上

出所）『2014年度版　U-CANのナース実用手帳』成美堂，2013，p.109より引用

⑤ 水分・電解質の情報収集とアセスメント

表3-53　浮腫の分類

		特徴	原因となるもの
全身性浮腫	心性浮腫	心拍出量低下による有効循環血液量の減少，さらに腎血流量の低下を引き起こし，水とナトリウムが貯留する	うっ血性心不全
	腎性浮腫	腎からの水・ナトリウムの排泄の低下が起る	腎不全，ネフローゼ症候群，糸球体腎炎
	肝性浮腫	末梢血管拡張による有効循環血液量の減少およびアルブミンの生成障害による血漿アルブミン濃度の低下	肝炎，肝硬変
	栄養障害性浮腫	タンパク質の摂取不足による血漿アルブミン濃度の低下が血漿膠質浸透圧を低下させ，血管内の水が組織間隙へ移動する	低栄養，吸収不良症候群
	内分泌性浮腫	通常，甲状腺機能障害による浮腫は必ずしも圧痕が残らない	甲状腺機能低下症または亢進症，クッシング症候群
	薬剤性浮腫	非ステロイド性抗炎症薬による腎血管の収縮，血管拡張薬による細動脈の拡張による	非ステロイド性消炎鎮痛薬，カルシウム拮抗薬
	特発性浮腫	若年者に多く，浮腫が顔や四肢にかぎられ，内臓系の浮腫がなく，浮腫の程度が日内変動する	不明
局所性浮腫	静脈性浮腫	静脈還流が阻害されて，静脈内圧が上昇し，間質液が増加する	上大静脈症候群，下大静脈症候群，深部静脈血栓症，下肢静脈瘤
	リンパ性浮腫	リンパ還流が阻害されて，リンパ管による体液の吸収が減少する	悪性腫瘍やリンパ腫によるリンパ還流のうっ滞
	炎症性浮腫	局所に炎症がおこると，毛細血管の透過性が亢進し，水分やナトリウム以外に血漿タンパク質や脂質も組織間隙を通過する	感染症，アレルギー，熱傷

出所）北川公子ら編『老年看護学』医学書院，2012，p.117を一部改変して引用

　１日の尿量から異常を察知することも必要であり，１日の尿量が400mℓ以下になると，老廃物を体外に排出することが困難になる。循環不全の状態では，腎臓への血液量低下により，尿

の産生ができないなど，尿量の低下とともに，何が原因であるかを見極めることも重要となる。

表3-54　尿量異常の種類

尿量異常	尿量と状態
無　尿	1日の尿量が100mℓ以下。生命維持に直結する重篤な状態
乏　尿	1日の尿量が100～400mℓ。老廃物が排泄されない状態
多　尿	1日の尿量が2,500mℓ以上。糖尿病や尿崩症など

出所)　小木曽加奈子監修『看護師国家試験必修問題攻略ブック，2014年度版』成美堂，2013，p.176より一部改変して引用

表3-55　原因による分類

原因による分類	異常の背景	疾患の例
腎前性	循環血液量の減少など，腎臓へ流入する血液量の不足	心不全，ショック
腎　性	腎臓の糸球体や尿細管の機能低下など	腎不全，糸球体腎炎
腎後性	尿管の閉鎖などによって，腎臓でつくられた尿が停滞	卵巣腫瘍，前立腺肥大症

出所)　小木曽加奈子監修『看護師国家試験必修問題攻略ブック，2014年度版』成美堂，2013，p.176より一部改変して引用

☆脱　　水

　細胞内の水分量が少ないため，高齢者は容易に脱水に至る。脱水には，水分欠乏性（高張性）脱水，ナトリウム欠乏性（低張性）脱水，混合性（等張性）脱水の3つの種類がある。どの種類の脱水なのかを判断して，必要な治療とケアを行う。

☆浮　　腫

　循環不全などにより，組織間隙に間質液が異常に増加した状態となり，浮腫が生じる。重力により，浮腫は身体の下部から出現しやすく，座位や立位であれば足背部位^{そくはい}などからはじまる。

4）高齢者に多い疾患

　①胃　炎

　アスピリンなどの薬剤やアルコール，ストレスなどが誘因となって，胃の粘膜の充血・浮腫などの炎症反応が生じる。その経過によって急性と慢性がある。症状は，心窩部痛，上腹部不快感，膨満感，吐き気，嘔吐，胸やけ，食欲不振などであるが，吐血や下血に至ることもある。治療としては，誘因が明らかになっている場合はその除去をする。出血が見られる場合は，禁食とし，胃部の安静を図る。出血により貧血となる場合もある。

　②肝　炎

　ウイルス性の肝炎の経過は長く，慢性化しやすいものもある。現時点ではA型，B型，C型，D型，E型がある。

表3−56 主な肝炎ウイルスの種別

	A型	B型	C型
ウイルス	HAV	HBV	HCV
主な感染源	便	血液	血液
感染経路	経口	非経口	非経口
潜伏期	2〜6週間	約60日（不顕性感染あり）	2〜16週間（不顕性感染あり）
慢性化	なし	あり	あり
予　　防	A型肝炎ワクチン	B型肝炎ワクチン	なし
治　　療	免疫グロブリン	抗HBV免疫グロブリン（HBIG）インターフェロン	インターフェロン

出所）　小木曽加奈子監修『看護師国家試験必修問題攻略ブック，2014年度版』成美堂，2013，p.196より一部改変して引用

③ 感染症

　免疫力が低下している場合は，易感染であるため，感染者がいる場合は手洗いやガウンテクニックなど感染防御が必要となる。

☆ノロウイルス感染症

　感染性胃腸炎のひとつであり，冬季に発症しやすい。2枚貝（特に生かき）を生や加熱が不十分であった場合に，貝にあるノロウイルスがヒトの体内に入り腸で増殖することで発症する。ヒトからヒトへの感染力が強く，病院や施設で集団感染を招くこともある。症状としては，吐き気，嘔吐，下痢であり，高齢者では死に至ることもある。ウイルスは主に吐物や糞便を介して感染をするため，それらの取り扱いには注意する。

☆腸管出血性大腸菌感染症（O157）

　飲食物を介した経口感染であり，毒性の強いベロ毒素を産出し，腸管の出血を伴う溶血性尿毒症症候群（HUS）などの合併症を起こす。

④ 排便障害（便秘と下痢）

　日常生活活動の縮小，食事量と質の変化，消化機能の低下などにより，高齢者は便秘になることが多い。

＜便秘の種類＞

☆**器質的便秘**：腹腔内臓疾患や先天的または後天的な大腸の障害など何らかの通過障害によって便塊が腸に留まり，便秘となる。腸管の癒着などによって生じやすい。

☆**機能性便秘**：高齢者や介護が必要な方に多い。粘液分泌量の減少，排便反射の減弱，腸管運動機能の低下，薬剤（利尿薬など）の影響などによって生じやすい。

　★結腸性便秘：弛緩性便秘　腸の蠕動運動が低下してしまい，便が長く腸内に留まることで，水分が吸収され便の性状が固くなり，排出が困難になる。

　★痙攣性便秘：腸の蠕動運動が強すぎることによって，水分が過剰に吸収され，便の性状が

固くなり，排出が困難になる。

★**直腸性便秘**：便が溜まっていても便意を感じなくなり，便が溜まってしまう。

★**薬剤性便秘**：下痢や浣腸の連用による薬剤耐性によって，薬の効果が適切に出現せず，便
の排出が困難になる。

＜下痢の種類＞

☆**急性感染性下痢**：細菌やウイルスなどによって発症する。ノロウイルスなどである。

☆**非感染性下痢**：ストレスや物理的刺激（暴飲暴食や腹部の寒冷刺激など），牛乳などのアレ
ルギー反応などによって感染性がない場合など。

☆**慢性下痢**：原因となる要因がなく，消化管の機能の低下によって生じる下痢。高齢者や介護
が必要な場合も多く，疾患としては，潰瘍性大腸炎やクローン病などがある。

☆**嵌入便**（かんじゅうべん）：高齢者や寝たきりなどの場合，下剤による効果が十分でなく，直腸に溜まった便の
外側だけが溶け下痢として流れ出し，便塊はそのまま直腸に留まることもある。腹
圧をかけられるような排便姿勢で排泄を試みたり，摘便が必要となる。

6．排尿・性・生殖の機能と尿路性器系および生殖系に関連した構造

1）ICF による枠組み

WHO が示す主な情報と観察内容を以下に示す。

項　　目	主　な　情　報　と　観　察　内　容
⑥排尿・性・生殖の機能	・尿排泄機能，**尿の濾過**，排尿機能，排尿の回数，排尿の抑制に関する機能，排尿機能に関連した感覚，性機能，生殖の機能，性と生殖に関連した感覚など

項　　目	主　な　情　報　と　観　察　内　容
⑥尿路性器系および生殖系に関連した構造	・**尿路系の構造**，腎臓，尿管，膀胱，尿道，骨盤底の構造，生殖系の構造，卵巣，子宮，卵管，乳房，膣，精巣，亀頭，陰茎，**前立腺**など

2）生理的な加齢変化

☆**尿生成の変化**：加齢とともに低下する。

　腎機能の低下：加齢に伴い糸球体数が減少し，腎臓の機能は成人期の約半分に低下する。そ
のため，濃縮尿を産生することができず，老廃物を体外へ排出しにくくなる。
大量の希釈尿を産生するため，水分量が多く必要になる。

☆**蓄尿能の変化**：膀胱が委縮するために，膀胱容量が減少し，1 回の排尿量の低下が生じるた
め排尿回数が増える。尿道括約筋の委縮では尿失禁になることも多い。とく
に出産経験のある女性では，骨盤底筋群が脆弱（ぜいじゃく）化するため，腹圧性尿失禁
に至ることもある。また，男性では前立腺肥大による溢流（いつりゅう）性尿失禁もある。

☆**生殖器の変化**：女性では閉経後，エストロゲンの低下により，膣と周囲組織が萎縮して，萎
　　　　　　　　　縮性膣炎（老人性膣炎）となる。また，膣の分泌物が減少することにより自浄
　　　　　　　　　作用が機能しなくなり，易感染となりやすい。加齢に伴い子宮も萎縮し，子
　　　　　　　　　宮下垂や子宮脱となることもある。

　　　　　　　　　男性でも，加齢に伴い精巣が萎縮するが，精子の生産は生涯続く。

　　　　　　　　　＊女性にも男性にも更年期障害はある！

3）観察のポイントとアセスメントツール

　①排尿の情報収集とアセスメント

　できるだけ，自然に近い形で排泄が行われるように援助を行う。尿意があるかどうかを見極
めていくためにも尿意のチェック表は活用できる。

表3－57　尿意のチェック表

1．自分からトイレに行こうとしたり，排尿動作をとっていないか ①トイレやトイレに行く途中で漏らす ②トイレを探している様子でウロウロしている ③ゴミ箱や廊下の隅，ベッドの脇で放尿する　（トイレでしているような表情，仕方なくトイレ以外でしている様子など）
2．本人が訴えることはないか（ナースコールがある。ナースに声かけをするなどのはっきりした本人の訴え以外にも，以下のことに注意する） ①「出ています」「替えてください」という表現も尿意があるとみなしていく ②「出ます」と訴えたときに，すでに排尿していた場合でも尿意があるとみなしていく
3．排尿したいというサインがないか コミュニケーション障害（知能低下，失語症など）を伴うケース，尿意を表現する手段（訴える，ナースコールを押す）に欠けるケース，入院当初など環境の変化があるケース，下記のケースなどは特に注意深く観察する。家族からの情報も有効である。 ①オムツをはずす　②ズボンの前を押さえる　③ウロウロする　④落ち着きがない　⑤暴れる　⑥モゾモゾする　⑦腰や手を上げる　⑧急に起き上がる　⑨顔をしかめる　⑩我慢をしている表情　⑪手招きする　⑫奇声を発する　⑬ナースコールを押す　⑭柵をはずす
＜サインのつかみ方＞ ・尿意の訴えのできない状態にある人（認知症，失語症，コミュニケーション障害）には，尿意を感じているかもしれないという姿勢で観察する。 ・濡れたオムツをはずしているような場合に，単に問題視するのではなく，不快があるからはずしているような見方をする。 ・排尿前後の表情や行動から尿意のサインを察知する。 ・漏らした後で「出るのが分かる」のか「出た後でわかる」のか，本人に問うてみる。 ・「出た後で分かる」答えも尿意があるとみなす。 ・1回量が100〜150㎖以上であれば，本人の尿意の表出が見られなくとも尿意は残っているとみなす。

出所）　安藤邑惠ら編『ICFの視点に基づく高齢者ケアプロセス』学文社，2009，p.80から一部改変して引用

　失禁がある場合は，どの失禁の種別であるかをアセスメントすることにより，具体的な援助方法に結び付けることができる。また，腎臓機能が数ヵ月以上に渡り，機能低下が生じると腎不全となるが，Seldin の病期分類Ⅰの段階では，むしろ尿量は増加傾向となる。

表 3 － 58　失禁の種別

失禁の種別	原因	症状	援助
機能性尿失禁（身体動作による場合）	脳血管障害，パーキンソン病，生活不活発病など	身体機能の低下により，トイレへ行くまでに時間がかかり失禁する。ズボンや下着を下げる動作に時間がかかり失禁するなど	トイレに近い居室にする着脱しやすい服装にする
機能性尿失禁（認知機能低下の場合）	認知症（アルツハイマー型など）知的障害など	トイレの場所が分からず失禁となる。ズボンや下着を脱がず，そのまましゃがみこんで排尿してしまうなど	尿意のサインから，排尿パターンを把握する。トイレの場所を，絵を使うなどで分かり易くする。タイミングをみながらトイレ誘導を行う
腹圧性尿失禁	出産や肥満などにより，骨盤底筋群の弱化によって尿道括約筋がゆるむ。尿道括約筋の損傷，骨盤内の臓器の下垂など	尿意を感じていなかったのに，咳やくしゃみなど腹圧が一過性にかかったときに尿が漏れてしまい，失禁となる。通常は正常な排泄動作ができる 鑑別方法：ストレステスト（意図的に腹圧をかけさせる）	骨盤底筋群訓練を持続して行うことで，筋群の強化を図る。男性は肛門を，女性は肛門と膣を締める（仰臥位の姿勢，椅子に座った姿勢，テーブルを用いて立位での姿勢，猫のポーズなど）。食生活を整え，運動など生活習慣の改善。便秘や肥満は骨盤底筋群に負担がかかり，筋群を緩ませてしまう。必要に応じてパットの着用
溢流性尿失禁 （いつりゅう）	前立腺肥大症（男性），神経因性膀胱，糖尿病性末梢障害，腰部脊椎管狭窄症など	前立腺肥大症などで尿道が圧迫され，腎臓にある尿が排出できず，慢性的な尿閉に至り，残尿量が多くなることにより，少しずつ尿道の狭くなった部分をつたって尿が漏れ出る	原因となるものを取り除く。たとえば前立腺肥大症の場合は，前立腺切除術などを行うことで軽快する。保存的療法としては，膀胱留置カテーテルや自己導尿（後述する）などがある。また，薬物療法を行うこともある
切迫性尿失禁	脳血管疾患，膀胱や尿道の刺激性病変（炎症や結石）や，知覚神経路の障害など	排尿の抑制が困難になり，膀胱の排尿筋の抑制収縮（過活動膀胱）が生じ，尿意を感じると我慢できず排	薬物療法によって過敏性を低減（抗コリン剤など）膀胱訓練（膀胱容量を増大させる訓練：尿意を感じても

		尿に至る。知覚神経路の障害によっても膀胱が過敏となってしまい，尿意を強く感じることにより，抑制ができなくなる	我慢する），骨盤底筋群の強化，生活指導，排泄場所の工夫（できるだけトイレの近く），オムツやパットの着用
完全（真性）尿失禁	外傷や悪性新生物などによる尿道・尿道括約筋・外尿道口などの損傷で尿失禁が生じる	尿が生成されるが，尿道や付随物に傷害があり，尿を膀胱に溜めて，一定以上の尿となったら尿意を感じ排泄をするということができず，尿が生成されれば，そのまま尿として排出されるため，常に尿失禁がある状態となる	傷害されているところの改善がなければ，失禁も改善しない。そのため，常時オムツが必要になる
反射性尿失禁	脊髄損傷や神経疾患により，排尿反射が亢進することにより生じる	尿がある一定量膀胱に溜まっても，尿意を感じることはなく，反射的に尿が漏れ出る	脊髄損傷や神経疾患による排尿反射の亢進が低減できなければ，改善は難しい。常時オムツを着用したり，定期的に自己導尿を行う

表 3 －59　Seldin の病期分類

	第 1 期 腎予備能力の減少期	第 2 期 代償期	第 3 期 非代償期	第 4 期 尿毒症期
糸球体濾過率	>50mℓ／分	50〜30mℓ／分	30〜10mℓ／分	<10mℓ／分
クレアチニン	正常	正常〜軽度上昇	<3 or 5mg／dℓ	>5mg／dℓ
尿素窒素	正常	正常〜軽度上昇	<80 mg／dℓ	>80〜100 mg／dℓ
尿　　量	正常→多尿傾向	多尿	減少	乏尿
血清電解質	正常	正常，時に Na↓	K↑，P↑，Mg↑，Na↓，Ca↓	同左増悪
症　　状	無症状	夜間尿（濃縮阻害）	アシドーシス，貧血	全身症状（尿毒症症状）

出所）　林正健二編『ナーシング・グラフィカ15　健康の回復と看護—内部環境調節機能障害／性・生殖機能障害』メディカ出版，2006，p.55より一部改変して引用

4）高齢者に多い疾患

① 尿路感染症

　原因としては大腸菌が最も多く，大部分は尿道から上行性に感染を起こす。膀胱炎，腎盂腎炎，前立腺炎（男性のみ），尿道炎などがある。膀胱炎の症状としては，頻尿，排尿痛，尿混濁がある。

② 尿路結石

　腎臓の乳頭部で産生された結石による。尿路にある場合は尿路結石といい，生理的狭窄部位

に発症しやすい。結石が動くときに疝痛発作が生じる。

　③ 腎不全：Seldin の病期では第4期では血液透析や腹膜透析が実施される。

☆**血液透析**：血液を体外に循環させ，血液中の溶質と水分を除去する方法である。通常は，内
　　　　　　シャント（橈骨動脈と橈側皮静脈間を吻合する）を用いて，週に3‐4回程度透析を
　　　　　　行う。合併症として，不均衡症候群，感染症，肝炎，循環器系障害，腎性骨異栄
　　　　　　養症（2次的な副甲状腺機能亢進症を起こす），透析アミロイドーシス（アミロイド
　　　　　　構成タンパクが全身の諸臓器に沈着），貧血，出血傾向，中枢神経症状，シャントト
　　　　　　ラブル，皮膚症状など。

☆**腹膜透析**：腹腔内にカテーテルを留置して，注入する薬剤との浸透圧差を用いて，溶質と水
　　　　　　分を除去する方法である。持続的携帯型腹膜透析（CAPD）が多く用いられる。
　　　　　　血液透析と異なり，シャントの必要はなく，自宅や職場でも実施できる。合併症
　　　　　　として，腹膜炎，タンパク質の喪失，肥満，高血圧など。

　③ 前立腺肥大症

　尿道粘膜下にある内腺（尿道周囲腺）が増殖し，外腺（前立腺実質）を圧迫することにより，
排尿困難を起こす。

　膀胱刺激期：排尿回数が増加する。夜間の排尿回数が多い。会陰部不快感，重圧感。

　残尿発症期：残尿が生じる。遷延性排尿（排尿するまでに時間がかかる），急性尿閉（アルコー
　　　　　　ル飲酒時などに急速に尿閉が起こる），頻尿がよりすすむ。

　慢性尿閉期：残尿が高度になる。排尿時痛，溢流性尿失禁，積極的な治療を行わなければ，
　　　　　　水腎症や尿毒症になり，腎不全に至る。

7．神経筋骨格と運動に関連する機能と運動に関連した構造

1）ICF による枠組み

　WHO が示す主な情報と観察内容を以下に示す。

項　　目	主　な　情　報　と　観　察　内　容
⑦ 神経筋骨格と運動に関する機能	・関節の可動域の機能，関節可動域の評価，**関節の安定性の機能**，骨の可動域の機能，**筋の機能**，筋緊張の機能，筋の持続性の機能，運動機能，歩行パターン機能，筋と運動機能に関連した感覚など

項　　目	主　な　情　報　と　観　察　内　容
⑦ 運動に関連した構造	・頭頸部の構造，肩部の構造，肩部の骨，肩部の筋肉，肩部の靭帯と筋膜，上肢の構造，上腕の構造，肘関節，上腕の筋，上腕の靭帯と筋膜，前腕の構造，前腕の骨，手関節，前腕の筋肉，前腕の靭帯と筋膜，手の構造，手の骨，手と手指の関節，手の筋肉，手の靭帯と筋膜，骨盤部の構造，骨盤の骨，骨盤部の関節，骨盤部の靭帯と筋膜，**下肢の構造**，**大腿の構造**，大腿の骨，股関節，大腿の筋肉，大腿の

	靭帯と筋膜，下腿の構造，体幹の構造，脊柱の構造，頸部脊柱，胸部脊柱，腰部脊柱，運動に関連したその他の筋骨格構造など

2）生理的な加齢変化：運動機能は個人差が大きい

☆骨格機能の変化

脊椎が圧縮され，身長は短縮する。骨粗鬆症があり軟骨などに微細な骨折が多発したり，椎骨や椎間板の摩耗などにより脊椎の湾曲がおこると，上体は前かがみとなり円背（えんぱい）になる。骨の生成と吸収のバランスが吸収へ大きく傾き，骨中のカルシウムの含有率が低下し，その程度により，骨粗鬆症になることもある。

☆関節の変化

加齢に伴い，関節の動きがかたくなる。体重が重い場合は，体重の負担が股や膝関節にかかり，関節軟骨や骨が変性することもある。

☆筋肉の変化

日常生活の不活発さがあると，筋肉組織の減少がおこる。上肢よりも下肢の筋肉の方から，機能が低下することが多い。

☆平衡機能

運動においては，動きが緩慢になり，刺激を受けてから反応するまでの時間が延長する。また，小脳の神経細胞や末梢の感覚受容器の機能低下があると，重心動揺が増大し，姿勢の保持が困難となり，転倒しやすくなる。

3）観察のポイントとアセスメントツール

① 運動機能に関する情報収集とアセスメント

運動機能のどの部分に障害があるかを，その根拠を明らかにし的確にアセスメントする。また，関節拘縮に対しては，関節可動域検査（ROM）を行い，可動域の測定には，角度計を用いる。

表3−60　筋肉判定の評価（MMT）と表示法

5	N	（正常）	強い抵抗を加えても完全に動く
4	G	（優）	いくらか抵抗を加えても，なお完全に動く
3	F	（良）	重力に抗してなら完全に動く
2	P	（可）	重力を除けば完全に動く
1	T	（不可）	関節は動かず，筋の収縮のみ認められる
0	O	（ゼロ）	筋の収縮もまったくみられない

出所）　小澤利男ら編『高齢者の生活機能評価ガイド』医歯薬出版，2006，p.257より引用

表 3 −61　バランス評価シート

バランス動作	スコア	所　見
椅子からの立ち上がり	2	立ち上がれない
	1	腕の力を使って立ち上がれる
	0	腕の力を使わず立ち上がれる
直立支持のバランス	2	不安定
	1	支えがあると安定する
	0	支えなしでも安定する
軽く押されての直立支持 （開眼）	2	不安定
	1	支えがあると安定する
	0	支えなしでも安定する
軽く押されての直立支持 （閉眼）	2	不安定
	1	支えがあると安定する
	0	支えなしでも安定する
1 回転（360℃）した後の直立支持	2	不安定
	1	支えがあると安定する
	0	支えなしでも安定する

合計得点 _____

- 7 〜10点：高リスク
- 3 〜 6 点：中リスク
- 0 〜 2 点：低リスク

出所）　照林社編『最新・転倒・抑制防止ケア』照林社，2003，p.20より引用

表 3 −62　歩行評価シート

観察事項	スコア	所　見
歩き始め（歩行開始時）	1	ためらう（ぎこちない）
	0	スムーズ
20歩歩行し，元の場所に戻る	1	安定しない，左右非対称，間欠的，直線でない歩行軌跡
	0	安定している，左右対称，連続的，直線の歩行軌跡

合計得点 _____

- 2 点：高リスク
- 1 点：中リスク
- 0 点：低リスク

出所）　照林社編『最新・転倒・抑制防止ケア』照林社，2003，p.20より引用

表 3 −63　転倒・転落アセスメント・スコアシート

（移乗に介助が必要な方）

分　類	合計点	特　徴	上限スコア	／	／	／	／
A　年齢	2	70歳以上は 2 点	2 点				
B　性別	1	男性は 1 点	1 点				
C　既往歴	2	転倒・転落をしたことがある	1 点				
		失神したことがある	1 点				
D　感覚	1	視力障害がある，または聴力障害がある	1 点				

E	機能障害	3	麻痺がある	1点					
			しびれ感がある	1点					
			骨や関節に異常がある（拘縮，変形）	1点					
F	活動領域	3	足の弱りなどで筋力の低下がある	1点					
			車椅子・杖・歩行器を使用している	1点					
			移動に介助が必要である	1点					
G	認識力	4	見当識障害，意識混濁，混乱がある	1点					
			認知症がある	1点					
			判断力，理解力の低下がある	1点					
			不穏行動がある	1点					
H	薬剤	7	鎮痛剤の使用	1点					
			麻薬剤の使用	1点					
			睡眠安定剤の使用	1点					
			抗パーキンソン剤の使用	1点					
			降圧利尿剤の使用	1点					
			浣腸緩下剤の使用	1点					
			化学療法使用	1点					
I	排泄	12	尿・便失禁がある	2点					
			頻尿がある	2点					
			トイレ介助が必要	2点					
			尿道カテーテル留置	2点					
			夜間トイレへ行く	2点					
			居室からトイレまで距離がある	2点					

危険度Ⅰ（0〜5点）転倒・転落を起こす可能性があるレベル
危険度Ⅱ（6〜15点）転倒・転落を起こしやすいレベル
危険度Ⅲ（16点以上）転倒・転落をよく起こすレベル
（＊0〜35までの点数配分）合計点

出所）『厚生労働省医療安全対策検討会議報告書』じほう，2002，pp.103-104を一部改変

表3−64　転倒アセスメント・スコアシート

●次の質問に対して，「はい」か「いいえ」のあてはまる方に○をつけてください。

	質問事項	回答欄	条件とリスク	
1	この1年間に転倒しましたか	はい・いいえ	はい	ならば①
2	横断歩道を青信号の間に渡りきることができますか	はい・いいえ	いいえ	ならば①
3	1Kmくらいを続けて歩くことができますか	はい・いいえ	いいえ	ならば①
4	片足で立ったまま靴下を履くことができますか	はい・いいえ	いいえ	ならば②
5	水で濡れたタオルや雑巾をきつく絞ることができますか	はい・いいえ	いいえ	ならば③
6	この1年間に入院したことがありますか	はい・いいえ	はい	ならば④
7	立ちくらみをすることがありますか	はい・いいえ	はい	ならば④
8	いままでに脳卒中をおこしたことがありますか	はい・いいえ	はい	ならば④

9	いままでに糖尿病といわれたことがありますか	はい・いいえ	はい　　ならば④
10	睡眠薬，降圧剤，精神安定剤を服用していますか	はい・いいえ	はい　　ならば⑤
11	日常，サンダルやスリッパをよく使いますか	はい・いいえ	はい　　ならば⑥
12	目は普通に（新聞や人の顔など）よく見えますか	はい・いいえ	いいえ　ならば⑦
13	耳は普通に（会話など）よく聞こえますか	はい・いいえ	いいえ　ならば⑦
14	家の中でよくつまづいたり，滑ったりしますか	はい・いいえ	はい　　ならば⑥
15	転倒に対する不安は大きいですか？あるいは転倒がこわくて外出を控えることがありますか	はい・いいえ	はい　　ならば⑧

リスク表	
①歩行能力の低下	⑤服薬による転倒リスク
②バランス能力の低下	⑥転倒の外的要因
③筋力の低下	⑦視聴力の低下
④疾患による転倒リスク	⑧転倒に対する不安とそれによるADLの制限

出所）　ヘルスケアアセスメント検討委員会監修『ヘルスアセスメントマニュアル　生活習慣病，要介護状態予防のために』厚生科学研究所，2002，p.208より引用

　関節リウマチ疾患においては，SteinbrockerのClass分類や関節リウマチ患者の日常生活動作機能の評価などを用いて現在の状態をアセスメントする。

表3－65　SteinbrockerのClass分類

Class 1	身体機能は完全で不自由なしに普通の仕事は全部できる
Class 2	動作の際に，1か所あるいはそれ以上の関節に苦痛があったり，または運動制限はあっても，普通の活動なら何とかできる程度の機能
Class 3	普通の仕事とか自分自身のまわりのことがごくわずかできるか，あるいは，ほとんどできない程度の機能
Class 4	寝たきり，あるいは車椅子に座ったきりで，身のまわりのこともほとんど，または，まったくできない程度の機能

出所）　小澤利男ら編『高齢者の生活機能評価ガイド』医歯薬出版，2006，p.264から引用

　脊髄損傷は，残存高位によって，機能的予後が予測できる。脊髄の完全横断損傷では，知覚はそれより下位はすべて脱失するが，臨床においては，不完全横断損傷もあるため，それらの身体構造を的確に把握し，予測を立てることが必要である。

表3－66　脊髄損傷の機能的予後（Long）

残存高位	運動	日常生活動作	装具等
第5頸髄節残存	頸の回旋 肩関節の外転と内外旋	自助具による食事が可能な場合もあるが，他は全介助	車椅子は背もたれが取り外れるものを選択する（リクライニング式も考慮）

	肘関節の屈曲		電動車いす 可動式前腕支持器具を利用
第 6 頸髄節残存	肩内転 前腕回内 手関節橈側背屈	ベッド上寝返り 起座の保持 車椅子駆動 トイレ動作の一部自立 更衣一部自立 電動タイプ，電話	アームレストは取り外しができるもの ギャッチベッド（起き上がり式） このレベルから電動式車椅子は原則必要ない
第 7 頸髄節残存	手関節背屈 不完全な手指の伸展 肘の伸展	上肢による身体挙上 （プッシュアップ） 車椅子を利用し日常生活の完全自立または部分介助	車椅子の工夫 体幹，骨盤帯付きの長下肢装具による引きずり歩行（要介助）
第 1 胸髄節残存	上肢，手指のすべての運動	大部分の日常生活の自立 自動車への移乗と運転	手動コントロールによる自動車
第 6 胸髄節残存	上部体幹の支持性	日常生活の完全自立 松葉杖歩行 階段昇降は難しい	体幹，骨盤帯付きの長下肢装具による大振り歩行（自立）

出所）　武田功編『PT マニュアル脊髄損傷の理学療法』医歯薬出版，2006，pp.24-28から作成

表 3 －67　生じやすい関節可動域の制限

頸部	屈曲拘縮
肩関節	内旋・内転拘縮
肘関節	屈曲拘縮
手指	屈曲拘縮
股関節	屈曲拘縮
膝関節	屈曲拘縮
足関節	内反尖足

4）高齢者に多い疾患

① 骨粗鬆症

　骨吸収が骨形成よりも多い場合に，骨量が減少することによって生じる。特に女性の場合はエストロゲンの減少が関与する。カルシウム，活性型ビタミンD，ビタミンK（カルシウムの尿中への排泄を抑制）を補給することが必要である。また，適度な運動や日光浴も行う。

② 骨　　折

　骨粗鬆症があると少しの外力で容易に骨折が生じる。

　脊椎圧迫骨折，大腿骨頸部骨折（人工骨頭置換術が実施されることも多い），上腕骨頸部骨折，橈骨遠位部骨折，恥骨骨折など

③ 関節疾患

股・膝関節に変形と炎症をもたらすことも多い。保存的療法で効果がない場合は人工関節置換術を行う。

　変形性股関節症，変形性膝関節症，

④ 脊髄損傷

胸腰移行部が最も多く，次いで下部頸椎（第 5 ～ 7）部が多い。大部分は大きな外力（交通事故等）による。障害された部位以下の機能が失われる。

8．皮膚および関連する構造の機能と皮膚および関連部位の構造

1）ICF による枠組み

WHO が示す主な情報と観察内容を以下に示す。

項　　目	主　な　情　報　と　観　察　内　容
⑧ 皮膚および関連する構造の機能	・皮膚の保護機能，皮膚の修復機能，皮膚に関連した感覚，発汗，体臭，皮脂分泌，かゆみ，ぴりぴり感，毛の機能，爪の機能，爪の色素沈着，爪の性状など

項　　目	主　な　情　報　と　観　察　内　容
⑧ 皮膚および関連部位の構造	・**皮膚の各部の構造**，頭頸部の皮膚，肩部の皮膚，上肢の皮膚，下腹部及び臀部の皮膚，下肢の皮膚，皮膚の腺の構造，汗腺，脂腺，**爪の構造**，手指の爪，足の爪，毛の構造など

2）生理的な加齢変化

☆**皮膚の変化**

　加齢に伴い，細胞成熟過程が遅延してしまい，皮膚の細胞も正常細胞が少なくなる。皮膚の保湿機能や脂肪分泌機能が低下し，皮膚のバリア機能が低下する。そのため，刺激に対する恒常性も低下し，痒みをはじめさまざまな皮膚トラブルが発症しやすい。特に乾燥しやすい冬になると掻痒が強くなる。

　皮膚組織も脆弱化するため，物的刺激に対しても抵抗性が弱くなり，皮膚損傷を起こしやすくなる。萎縮，たるみ，皺，乾燥などが起る。

　皮膚の感覚機能も低下するため，温度や触覚なども感じにくくなる。

☆**毛・爪の変化**

　表皮および真皮への栄養も不十分となり，頭髪も白髪になり，毛数が少なくなり，脱毛が多くなる。その反面，眉毛，鼻毛，耳毛は毛周期が延長するため，長くなる。また，爪の変化も起こり，線維が入りもろくなる。

3）観察のポイントとアセスメントツール

① 皮膚に関する情報収集とアセスメント

　高齢者は皮膚が乾燥して痒みを伴うことが多く，皮膚をかくことにより皮膚を傷つけてしまうこともある。そのため，掻痒感の程度をあらかじめ把握することも重要となる。

表3-68　掻痒感の程度の判定基準

スコア	日中の症状	夜間の症状
4点	いてもたってもいられないかゆみ	かゆくてほとんど眠れない
3点	かなりかゆくて，人前でもかく	かゆくて目が覚める
2点	時に手がゆき，かるくかく	かけば眠れる
1点	時にむずむずするが，かくほどではない	かかなくても眠れる
0点	ほとんどかゆみを感じない	ほとんどかゆみを感じない

出所）　川島眞ら「掻痒の程度の新しい判定基準を用いた患者日誌の使用経験」『臨床皮膚科』56（9），2002，pp.692-697より引用

　高齢になると皮膚のバリア機能が低下しやすく，褥瘡などのトラブルが発生しやすい。あらかじめ，そのリスクを判断しケアに役立てることが重要である。

表3-69　褥瘡発生の危険度を予測・評価する方法（ブレーデンスケール）

	1点	2点	3点	4点
知覚の認知	まったくなし	重度の障害あり	軽度の障害あり	障害なし
湿潤	常に湿っている	たいてい湿っている	ときどき湿っている	めったに湿っていない
活動性	臥床	座位可能	ときどき歩行可能	歩行可能
可動性	まったく体動なし	非常に限られる	やや限られる	自由に体動する
栄養状態	不良	やや不良	良好	非常に良好
摩擦とずれ	問題あり	潜在的に問題あり	問題なし	———

出所）　堀内ふき ら『ナーシング・グラフィカ26　老年看護学—高齢者の健康と障害』メディカ出版，2006，p.155より一部改変して引用

　ブレーデンスケールにおいては，最低は6点，最高は23点であり，点数が低いほど褥瘡発生率が高まる。危険点は，病院では13〜14点，施設では17点であるが，福祉用具の活用の有無などによってその判断基準は一様ではない。

　DESIGN（褥瘡経過評価アセスメント）による判定として，軽症はアルファベットの小文字で，重症はアルファベットの大文字で示す。表記の仕方としては，dESIgN といったように示す。ポケットがある場合は，dESIgN-P と示す。経過観察の場合は，すべての合計点で推移をみる。点数が高いほど重症度が高まる（表3-69参照）。

表3-70 DESIGN（褥瘡経過評価アセスメント）

						日 時	/	/	/
Depth 深さ 創内の一番深い部分で評価し，改善に伴い創底が浅くなった場合，これと相応の深さとして評価する									
d	0	皮膚損傷・発赤なし	D	3	皮下組織までの損傷				
	1	持続する発赤		4	皮下組織を越える損傷				
	2	真皮までの損傷		5	関節腔，体腔に至る損傷または，深さ判定が不能の場合				
Exudate 浸出液									
e	0	なし	E	3	多量：1日2回以上のドレッシング交換を要する				
	1	少量：毎日のドレッシング交換を要しない							
	2	中等量：1日1回のドレッシング交換を要する							
Size 大きさ 皮膚損傷範囲を測定：［長径（cm）×短径（cm）］									
s	0	皮膚損傷なし	S	6	100以上				
	1	4未満							
	2	4以上16未満							
	3	16以上36未満							
	4	36以上64未満							
	5	64以上100未満							
Inflammation／Infection 炎症／感染									
i	0	局所の炎症徴候なし	I	2	局所の明らかな感染徴候あり（炎症徴候，膿，悪臭など）				
	1	局所の炎症徴候あり（創周囲の発赤，腫脹，熱感，疼痛）		3	全身的影響あり（発熱など）				
Granulation 肉芽形成									
g	0	治療あるいは創が浅いため肉芽形成の評価ができない	G	3	良性肉芽が創面の10%以上50%未満を占める				
	1	良性肉芽が創面の90%以上を占める		4	良性肉芽が創面の10%未満を占める				
	2	良性肉芽が創面の50%以上90%未満を占める		5	良性肉芽が全く形成されていない				
Necrotic tissue 壊死組織 混在している場合は全体的に多い病態をもって評価する									
n	0	壊死組織なし	N	1	柔らかい壊死組織あり				
				2	硬く厚い密着した壊死組織あり				
Pocket ポケット 毎回同じ体位で，ポケット全周（潰瘍面も含め）［長径（cm）×短径（cm）］からの潰瘍の大きさを差し引いたもの									
なし	記載せず		P	1	4未満				
				2	4以上16未満				
				3	16以上36未満				
				4	36以上				

出所) 堀内ふき ら『ナーシング・グラフィカ26 老年看護学—高齢者の健康と障害』メディカ出版，2006，p.150より一部改変して引用

第3節　活動と参加

　活動（activity）とは，課題や行為の個人による遂行のことである。参加（participation）とは，生活・人生場面（life situation）への関わりのことである。活動制限（activity impairments）とは，個人が活動を行うときに生じる難しさのことである。参加制約（participation restrictions）とは，個人が何らかの生活・人生場面に関わるときに経験する難しさのことである（障害者福祉研究会編 2003）。

1．学習と知識の応用

1）ICF による枠組み

　WHO が示す主な情報と観察内容を以下に示す。

主　な　情　報　と　観　察　内　容
・注意して視ること，**注意して聞くこと**，その他の目的のある感覚，思考，模倣，反復，読むことの学習，書くことの学習，計算の学習，技能の学習，簡単な道具を使うことを覚える，単純な問題解決，複雑な問題解決，**意思決定**，**学習と知識の応用**など

2）観察のポイントとアセスメントツール

☆**注意して聞くこと**：ラジオや音楽などを注意して聞くこと，ケア実践者の話を注意して聞ける，他の入所者の話を注意して聞ける。

☆**思　　考**：出来事や過去に対する反省，過去や未来あるいは希望などに対し思いを巡らす。

☆**自分の意思を親**：好きな服を選ぶ，好きな音楽を聴く，自分の意向を伝える。

☆**学習と知識の応用**：学習療法，音楽療法，動物介在療法，ドールセラピー，園芸療法などを通した活動，今までの継続した知識を応用した創作的な活動。

2．一般的な課題と要求

1）ICF による枠組み

　WHO が示す主な情報と観察内容を以下に示す。

主　な　情　報　と　観　察　内　容
・単一課題の遂行，複数課題の遂行，**日課の遂行**，**日課の管理**，自分の活動レベルの管理，ストレスとその他の心理的欲求への対処，危機への対応，一般的な課題と要求など

2）観察のポイントとアセスメントツール

☆**日課の遂行**：朝食後自らトイレへ行く，自分自身で生活のリズムを整える，あるいはケアス

タッフによる日課の誘導が必要。

☆**日課の管理**：今日のレクリエーションの予定を認識しており参加できる，毎朝早起きを継続している，自分自身で日課を立てられ管理できる。

☆**ストレスとその他の心理的欲求への対処**：さまざまな方法で自らストレス発散をしている，自分らしさを活かしながら生き生きと過ごしている。

☆**危機への対応**：他の入所者とのトラブルを回避できる，利用者同士のけんかに巻き込まれない，危険を自ら察知して回避できる。

　質の高い高齢者ケアの実践には，日々の生活を本人が主体となって過ごすことができるような支援が求められる。

　高齢者の現在の生活における満足度を把握し，QOL が高まるように活動や参加を促す必要がある。生活満足度尺度K（LSIK：Life Satisfaction Index K）などを活用することによって，現在の生活の満足度がアセスメントできる。日々の生活の満足感を高めるようにケアを行うことを心掛けるようにする。

表3－71　生活満足度尺度K（LSIK：Life Satisfaction Index　K）

あなたの現在のお気持ちについてうかがいます。あてはまる答えの番号に○をつけてください。

1　あなたは去年と同じように元気だと思いますか［Ⅲ］ 　　1　はい　　　2　いいえ
2　全体として，あなたは今の生活に，不幸せなことがどれくらいあると思いますか［Ⅰ］ 　　1　はい　　　2　いいえ
3　最近になって小さなことを気にするようになったと思いますか［Ⅱ］ 　　1　はい　　　2　いいえ
4　あなたの人生は，他の人にくらべて恵まれていたと思いますか［Ⅰ］ 　　1　はい　　　2　いいえ
5　あなたは，年をとって前よりも役に立たなくなったと思いますか［Ⅲ］ 　　1　はい　　　2　いいえ
6　あなたの人生をふりかえってみて，満足できますか［Ⅰ］ 　　1　はい　　　2　いいえ
7　生きることは大変きびしいと思いますか［Ⅱ］ 　　1　はい　　　2　いいえ
8　物事をいつも深刻に考えるほうですか［Ⅱ］ 　　1　はい　　　2　いいえ
9　これまでの人生で，あなたは，求めていたことのほとんどを表現できたと思いますか［Ⅰ］ 　　1　はい　　　2　いいえ

［　］内は所属因子を表す。因子の名称は，Ⅰが「人生全体についての満足度」，Ⅱは「心理的安定」，Ⅲが「老いについての評価」である。いずれの質問項目についても下線の選択肢を選ぶと1点が与えられ，9項目の単純計算によって合計得点が算出される。

出所）大渕律子ら『ナーシング・グラフィカ27　老年看護学—老年看護の実践』メディカ出版，2006，p.54より引用

3．コミュニケーション

1）ICF による枠組み

WHO が示す主な情報と観察内容を以下に示す。

主　な　情　報　と　観　察　内　容
・話言葉の理解，非言語的メッセージの理解，ジェスチャーの理解，絵や写真の理解，公式手話によるメッセージの理解，書き言葉によるメッセージの理解，話すこと，文章を生み出すこと，非言語的メッセージの表出，**会話**，ディスカッション，**コミュニケーション用具および技法の利用**など

2）観察のポイントとアセスメントツール

☆**会　　話**：発語を促さないと会話にならない，本人のペースでの会話，自己紹介ができる，
　　　　　習慣的な挨拶をする，職員に質問をする，会話が成立する。

　言語的コミュニケーションは，伝えたい内容を伝えるためには必要であり，その内容は具体的なレベルも可能であるが，対象者との関係性を築くためには非言語的コミュニケーションが重要であり，感情や気分が伝わりやすい。

表 3 −72　コミュニケーション手段

言語的コミュニケーション	会話，書字，手紙，手話，点字，文字盤，暗号，モールス信号など
非言語的コミュニケーション	表情，声のトーン，声のリズム，声のスピード，声の高低，声の強弱，アイコンタクト，ジェスチャー，姿勢（身体や手足の位置など），距離，匂い，臭い，スキンシップ，視線，行動，外観など

出所）　小木曽加奈子『医療職と福祉職のためのリスクマネジメント』学文社，2010，p.145より引用

表 3 −73　コミュニケーションの基本動作　SORER

Squarely	相手とまっすぐ向かい合う	真正面に位置するのではなく，少し斜めの方が威圧的でない。お互いの手を前に出したときに両者の手が重なるくらいの距離が望ましい。相手の細やかな変化が把握できる。
Open	開いた姿勢	話をする時に腕を組んだり，何気なく足を組んでしまうことがあるが，意識して姿勢を正すことが必要である。開いた姿勢は相手に関心があることを伝えている。
Lean	相手に身体を少し傾ける	相手の話を聴く時に，ソファーの背にもたれかかったりせず，上半身をやや前傾姿勢にして身体を乗り出して聴くことが大切である。相手の話を傾聴していることを現している。
Eye Contact	適切に視線を合わせる	強者と弱者という関係を作らないためにも，相手と視線の高さを合わせることが必要である。適度に外して適度に合わせることが大切である。相手が快く感じる視線が適切な視線といえる。
Relaxed	リラックスして話を聴く	世代によってリラックスの姿勢が異なる場合もあるため，状況を考える必要がある。あまりに強い聴く姿勢は却って緊張感を表出してしまう場合もある。部屋に花を飾ったりしてリラックスできる環境を作ることも効果的である。

出所）　佐藤八千子ら監修『認知症がある人をケアする』学文社，2012，pp.131-132より引用

　認知症がある人に対するコミュニケーションとして，言語を用いたコミュニケーション能力が低下するため，伝えたいことが伝わるように，対象者の伝えたいことをさまざまな情報から考えながら対応するなど，さまざまな工夫が求められる。

表3-74　ノンバーバル行動

①	**言葉に代わるノンバーバル行動**：握り拳を振り上げることは敵意を示す
②	**指し示す行為**：言語的ステートメントを補足する。指を指すことにより行く方向を示す
③	**感情状態を表現**：怒り，恐怖，喜びなどの特定の感情を表現する。特に表情や体の動き
④	**規制**：社会的相互作用を管理する助けとなる。うなずきやアイコンタクトなどがある
⑤	**補助的行動**：相互作用の管理や感情の表現の助けとなる。手や足を動かしたり，自分の頬に手をあてるなどは，それぞれによって異なるノンバーバル行動である

出所）　小木曽加奈子『医療職と福祉職のためのリスクマネジメント』学文社，2010，p.145より引用

表3-75　認知症高齢者に対するコミュニケーション

程度	状態	留意点
軽度	記憶や見当識の部分的な低下により，見たり聞いたりしたことの説明を間違え，起こったばかりのことを忘れてしまう。 物や人物の名称の想起が困難になる。 話のなかに繰り返しが多くなる。 比較的コミュニケーション能力は保持されているが，一貫性やまとまりがなくなり，対話をしていくうえで支持的な支援が必要になる。	分かりやすくかつ直接的な言葉の使い回しをする。 相手のペースに合わせて話す。 思い出せないことがあるときには，別の言葉を使って話してみたり，他の情報を提供したりする。 確認や説明が必要となる。 時間や場所などについて知らせるときは，反復して言ってもらう。重要なことはもう一度繰り返す。
中度	見たり聞いたりしたことの誤解が多くなり，受け止められなくなる。 最近起きたことの記憶がますます減退する。 語彙の減少により，使い慣れた言葉以外は使用が困難になる。 長い文章は理解が困難になる。話し方の流暢性が失われる。 言語的コミュニケーション能力が低下する。	長い文章は理解が困難になるため，短文や単語（4～6語）などで表現方法を工夫する。 文章や単語が理解できない様子のときは，分かりやすい言葉で言い換える。 言語的コミュニケーション能力が低下するため，非言語的コミュニケーション能力を活用する。
重度	見たり聞いたりしたことを全く理解できなくなる。 最近起こったことの記憶がほとんどなくなる。 理解力が低下し，他の人が言っていることが理解できなくなる。 視線を合わせることも困難になる 発語が難しくなり，言語的コミュニケーション能力は著しく低下する。	話すときには必ず視線を合わせるようにする。 表情や口の動きなど視覚的な刺激を受けることができるようにする。 ゆっくり，時間をかけて，できるだけはっきり発音する。 非言語的メッセージを見逃さないようにする。 タクティールケアやタッチングなど非言語的コミュニケーションで対応する。

出所）　佐藤八千子ら監修『認知症がある人をケアする』学文社，2012，p.130を改変

☆コミュニケーション用具および技法の利用

電話，インターネット，メール，書字などコミュニケーションの道具を活用する

アイコンタクト，目線を合わせる，目線の高さを工夫する，声かけを多くするなどの技法の工夫

4．運動・移動

1）ICF による枠組み

WHO が示す主な情報と観察内容を以下に示す。

主　な　情　報　と　観　察　内　容
・**基本的な姿勢の変換**，**姿勢の保持**，乗り移り，徘徊，持ち上げること運ぶこと，下肢を使って物を動かすこと，細かな手の使用，手と腕の使用，歩行，移動，さまざまな場所での移動，用具を用いての移動，交通機関を利用した移動など

☆**基本的な姿勢の変換**：横たわる，2時間ごとの体位変換，リクライニングで体位保持，離床時間確保，しゃがむ，座る，ずり落ち防止，立つ

☆**姿勢の保持**：立位の保持，転倒予防，座位の確保，転落予防，抑制しない工夫，自立に向けた体位の工夫

☆**乗り移り**：ベッドから車椅子へ，車椅子の介助方法，行動範囲の拡大，安全な移乗，2人介助，行動を把握する

日常生活での活動の面から，現在の課題をアセスメントすることが重要である。日常生活自立度（寝たきり度）判定基準を用いて，現在の運動・移乗の状態のアセスメントを行う。

表3－76　障害高齢者の日常生活の自立度判定基準

生活自立	ランクJ	何らかの障害等を有するが，日常生活はほぼ自立しており独立で外出する 1．交通機関等を利用して外出する 2．隣近所なら外出する
準寝たきり	ランクA	屋内の生活はおおむね自立しているが，介助なしには外出しない 1．介助により外出し，日中はほとんどベッドから離れて生活する 2．外出の頻度が少なく，日中も寝たり起きたりの生活をしている
寝たきり	ランクB	屋内での生活は何らかの介助を要し，日中もベッドの上での生活が主体であるが座位を保つ 1．車椅子に移乗し，食事・排泄はベッドから離れて行う 2．介助により車椅子に移乗する
	ランクC	1日中ベッドで過ごし，排泄・食事・着替えにおいて介助を要する 1．自力で寝返りをうつ 2．自力では寝返りもうたない

出所）厚生労働省「障害老人の日常生活自立度判定基準」平成3年11月18日　老健第102-2号厚生省大臣官房老人保健福祉部長通知　http://www8.ocn.ne.jp/~halfboil/criteria/tab-x5.html（2013.12.12閲覧）

表3-77　転倒発生時のアセスメント

転倒発生時の状況	転倒発生時間，場所，転倒者の意図・動作，精神状態，履物・服装など
転倒発生時の環境	照明，床の状態，段差，手すり・周囲の家具・カーテンなどの状況，当日の転倒予防に関する援助計画と実施状況，マンパワーなど
転倒発生前の状況	転倒時の心身の状態に影響する当日のできごと・体調・薬剤など

出所）　真田弘美ら編『老年看護学技術』南江堂，2011，p.294より引用

5．セルフケア

1）ICFによる枠組み

　WHOが示す主な情報と観察内容を以下に示す。

主　な　情　報　と　観　察　内　容
・自分で身体を洗うこと，身体各部の手入れ，排泄，飲むこと，健康に注意すること，その他のセルフケアなど

2）観察のポイントとアセスメントツール

☆**自分で身体を洗う**：洗顔，入浴やシャワー

☆**身体各部の手入れ**：歯磨き，義歯の手入れ，爪切り，髪をとく，陰部洗浄，耳掃除

☆**排　　　泄**：排泄に適した場所の選択，トイレでの排泄，オムツでの排泄，排泄に関わる衣服着脱，排泄後の後始末，更衣（適切な衣服の選択，衣服や履物の着脱）

表3-78　排泄動作の一連の流れ

1	尿意や便意が分かり，準備が整うまで我慢できる
2	トイレ，尿器・便器の認識ができる
3	起居，移乗，移動ができる
4	すみやかに脱衣ができる
5	便器の準備ができる
6	気持ちよく排尿・排便できる
7	後始末ができる
8	着衣ができる
9	元の場所へ戻れる

　排泄においては，排泄の一連の動作のなかで，どの部分に援助が必要なのかをアセスメントし，その際，見守りが必要，声掛けが必要，一部介助が必要，全介助が必要なのかという枠組みだけでなく，より詳細な具体的な計画に結びつける。介護が必要な場合の排泄動作の課題としては，表3-79に示したものが多い。

　＊セルフケア全般に対しては，英国版バーセルインデックスやADL-20の評価項目と判定基準などを用いてアセスメントを行う。

表3-79　介護が必要な場合の排泄動作の課題

認知機能	トイレの場所が分からない
移動動作	筋力低下や歩行の不安定さ
姿勢保持	前傾姿勢保持の困難さ・足がつかない
着脱動作	上下肢の機能低下
後始末	上肢の機能低下
手洗い	上肢の機能低下，手洗い方法が不明

表 3 －80　英国版バーセルインデックス（Barthel Index）

項　　目	点数	評価基準	実施日
排　　便	0 1 2	失禁（または看護師による浣腸を必要とする） ときどき失敗（週1回） 失禁なし	
排　　尿	0 1 2	失禁，またはカテーテル留置や自分では管理できない ときどき失敗（最大2時間に1回） 失禁なし	
整　　容	0 1	介助を必要とする 自立　顔／髪／髭剃り（器具は準備されて）	
トイレの使用	0 1 2	全介助を必要とする 多少の介助を必要とするがおおよそ自分ひとりでできる 自立　（前後処理，衣類，清拭）	
食　　事	0 1 2	不能 切ったり，バターを塗ったりなどで介助を必要とする 自立	
移　　乗 （ベッドと 車椅子との間）	0 1 2 3	不能　座位バランス困難 高度の介助を必要とする（1～2人のちからで）が座っていられる 軽度の介助（口頭または身体的手助け）で可能 自立	
移　　動	0 1 2 3	動けない 車椅子で自立 1人介助（口頭または身体的手助け）で歩く 自立（杖などの補助具はしようしてもよい）	
更　　衣	0 1 2	全介助を必要とする 介助を必要とするが半分程度は自分でできる 自立（ボタン，ジッパー，ひもなどを含める）	
階　　段	0 1 2	不能 介助を必要とする（口頭，身体的手助け，補助具を使用して） 自立	
入　　浴	0 1	全介助を必要とする 自立(またはシャワーで)	
合計点	／ 20		

出所）　小澤利男ら編『高齢者の生活機能評価ガイド』医歯薬出版，2006，p.18より引用

　さまざまな環境とのかかわりのなかでの活動と参加の状態を把握する。ただし，IADLの評価は性差があり，女性の方が食事や更衣に関する得点が高いことが知られている。また，それぞれの生活の仕方によって得点にも差異が生じる。そのため，個人の変化の様子をアセスメントする場合に適している。

表3－81　ADL-20の評価項目と判定基準

1	基本的 ADL ── 起居移動（BADLm）	① （ベッド上）寝返り ② 床からの立ち上がり・腰下ろし ③ 室内歩行（10mを目安とする） ④ 階段昇降（1階分を目安とする） ⑤ 戸外歩行
2	基本的 ADL ── 身のまわり動作（BADLs）	⑥ 食事 ⑦ 更衣 ⑧ トイレ ⑨ 入浴 ⑩ 整容 ⑪ 口腔衛生
3	手段的 ADL（IADL）	⑫ 食事の準備 ⑬ 熱源の取り扱い ⑭ 財産管理 ⑮ 電話 ⑯ 自分の薬の管理 ⑰ 買い物 ⑱ 外出
4	コミュニケーション ADL（CADL）	⑲ 意思の伝達 ⑳ 情報の理解

注釈：日常生活動作・活動に関する判断基準
1）　実用的時間内にできるか，できないかの判定を原則とする
2）　本人，同居家族あるいは介護者より面接聴取し，内容的には日常観察に基づき判定し，直接テストを施行しなくともよい
3）　ADL 能力判定基準の原則
　　　3：完全自立，補助用具不要
　　　2：補助具（杖，手すり，自助具）を利用して自立，監視不要
　　　1：他者の監視下，または部分的の介助を必要とする
　　　0：他者の全面介助による

出所）　小澤利男ら編『高齢者の生活機能評価ガイド』医歯薬出版，2006，p.27より引用

表3－82　非経口的栄養法

	種類	方法	留意点	栄養物の種類
経腸栄養	経鼻経管栄養法 （胃・十二指腸・空腸上部）	鼻腔から栄養チューブを目的消化管まで通して栄養物を注入する	口腔内でトグロを巻くこともあるので，カテーテル位置の確認は注入前に必ず行う。鼻腔の不快感を伴う	天然濃縮流動食，反消化態栄養剤，消化態栄養剤，成分栄養剤など
	瘻管法 （胃・空腸）	腹壁に瘻孔を空け，胃瘻や腸瘻から栄養チューブを目的消化管まで通して栄養物を注入する	瘻孔は自然閉鎖しやすいため，自然抜去を発見したら直ちに再挿入する必要がある	

経静脈栄養	末梢静脈栄養法	末梢（四肢）の静脈から栄養素を補給する（高濃度液は不可）	末梢静脈であるため，長期間の使用はできない。高濃度液は使用できないため，1日の必要カロリーを賄うことはできない	栄養剤，水・電解質
	中心静脈栄養法 完全静脈栄養法 高カロリー輸液法	鎖骨下静脈など大きな中心静脈までカテーテルを挿入し必要な栄養をすべて含む高濃度液を補給する	大きな静脈であり，留置をするため，長期に渡る栄養管理が可能である	高浸透圧・高エネルギー栄養剤

☆**食 べ る**：食べ物を手際よく口に運ぶ，はしやフォークなどが利用できるか，食べるスピード，適切な大きさの食べ物を口に入れる，誤嚥防止の工夫，スムーズな嚥下への援助。

☆**飲　　む**：口に飲み物を運ぶ，飲むこと，水分摂取。

　摂食・嚥下機能に課題がある場合は，非経口的に栄養を摂取する必要が生じる。栄養補給法は，経腸栄養法と非経腸栄養法に大別できる。

☆**健 康 に
注意する**：バランスのとれる食事を心掛ける，健康を害するものを避ける，薬物の使用，与薬の工夫，内服管理，健康上のリスクへの対応と疾病予防，疾病のコントロール。

　健康管理として，継続的なあるいは随時的に薬剤を用いることも多い。薬剤は，体内に入る経路により，作用発現などの時間が異なるため，経路ごとの特徴を知ることも重要である。

表 3 −83　経路ごとの薬物療法の特徴

経路	特　徴
内服	口から入り，消化管から吸収され，門脈を通り肝臓で解毒作用を経たあとに，全身に作用する（肝臓を経由するため肝機能にも関与）
舌下	舌下は毛細血管が豊富であり，直接全身に入り数分以内に速やかに作用発現する。代表的な薬剤としてニトログリセリンがある
口腔内	口腔粘膜から直接全身に入り速やかに作用発現する
直腸内	肛門から直腸に挿入する。局所に作用するもの（ex：痔核など）と，直腸粘膜から吸収され，全身に作用するものがある
吸入	肺や気管支に直接作用し，速やかに作用発現する。内服薬に比べ副作用が少ない
経皮	経皮的に薬剤が吸収され，全身に作用するものであり，薬効は持続性。冠状動脈を拡張させるニトロダームなどがある
点眼	結膜嚢に薬物を滴下または塗布する。主に局所作用が目的
点鼻	鼻腔に投与するもので，局所作用のものと，鼻腔粘膜から吸収され即効性で全身に作用（血圧を下げるアダラートなど）するものがある

６．家庭生活

１）ICF による枠組み

WHO が示す主な情報と観察内容を以下に示す。

主　な　情　報　と　観　察　内　容
・住居の確保，家具調度品の整備，住居の手入れ，物品とサービスの入手，必需品の入手，調理，調理以外の家事，家庭用品の管理，他者への援助など

２）観察のポイントとアセスメントツール

☆**住居の確保**：一人部屋，四人部屋，南向きの窓がある，居心地の良い居住環境への整備，馴染みのある空間を作り出す。

☆**家具調度品の整備**：一人ひとり異なる慣れ親しんだ家具，その方にとって大切な馴染みのある物を居室に配置する。

☆**住居の手入れ**：安全な居住空間への工夫，床に水分を残さない，床ワックスの選択。

☆**必需品の入手**：Ｌサイズのオムツ，半分に切ったサルバ，マジックテープを利用した衣服，褥瘡予防の工夫，ストーマ用品。

☆**調理以外の家事**：居室の片付け，ベッド周辺の整理整頓，ゴミ捨て。

☆**家庭用品の管理**：福祉用具の手入れ，車椅子の空気を調節する。

☆**他者への援助**：他者の車椅子を押す。

７．対人援助

１）ICF による枠組み

WHO が示す主な情報と観察内容を以下に示す。

主　な　情　報　と　観　察　内　容
・基本的な対人関係，複雑な対人関係，社会的ルールに従った対人関係，社会的距離の維持，一般的な対人関係，公的な関係，非公式な社会関係，家族関係，親密な関係など

２）観察のポイントとアセスメントツール

☆**基本的な対人関係**：他者への敬意と思いやり，感謝，寛容さ，優しさ

☆**一般的な対人関係**：利用者と利用者との関係として仲が良い，一緒に穏やかに過ごしている，犬猿の関係

☆**公式な関係**：ケア実践者と利用者との関係，ゆっくりと関わる，馴染みの関係作り，積み重ねの関係作り。

☆**家族関係**：家族と利用者との関係，面会の状態，毎日息子が面会に訪れている，入所後一度

も家族の面会はない。

表3−84　健康なパーソナリティの規準

自己意識の拡大	自己自身だけに集中的に向けられていた関心が，家族・異性・趣味・政治・宗教・仕事へと広がり，他人の幸福を自分の幸福と同一視できるほど重要視し，拡大視する
他人との暖かい人間関係の確立	家族や友人に対して，深い愛情を伴う親密さと，全ての人の人間的状態に敬意を払い理解するという，共感性を持つ
情緒的安定	欲求不満の状況を受容するとともに，適切冷静に処理し，安定した精神状態を保つ
現実的知覚，技能および課題	歪曲されない正確な現実認識と，真実性への認知の構えをもっているか。基本的知的能力だけではなく，むしろ高い知的能力をもちながら，情緒的均衡を欠くために，健康なパーソナリティとなれない人も多数存在する
自己客観化，洞察とユーモア	自分自身とは何か，自分自身が持っているものは何か，他人は自分が何を持っていると思っているのか，といったことを客観的に知り，洞察する。この洞察とユーモア感覚は強く関連している
人生を統一する人生哲学	人生をいかに生きてゆくか，という目標への指向性を明確にもっているか。そして，人生に統一を与えてくれる哲学，すなわち価値への指向をもっているるか

出所）　高橋正臣ら『人間関係の心理と臨床』北大路書房，1995，pp.205-206より一部改変

8．主要な生活領域

1）ICFによる枠組み

WHOが示す主な情報と観察内容を以下に示す。

主　な　情　報　と　観　察　内　容
・非公式な教育，無報酬の仕事，個人およびグループでの必要な仕事，ボランティア活動，現在の役割を見つける，過去からの継続した役割を維持する，奉仕労働，基本的な経済的取引と経済的自給など

2）観察のポイントとアセスメントツール

☆**奉仕労働**：皆で共有するおしぼりをたたむ，他の入所者が使用する紙ナプキンを切る，下膳を手伝う。

☆**基本的な経済的取引**：金銭を管理し自分で買い物ができる，他者との物々交換，金銭を貯金。

☆**基本的な経済的取引と経済的自給**：銀行口座の維持，商品の売買，個人的・私的な財産を管理する。

9．コミュニティライフ・社会生活・市民生活

1）ICFによる枠組み

WHOが示す主な情報と観察内容を以下に示す。

主 な 情 報 と 観 察 内 容
・コミュニティライフ，レクリエーションとレジャー，宗教とスピリチュアリティ，人権，政治活動と市民権など

2）観察のポイントとアセスメントツール

☆**コミュニティライフ**：慈善団体，社会奉仕クラブ

表3－85　ボランティア活動

自分の意志で行う	誰かに強制されたり，義務で行ったりするものではなく，自分の考えで参加したり，取り組む
自分のためでない	他の人や社会のために取り組むもので，お金をもらうことや自分だけが満足することを目的とはしていない
さまざまなことが得られる	活動を通して，感動や喜び，充実感，達成感などが得られたり，活動そのものが楽しみになることもある。ボランティア活動を通じて，さまざまな体験をしたり，人や社会，自分について新しく気づくことがあったり，知識や技術を学ぶこともある。さまざまな人たちと知り合ったり，協力しあうことで，人とのつながりを広げることもできる
すでにある仕組みや発想を超えられる	ボランティア活動は自由な意志で取り組むものである。すでにある仕組みや発想にとらわれずに，何が必要であるかを考えて実施できる活動である。新しいサービスや社会の仕組みを生み出すことにつながることもある創造的な活動である

出所）　全国社会福祉協議会，全国ボランティア・市民活動振興センター「はじめてのボランティア」http://www.zcwvc.net/（2013.12.20閲覧より一部改変）

☆**レクリエーションとレジャー**：スポーツ，リラクゼーション，お花見，フラワーアレンジメント，ボール遊び，散歩，歌を歌う

☆**宗教とスピリチュアリティ**：毎日お経を唱える，禅宗，東本願寺，毎週日曜日に教会へ通う，プロテスタント

表3－86　スピリチュアリティの9つの構成要素

1	超越的次元の存在	超越的次元，すなわち何かしら「見えない世界」の存在を信じ，それと繋がることで力を得ていると感じる
2	人生の意味と目的	人生には意味があり，存在には目的があると確信している
3	人生における使命	生への責任，天命，果たすべき使命があると感じる
4	生命の神聖さ	生命は神聖であると感じ，畏怖の念を抱く
5	物質的価値	金銭や財産を最大の満足とは考えない
6	愛他主義	誰もが同じ人間であると思い，他人に対する愛他的愛情を持つ
7	理想主義	高い理想を持ち，その実現のために努力する

| 8 | 悲劇の自覚 | 人間存在の悲劇的現実（苦痛，病気，災害，死など）を自覚している。そのことが逆に生きる喜び，感謝，価値を高める |
| 9 | スピリチュアリティの効果 | スピリチュアリティは生活の中に結実するもので，自己，他者，自然，生命，何かしら至高なる存在等とその個人との関係に影響を与える |

出所）　真鍋顕久ら「スピリチュアリティとQOLの関係に関する理論的検討」『名古屋女子大学紀要』56，2010，pp.41-52より引用

第4節　環境因子

　環境因子（environmental factors）とは，人びとが生活をし，人生を送っている物的な環境や社会的環境，人びとの社会的な態度による環境を構成する因子のことである（障害者福祉研究会編　2003）。

1．生産品と用具

1）ICFによる枠組み

　WHOが示す主な情報と観察内容を以下に示す。

主 な 情 報 と 観 察 内 容
・個人消費用の生産品や物質，食品，薬，日常生活における個人用の生産品と用具，福祉用具，個人的な屋内外の移動と交通のための生産品と用具，コミュニケーション用の生産品と用具，教育用の生産品と用具，仕事用の生産品と用具，文化・レクリエーション・スポーツ用の生産品と用具，宗教とスピリチュアリティ儀式用の生産品と用具，経済的資産，有形の資産，無形の資産など

2）観察のポイントとアセスメントツール

☆**食　　品**：普通食，全粥，キザミ食，ミキサー食，カロリー計算された食事，治療食

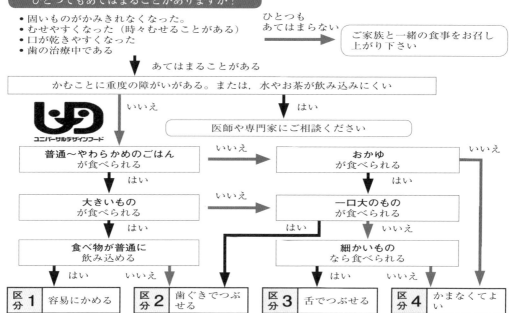

図3－13　ユニバーサルデザインフードの選択方法

出所）　日本介護食品協議会　http://www.udf.jp/　（2013.12.20閲覧）より作図

日本介護食品協議会では，ユニバーサルデザインフードとして区分1～4を提示している。

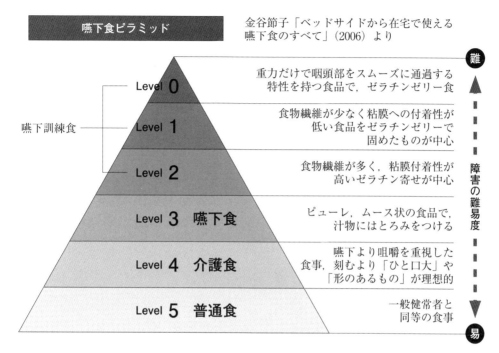

図3－14　嚥下食ピラミッド

出所）　日本介護食品協議会　http://www.udf.jp/（2013.12.20閲覧）より作図

☆　薬　：降圧剤，利尿剤，強心剤，インスリン，漢方薬，サプリメント

　加齢に伴い，慢性的な疾患を併せもっていることも多く，継続的な治療のひとつとして薬物療法が実施される。

表 3 － 87　呼吸器系の薬剤

薬剤名	主な商品名	作用・禁忌
キサンチン誘導体 （テオフィリン）	テオドール	気管支喘息等の治療 気管支緊張緩和物質の分泌促進
β₂アドレナリン受容体刺激薬 （塩酸プロカテロール）	メプチン	気管支喘息等の治療 持続的な気管支拡張作用
抗コリン作動薬 （臭化イプラトロピウム）	アトロベント	気管支平滑筋の収縮を抑制 ＊緑内障には禁忌
粘液溶解薬 （塩酸ブロムヘキシン）	ビソルボン	気管支粘膜および粘膜下気管腺分泌を活性化
中枢性麻薬性鎮咳薬 （リン酸コデイン）	リン酸コデイン	麻薬の１種である。咳反射を弱める ＊呼吸抑制がある場合は禁忌
中枢性非麻薬性鎮咳薬 （臭化水素酸デキストロメトルファン）	メジコン	咳反射を弱め，気道分泌促進作用にて去痰を促進

出所）『2014年度版　U-CAN のケア実用手帳』成美堂，2013，p.14より一部改変

表 3 － 88　循環器系の薬剤

薬剤名	主な商品名	作用・禁忌
ジキタリス製剤（ジコキシン）	ジコキシン	心不全等の治療，心筋収縮力増強，除脈，利尿
硝酸薬（ニトログリセリン）	ニトログリセリン	狭心症等の治療，冠動脈拡張作用
カルシウム拮抗薬 （ニフェジピン）	アダラート	高血圧等の治療　＊グレープフルーツ（ジュース）との併用は，薬効が変化するので禁忌
ACE 阻害薬（カプトリル）	カプトリル	高血圧等の治療
β 遮断薬 （塩酸プロプラノロール）	インデラル	心筋の興奮を鎮め，心拍数の増加を抑制 ＊気管支喘息・心不全・除脈には禁忌
ループ利尿薬 （フロセミド）	ラシックス	尿細管での Na，C1の再吸収抑制作用 ＊無尿・肝性昏睡・低カリウム血症には禁忌
カリウム保持性利尿薬 （スピロノラクトン）	アルダクトン A	アルドステロン拮抗作用により，Na および水分の排泄促進，カリウム排泄抑制
サイアザイド系利尿薬 （トリクロルメチアジド）	フルイトラン	ナトリウムの排泄促進
クマリン系抗凝固薬 （ワルファリンカリウム）	ワーファリン	心筋梗塞，脳梗塞，心房細動，弁膜疾患等の治療 ＊ビタミンK を多く含む食品（納豆やクロレラ食品など）の摂取は禁忌

出所）『2014年度版　U-CAN のケア実用手帳』成美堂，2013，pp.14-15. より引用

表 3 −89　不整脈の薬剤（内服薬のみ）

薬剤名	主な商品名	作用・禁忌
塩酸メキシレチン	メキシチール	頻脈性（心室性）不整脈の治療
リン酸ジソピラミド	リスモダン R	期外収縮，発作性頻拍，発作性心房細動・粗動の治療
塩酸ベラパミル	ワソラン	頻脈性不整脈の治療

出所）『2014年度版　U-CAN のケア実用手帳』成美堂，2013，p.15．より引用

表 3 −90　糖尿病治療薬（経口血糖降下薬）

薬剤名	主な商品名	作用・注意
スルホニル尿素薬	オイグルコン	インスリンの分泌を促進 **＊動悸や顔面蒼白，頭痛などの低血糖の症状に注意**
速効型インスリン分泌促進薬	グルファスト	インスリンの分泌を促進 **＊動悸や顔面蒼白，頭痛などの低血糖の症状に注意**
ビクアナイド系薬物	メトグルコ	組織でのグルコース分解促進
チアゾリジン誘導体	アクトス	糖代謝を高める
α−グルコシダーゼ阻害薬	グルコバイ	食事後の糖の吸収を阻害

出所）『2014年度版　U-CAN のケア実用手帳』成美堂，2013，p.16．より引用

表 3 −91　アルツハイマー病の主な治療薬

一般名（商品名）	作用機序	AD の適応	剤形	投与回数
ドネペジル塩酸塩（アリセプト® など）	アセチルコリンエステラーゼ阻害	軽度から高度	錠，細粒，口腔内崩壊錠，ゼリー	1 日 1 回
ガランタミン臭化水素酸塩（レミニール®）	アセチルコリンエステラーゼ阻害　ニコチン性アセチルコリン受容体への APL 作用	軽度，中程度	錠，口腔内崩壊錠，内服薬	1 日 2 回
リバスチグミン（イクセロン® パッチ・リバスタッチ® パッチ）	アセチルコリンエステラーゼ阻害　ブチリルコリンエステラーゼ阻害	軽度，中程度	貼付剤	1 日 1 回
メマンチン塩酸塩（メマリー®）	NMDA 受容体拮抗作用	中程度，高度	錠	1 日 1 回

＊ AD：アルツハイマー型認知症
出所）髙橋正彦「認知症の薬をめぐって」『認知症ケア事例ジャーナル 4 』（4），2012，p.390より引用

☆**福祉用具**：すくいやすいスプーン，エアーマット，ビーズクッション，義肢

☆**個人的な屋内外の移動と交通のための生産品と用具**：バス，車，車椅子，T 杖，回転盤

☆**コミュニケーション用の生産品と用具**：テレビ，ビデオ，録音機，人工声帯，補聴器

☆**教育用の生産品と用具**：書物，マニュアル

☆**スポーツ用の生産品と用具**：スポーツ用車椅子

☆**宗教とスピリチュアリティ儀式用の生産品と用具**：線香，蝋燭，十字架，お花

☆**無形の資産**：大工の技術，書道の技術

２．自然環境と人間がもたらした環境変化

１）ICF による枠組み

WHO が示す主な情報と観察内容を以下に示す。

主　な　情　報　と　観　察　内　容
・自然地理，植物，動物，気温，湿度，気圧，降水量，風，四季の変化，自然災害，台風，洪水，森林火災，人的災害，土壌汚染，水質汚染，大気汚染，光の強度，光の質，色彩のコントラスト，昼夜の周期，音の強度，音の質，振動，屋内の空気，屋外の空気の質など

２）観察のポイントとアセスメントツール

☆**自然地理**：山，丘，谷，平野，湖，ダム，川，小川

☆**植　物**：木，朝顔，菊，水仙，とまと，きゅうり，しそ，なすび

☆**動　物**：セラピードッグ，犬，猫，九官鳥，ハムスター

☆**降 水 量**：雨，露，雪，みぞれ，雹，あられ

☆　**風**　：微風がある，強風，風がない，空調の風が直接当たらないようにする

☆**四季の変化**：

　春を感じるような工夫：花見，お雛様，入学式，豆まき，蕗の薹

　夏を感じるような工夫：海の絵，笹飾り，七夕，紫陽花，流しそうめん，

　秋を感じるような工夫：木の実を飾る，お月見，運動会，栗拾い，落ち葉掃き，芋ほり

　冬を感じるような工夫：雪景色，クリスマス会，お正月，五平餅

表３−92　健康で快適な温熱環境を保つための提案水準

要素	提案水準	提案水準に対するコメント
温度	居室：冬18〜22℃，夏25〜28℃ 非居室：冬13〜20℃，夏26〜30℃	着衣と活動の程度に応じて左記の範囲内で調節する。暖房停止時，非暖房室の最低は15℃程度を確保したい
湿度	湿度調整を行う場合の目標相対湿度：40〜60％	体感的には50％前後が最適とされる。結露防止の観点から上限は60％とする必要がある
気流	居住域での室内気流の上限 暖房：0.15m/s 冷房：0.25m/s 夏季通風による場合は1m/s程度までを可とする	夏季通風における上限は1m/s（紙が飛ばない），または3m/s（紙の飛散を許容）程度とされる。冷房時など1m/s（扇風機を含む）間欠的気流の上限も1m/s程度
放射	表面温度の上限：40℃（暖房放熱器など人体が接触する部分の上限） 床暖房表面温度：29℃以下	皮膚表面の低温熱傷の限界は40〜45℃とされる。長時間接触の可能性がある場合にはこれより低くする

出所）　日本建築学会編『高齢者が気持ちよく暮らすには』技報堂，2005，pp.68-69より一部抜粋

☆**気　　温**：気温が高い・低い，平均気温，異常気温，施設内の温度設定。

☆**湿　　度**：脱衣所の湿度が高い・冬場は湿度が低い，冬はインフルエンザ予防のために湿度
　　　　　　を高く保つ。

☆**屋内の空気**：排泄物の臭いの消臭，排泄後は空気の入れ替えを行う，トイレに消臭剤を設置
　　　　　　する，香水の匂い。

3．支援と関係

1）ICF による枠組み

WHO が示す主な情報と観察内容を以下に示す。

主 　な 　情 　報 　と 　観 　察 　内 　容
・家族，親族，友人，知人・仲間・同僚・隣人・コミュニティの成員，対人サービス提供者，よくしらない人，保健の専門職，その他の専門職など

2）観察のポイントとアセスメントツール

☆**家　　族**：配偶者，パートナー，両親，兄弟姉妹，子，里親，養父母，祖父母，孫，との関係

☆**親　　族**：叔父，叔母，おい，めい，との関係

表 3 −93　介護者の負担感

身体的負担	栄養障害にかかわる状況 睡眠障害にかかわる状況 疲労の蓄積にかかわる状況 生活必須行動の制限にかかわる状況 ケア・医療処置のための疲労にかかわる状況
精神的不安	将来への不安にかかわる状況 被介護者との関係不良にかかわる状況 医療器具管理に対する過度の緊張にかかわる状況 介護サービス利用への心理的抵抗にかかわる状況
経済的負担	家計収入の減少にかかわる状況 介護・医療費の増加にかかわる状況
社会的負担 （介護者の親族・家族関係を含む）	親族・家族関係が不良にかかわる状況 仕事の継続が困難にかかわる状況 社会との交流が減るにかかわる状況 世間体を気にする

出所）　佐藤八千子ら監修『認知症がある人をケアする−BPSD による生活場面の困難さ』学文社，2010，p.211より一部抜粋

☆**対人サービス提供者**：介護福祉士などの介護職，との関係

☆**保健の専門職**：看護職，栄養士，理学療法士，作業療法士，医師，歯科医師，との関係

☆**その他の専門職**：生活相談員，介護支援専門員，との関係

地域で生活を継続していくためには，さまざまな人たちとのかかわりの中でどのように関係

性を形成しているのかを，本人の健康状態・家庭・地域・経済・余暇活動・生活感の領域から
アセスメントしていくことも重要になる。

表3－94　自己表現評価シート

健康の評価シート

A　健康			
1	食欲旺盛で，何でもおいしく食べている	＋1	0	－1
2	夜は熟睡でき，夜中に目が覚めたり，起こされることはない	＋1	0	－1
3	軽いスポーツで，日々の散歩など運動をしている	＋1	0	－1
4	肩凝り，頭痛，腰痛などを感じることは少ない	＋1	0	－1
5	自分の血圧，脈拍，平熱を知っている	＋1	0	－1
6	定期的に健診を受けている	＋1	0	－1
7	定期的に通院したり，毎日薬をのんでいる	＋1	0	－1
8	健康に気をつけていれば，人の世話になることはないと思っていた	＋1	0	－1
9	冗談を言ったり，笑顔を絶やさないように意識している	＋1	0	－1
10	気分の切り替えが上手である	＋1	0	－1

はい，そのとおり（＋1）　　どちらでもない0　　ちがう（－1）

家庭（家族）の評価シート

B　家庭（家族）			
1	朝や就寝時の挨拶をしている	＋1	0	－1
2	自分は家族から頼りにされている	＋1	0	－1
3	家族にねぎらいや，いたわりの言葉をよくかける	＋1	0	－1
4	結婚記念日や誕生日のお祝いをしている	＋1	0	－1
5	家族は金銭的，物質的に頼りになっている	＋1	0	－1
6	家族は心理的に頼りになっている	＋1	0	－1
7	別居している親や兄弟姉妹に相談事をよくする	＋1	0	－1
8	買い物をするときにも相談しないで，一人で決める	＋1	0	－1
9	年に1回ぐらいは家族で旅行する	＋1	0	－1
10	近所に，家族ぐるみでお付き合いをしている家がある	＋1	0	－1

はい，そのとおり（＋1）　　どちらでもない0　　ちがう（－1）

地域の評価シート

C　地域			
1	近所の人と挨拶を交わす	＋1	0	－1
2	茶飲み話をする人が近所にいる	＋1	0	－1
3	留守番や買い物を頼める人が近所にいる	＋1	0	－1
4	町や自治会の広報誌をよく読む	＋1	0	－1
5	町や自治会の行事やお祭りなどに進んで参加していた，している	＋1	0	－1

6	地域や学校の役員をしていた，している	+1	0	-1
7	地域に同級生や友人がいる	+1	0	-1
8	公民館などの催し物に参加していた，している	+1	0	-1
9	最近1〜2年間で，クラス会や同窓会に出席した	+1	0	-1
10	近くに喫茶店やくつろげる場所があったら，たまには行ってみたいと思う	+1	0	-1

はい，そのとおり（+1）　　どちらでもない0　　ちがう（-1）

経済（仕事）の評価シート

D	経済（仕事）			
1	老後のために蓄えをしている	+1	0	-1
2	医療費や介護の費用は，経済的負担になっていない	+1	0	-1
3	毎月，仕送りをするような人はいない	+1	0	-1
4	自分の自由に使えるお金が，月々1万円以上ある	+1	0	-1
5	最近1年間に家族のためのプレゼント（贈り物）を買った	+1	0	-1
6	収入になる仕事についている	+1	0	-1
7	介護と仕事（または自分の日常生活）を両立している	+1	0	-1
8	収入にならなくても仕事をしたい	+1	0	-1
9	介護や自分の生活経験を活かした仕事や活動をしたい	+1	0	-1
10	自分に見合う仕事をするために勉強をしたい	+1	0	-1

はい，そのとおり（+1）　　どちらでもない0　　ちがう（-1）

余暇活動の評価シート

E	余暇活動			
1	長く続けてきた趣味があり，継続している	+1	0	-1
2	最近1年間に，映画や観劇，展覧会に出かけた	+1	0	-1
3	楽しみに継続して見ているテレビ番組がある	+1	0	-1
4	最近1年間に旅行をした	+1	0	-1
5	毎日，新聞や雑誌，本を読む	+1	0	-1
6	昔や今の仕事仲間と雑談をすることがある	+1	0	-1
7	電話で愚痴をこぼしたり，なんでも相談できる友達がいる	+1	0	-1
8	ペットを飼っている（いた）	+1	0	-1
9	草花を育てたり，家の中に花を飾っている	+1	0	-1
10	信仰をもっている	+1	0	-1

はい，そのとおり（+1）　　どちらでもない0　　ちがう（-1）

生活感の評価シート

F	生活感			
1	毎日の生活にも，少々の無駄は必要だと思う	+1	0	-1
2	これからの人生に楽しみや生き甲斐をもちたい	+1	0	-1
3	思い出話をしたり，写真をみることが多い	+1	0	-1

4	自分は楽天的で，現在は大変だがそのうちなんとかなると思う	＋1	0	－1
5	現在の生活は充実しており，他に望むものは何もない	＋1	0	－1
6	どのような状況にあっても，身だしなみやおしゃれは必要である	＋1	0	－1
7	1～2か月毎に美容院や理髪店に行く	＋1	0	－1
8	わからないことは調べたり，聞いたりする	＋1	0	－1
9	友達はもっと多いほうがいい	＋1	0	－1
10	年賀状は20枚以上書く	＋1	0	－1

はい，そのとおり（＋1）　　どちらでもない0　　ちがう（－1）

出所）　小澤利男ら編『高齢者の生活機能評価ガイド』医歯薬出版，2006，pp.302-305より引用

　高齢となると社会とのつながりが希薄となる方が多い。そのため，現在のソーシャルネットワークの状態をアセスメントし，潜在的なニーズを引き出すことが重要となる。ソーシャルネットワーク・スケールを用いアセスメントをするとよい。

表3－95　ソーシャルネットワーク・スケール（LSNS：Lubben Social Network Scale）

1　少なくとも月に1回以上，顔を合わせる機会や消息をとりあう親戚兄弟は何人いますか？ 　　0点：0人　　1点：1人　　2点：2人　　3点：3～4人　　4点：5～8人 　　5点：9人以上
2　最も親しい親戚や兄弟との間で，実際の消息のやりとりや顔を合わせる機会はどのくらいですか？ 　　0点：月に1回未満　　1点：月に1回　　2点：月に2～3回　　3点：週に1回 　　4点：週に2～3回　　5点：毎日
3　あなたが個人的なことでも，気兼ねなく話すことができる親戚や兄弟は何人くらいいますか？ 　　0点：0人　　1点：1人　　2点：2人　　3点：3～4人　　4点：5～8人 　　5点：9人以上
4　少なくとも月に1回以上，顔をあわせる機会をもち，消息をとりあう友人は何人くらいいますか？ 　　0点：0人　　1点：1人　　2点：2人　　3点：3～4人　　4点：5～8人 　　5点：9人以上
5　最も連絡をとる友人と，実際の消息のやりとりや顔を合わせる機会はどのくらいですか？ 　　0点：月に1回未満　　1点：月に1回　　2点：月に2～3回　　3点：週に1回 　　4点：週に2～3回　　5点：毎日
6　あなたが個人的なことでも，気兼ねなく話すことができる友人は何人くらいいますか？ 　　0点：0人　　1点：1人　　2点：2人　　3点：3～4人　　4点：5～8人 　　5点：9人以上
7　重要なことを決めるときに，よく人に相談しますか？ 　　0点：全くない　　1点：めったにない　　2点：ときどき　　3点：しばしば 　　4点：ほとんどいつも　　5点：いつも
8　他の人が重要なことを決めるときに，相談されることはよくありますか？ 　　0点：全くない　　1点：めったにない　　2点：ときどき　　3点：しばしば 　　4点：ほとんどいつも　　5点：いつも

9	あなたが自分以外の家族，友人，近所の人に対して，世話などをして手伝うことがありますか？ 　　0点：全くない　　　1点：めったにない　　　2点：ときどき　　　3点：しばしば 　　4点：ほとんどいつも　　5点：いつも
10	あなたはだれと住んでいますか？ 　　0点：ひとり　　　2点：家政婦，付添婦　　　4点：子ども，親戚，友達　　　5点：配偶者

出所）　大渕律子ら『ナーシング・グラフィカ55　老年看護学―老年看護の実践』メディカ出版，2006，p.54より引用

4．態　度（利用者自身の態度ではない）

1）ICF による枠組み

　WHO が示す主な情報と観察内容を以下に示す。

主　な　情　報　と　観　察　内　容
・家族の態度，親族の態度，友人の態度，知人・仲間・同僚・隣人・コミュニティの成員の態度，権限をもつ立場にある人の態度，対人サービス提供者の態度，よくしらない人の態度，保健の専門職の態度，その他の専門職の態度，社会的規範・慣行・イデオロギーなど

2）観察のポイントとアセスメントツール

☆**家族の態度**：社会的な態度，介護に対する態度

　家族がどのように対象者のことを捉えているのかを把握することで，療養の方向性も左右される。特に継続的な介護が必要である場合は，家族の意向（態度）も重要となる。

☆**対人サービス提供者の態度**：介護福祉士などの介護職の態度，関わり方

☆**保健の専門職の態度**：看護職の態度，理学療法士の態度，作業療法士の態度，医師の態度，
　　　　　　　　　　　　　関わり方

表3－96　家族アセスメント

対象者にとってキーパソンはだれか
対象者のケアの意欲や熱意が家族にあるか
対象者と特別な関係にあるのはだれか
とくに精神的に危機状況にあるのはだれか
家族内の意思決定のダイナミックスはどうなっているのか
同居家族のほかに頼りにできる人材があるか
家族には最悪の事態に対する心の準備ができているか
家族は病院（施設や事業所）や医療者（介護者）をどのように受け止めているのか

出所）　岡堂哲雄編『家族論・家族関係論』医学書院，2013，p.148より一部引用して改変

5．サービス・制度・政策

1）ICF による枠組み

　WHO が示す主な情報と観察内容を以下に示す。

主　な　情　報　と　観　察　内　容
・消費財産生産のためのサービス・制度・政策，コミュニケーションサービス・制度・政策，社会保障サービス・制度・政策，市民保護サービス・制度・政策，保健サービス・制度・政策，保健制度など

2）観察のポイントとアセスメントツール

☆**社会保障サービス・制度・政策**：国民年金，厚生年金保険，老人福祉法，生活保護法

☆**市民保護サービス・制度・政策**：成年後見制度，高齢者虐待防止法，日常生活自立支援事業，個人情報の保護に関する法律

☆**保健サービス・制度・政策**：健康保険，国民健康保険，介護保険，後期高齢者医療制度，感染症法，予防接種法

表 3 － 97　高齢者への虐待の分類

身体的虐待	身体に外傷が生じる。また生じる恐れのある暴行など
ネグレクト（介護・世話の放棄・放任）	介護義務の拒否，食事や水を与えないなど高齢者を衰弱させるような著しい減食，長時間の放置，養護を著しく怠る行為など
心理的虐待	著しい暴言または著しく拒絶的な対応や，幼児に対するような対応，無視をするといった行動など
性的虐待	合意なく抱きしめたり，性器に触れる，性的行為を強要するなど
経済的虐待	金品や資産を無断で使用・持ち出したり・貯金をずさんに管理するなど

出所）　北川公子ら『老年看護学』医学書院，2012，pp.48-49より一部抜粋

表 3 － 98　成年後見制度の概要

1）　法定後見制度
すでに判断能力が不十分な者（認知症高齢者，知的・精神障害者等）を対象とする。判断能力の程度により，補助，保佐，後見の 3 類型の後見制度にわかれる。 〈成年後見人等の業務（後見事務）〉 ①財産管理（財産の管理に関する事務。資産・財産を管理し本人のために使う管理をする。） ②身上監護（生活，療養上に関する事務。様々な契約行為や入院契約の代行をする。具体的な生活支援をする介護行為等は含まれない。）

	補助	保佐	後見
対象者（判断能力）	被補助人（判断能力が不十分な者）	被保佐人（判断能力が著しく不十分な者）	成年被後見人（判断能力が欠けているのが常況の者）
「開始の手続き」の本人同意	必要	不要	不要
保護者	補助人	保佐人	成年後見人
監督人	補助監督人	保佐監督人	成年後見監督人
同意権の対象	申し立て範囲内の特定の法律行為	民法に定める行為	日常生活に関する行為以外

同意権の本人同意	必要	不要	不要
取消権者	本人・補助人	本人・保佐人	本人・成年後見人
代理権の本人同意	必要	必要	不要

2）　任意後見制度
　　判断能力が現在は一定以上ある方が将来のためにあらかじめ成年後見人等を選任しておく制度。

3）　未成年後見人制度
　　未成年者に対して親権を行う者がないとき，または，親権を行う者が管理権を有しないときに，法定代理人となる者を選び未成年者を守る制度。

※後見人等には弁護士や社会福祉士などの専門職や社会福祉法人などの法人も選任できる。家族や親族も後見人となれる

出所）　佐藤八千子ら監修『認知症がある人をケアする―BPSD による生活場面の困難さ』学文社，2010，p.203より引用

表3－99　日常生活自立支援事業の概要

実施主体	都道府県社会福祉協議会または指定都市社会福祉協議会（事業の一部を市町村社会福祉協議会，社会福祉法人等に委託可能）
対象者	判断能力が不十分な認知症高齢者・知的障害者・精神障害者等（契約内容が理解できる能力が必要） ※判断能力や契約締結能力に疑義がある場合は，「契約締結審査会」が審査する。
支援者	「専門員」（専任の常勤職員） 　初期相談から支援計画の策定，利用契約までを担う。 「生活支援員」（非常勤職員が中心） 　支援計画に基づいて具体的な支援を担う。
サービス内容	①福祉サービス利用援助 ②苦情解決制度の利用援助 ③行政手続きなどに関する援助 ④日常生活援助等（日常的な金銭管理，預貯金通帳の預かり）
事業の特徴	○　利用料金等は実施主体により異なる（1回1時間あたり1,000～1,200円程度）。生活保護世帯は公費助成があるため無料。契約前の相談は無料。 ○　実施主体の専門員が支援計画を立て，実施主体が認定する生活支援員が援助を行う。 ○　入院・入所した場合でも利用できる。 ○　福祉サービスに関する利用者からの苦情解決にあたることを役割とした第三者委員会である「運営適正化委員会」が，事業全体の運営監視と利用者からの苦情解決にあたっている。

出所）　佐藤八千子ら監修『認知症がある人をケアする―BPSD による生活場面の困難さ』学文社，2010，p.203より引用

第 5 節　個人因子

　個人因子 Personal Factors とは，個人の人生や生活の特別な背景であり，健康状態や健康状況以外のその人の特徴からなる（障害者福祉研究会編 2003）。

　ICF は，世界での職種を超えた共通用語として確立されたが，個人因子は ICF の分類としては含まれていない。世界にはさまざまな国があり，その国の中でも地域ごとに異なる文化や価値観がある。それぞれの国や地域により，個人のヒトがもつ情報の意味する内容が大きく異なる。個人因子はそれぞれの国や地域で考えていくことが必要になる。本著では，日本の高齢者ケアに限定をして述べることとする。

- 性別：男性または女性，不明
- 年齢：具体的な年齢，前期高齢者（65歳以上74歳未満），後期高齢者（75歳以上）
- 体力：疲れやすさなど（具体的な数値，労作との関係，疲労感の訴えなど）
- ライフスタイル：人生観，価値観，アイデンティティを反映したその方らしい生き方
- 生育歴：その方の誕生から現在に至るまでの経過
- 社会的背景：過去および現在における社会とのつながりや社会的役割
- 職業：その方が現役であった頃の職業
- 過去および現在の人生の大きな出来事：配偶者をはじめ大切な人びととの出会いや別れ
- 入院または入所までの経過：どのようなことがきっかけとなり入院または入所となったか
- その他

＜引用文献＞
明石惠子編『ナーシング・グラフィカ11　健康の回復と看護―栄養代謝機能障害』メディカ出版，2006，p.97
阿部光樹ら編『系統看護学講座―循環器―』医学書院，2009，p.123
安藤邑惠ら編『ICF の視点に基づく高齢者ケアプロセス』学文社，2009，pp.6-8，69，79-80
大久保昭行編『系統看護学講座別巻臨床検査』医学書院，2008，p.98
大渕律子ら『ナーシング・グラフィカ　老年看護学―老年看護の実践』メディカ出版，2006，p.28，54，100
岡堂哲雄編『家族論・家族関係論』医学書院，2013，p.148
小木曽加奈子『医療職と福祉職のためのリスクマネジメント』学文社，2010，pp.12，127，145
小木曽加奈子監修『看護師国家試験必修問題攻略ブック2014年度版』成美堂，2013，pp.172-176
奥宮暁子ら編『生命の再構築を必要とする人の看護2』中央法規，2000，p.140
小澤利男ら『高齢者の生活機能評価ガイド』医歯薬出版，2006，pp.18-40，213-264
加齢黄斑ドットコム　http://www.kareiouhan.com/selfcheck/（2013.12.12閲覧）
川島眞ら「搔痒の程度の新しい判定基準を用いた患者日誌の使用経験」『臨床皮膚科』56（9），2002，

pp.692-697

川西秀徳編『SEIREI 栄養ケア・マネジメントマニュアル』医歯薬出版，2007，p.43

北川公子ら編『老年看護学』医学書院，2012，pp.48-49，117，165

『厚生労働省医療安全対策検討会議報告書 医療安全推進総合対策』じほう，2002，pp.103-104

厚生労働省：健康日本21
　http://www1.mhlw.go.jp/topics/kenko21_11/top.html（2013.12.12閲覧）

厚生労働省「障害老人の日常生活自立度判定基準」平成3年11月18日　厚生省大臣官房老人保健福祉
　部長通知　老健第102-2号
　http://www8.ocn.ne.jp/~halfboil/criteria/tab-x5.html　（2013.12.12閲覧）

在宅チーム医療栄養管理研究会監修『スリーステップ栄養アセスメントを用いた在宅高齢者食事ケア
　ガイド』第一出版，2004，p.43

さくら補聴器センター：http://www.sakura-hochouki.com/kikoe02.html（2013.12.12）

佐藤八千子ら監修『認知症がある人をケアする』学文社，2012，p.19，130，203，205，211

真田弘美ら編『老年看護学技術』南江堂，2011，p.152，294

障害者福祉研究会編『ICF 国際生活機能分類―国際障害分類改訂版―』中央法規，2003，pp.3-169

照林社編『最新・転倒・抑制防止ケア』照林社，2003，p.20

ジョセフ・J・ガロ，テリー・フルマーら／井上正規監訳『医療・看護・福祉の現場で役立つ高齢者
　アセスメントマニュアル』MC メディカ出版，2006，pp.92-96

清野裕ら「糖尿病の分類と診断基準に関する委員会報告」『糖尿病』，2012，pp.485-504

関野宏明ら監修『Nursing　Selection ⑥脳・神経疾患』学習研究社，2002，p.32

全国社会福祉協議会　全国ボランティア・市民活動振興センター『はじめてのボランティア』
　http://www.zcwvc.net/（2013年12月20日閲覧）

高橋正臣監修『人間関係の心理と臨床』北大路書房，1995，pp.205-206

武田功編『PT マニュアル脊髄損傷の理学療法』医歯薬出版，2006，pp.24-28

闇橋正彦「認知症の薬をめぐって」『認知症ケア事例ジャーナル4』（4），2012，p.390

日本アレルギー学会：喘息予防・管理ガイドライン2009http://www.jsaweb.jp/（2013.12.12閲覧）

日本オストミー協会：http://www.joa-net.org/contents/knowledge/index.htm（2013.12.12閲覧）

日本介護食品協議会　http://www.udf.jp/（2013.12.20閲覧）

日本建築学会編『高齢者が気持ちよく暮らすには』技報堂，2005，pp.68-69

日本心臓財団ホームページ http://www.jhf.or.jp/a&s_info/guideline/kouketuatu.html（2013.12.12
　閲覧）

日本認知症ケア学会編『認知症ケア標準テキスト改訂・認知症ケアの実際Ⅰ：総論』ワールドプラン
　ニング，2007，pp.101-103

日本肥満学会 http:/www.jasso.or.jp/（2013.12.12閲覧）

林正健二編『ナーシング・グラフィカ15　健康の回復と看護―内部環境調節機能障害／性・生殖機能
　障害』メディカ出版，2006，p.55

プリシラら『ヘルシー・エイジング』竹花富士ら訳エルゼビア・ジャパン，2007，p.692

ヘルスケアアセスメント検討委員会監修『ヘルスアセスメントマニュアル　生活習慣病, 要介護状態
　予防のために』厚生科学研究所，2000，p.208

堀内ふき ら『ナーシング・グラフィカ26　老年看護学―高齢者の健康と障害』メディカ出版，2006,
　p.150，155

本間昭編『認知症の理解』ミネルヴァ書房，2009，pp.51-52

真鍋顕久ら「スピリチュアリティと QOL の関係に関する理論的検討」『名古屋女子大学紀要』56,
　2010，pp.41-52

溝口環ら「DBD スケールによる老年期痴呆患者の行動異常評価に関する研究」『日本老年医学会雑

誌』日本老年医学学会，30（10），1993，pp.835-840

ユーキャン学び出版ナース実用手帳研究会『2014年度版 U-CAN のナース実用手帳』2013，pp. 14-16，24，74-75，109

＜参考文献＞

朝田隆「認知症の問題行動・BPSD への対応」『老年精神医学』20（増刊号Ⅲ），2009，pp.95-101

小木曽加奈子ら「介護老人保健施設における認知症高齢者の生活機能の実態～認知症の症状に関する機能評価尺度を用いて～」『人間福祉学会』9（1）2010，pp.23-30

小澤利男ら編『高齢者の生活機能評価ガイド』医歯薬出版，2006

中島健一『認知症介護実践研修テキストシリーズ１』中央法規，2006

日本認知症学会編『認知症テキストハンドブック』中外医学社，2009

西村浩「BPSD の概念と対応：治療上の問題点」『老年精神医学雑誌』第20巻（増刊号Ⅲ），日本老年精神医学会 pp.87-94，2009

野村豊子『認知症ケアの基礎知識』ワールドプランニング，2008

真田弘美ら編『老年看護学技術』南江堂，2011

山田律子ら編『生活機能からみた老年看護過程＋病態・生活機能関連図』医学書院，2008

第4章

ケアプロセスの展開

第1節　根拠あるケアの重要性

1．エビデンス（evidence）に基づくケア

　現在，学問的な意味づけをもったケアのあり方として，さまざまな研究結果などを臨床のケアに生かすことが求められている。効果がある介入を行うためには，その介入の効果の是非を問うことが求められており，科学的な根拠に裏づけされたケアを提供することが，専門職種が行うケアとして重要となる。

　疾病の治療においては，さまざまな治験を経て，国がその治療法を認め，医療保険で実施することが可能になる。認可がされていない治療法は数多く存在することになるが，それらは，一定の基準の Evidence が確保されていないという背景をもつ。Evidence based medicine（科学的根拠に基づく医療）は，医療の現場で医療の質を均一に保つために役立っており，周知されている。Evidence based medicine として，さまざまな疾患のガイドラインも作成されており，それに基づき治療や日常生活の支援が行われている。日常生活支援には看護や介護が必要であり，Evidence based nursing（科学的根拠に基づく看護）が看護のあり方として注目され，その実施もされている。一方，介護においては，その専門職が確立された歴史も浅く，また，介護の専門職である介護福祉士においては，名称独占の免許ではあるが，業務独占ではなく，無免許でもその業務を行えるという背景があり，専門性が確立されたとは言い難い状況である。しかし，介護を必要とする対象者は増加傾向にあることが示されており，今後は，介護においても evidence を確立していくことが必要である。

　高齢者ケアは単独の職種だけで行うことはできない。さまざまな職種が協同しながらその方の QOL にむけて支援をしていくことが必要である。そのため，今迄の枠組みで対象者を捉えるのではなく，疾患を中心としたケアプロセスという考え方から，一歩すすんで考えていくことが必要である。対象者となる高齢者を捉える時に，過去・現在・未来という時間軸をもち，生命・生活・人生という視点をもち，老化や疾病によるさまざまな課題を，その人の個別性を大切にした介入により，生活行動全体に働きかけることが必要である。生活全体を視野に入れ，対象者がその人らしく充実した日々を過ごすことができるよう支援を行うことが求められる。

　これらの視点でのケアの歴史は浅く，Evidence based nursing（科学的根拠に基づく看護）や Evidence based practice（科学的根拠に基づく実践）を蓄積していくことが求められる。

２．ケアプロセス

　高齢者ケアを実践するためには，ケアプロセスが必要である。ケアプロセスは看護においては，「看護過程」と呼ばれ，介護においては「介護過程」と呼ばれている。これらのケアプロセスは，理論的でありかつ科学的な根拠に基づいたアプローチであることが求められる。高齢者ケア実践者は，ケアを必要としている高齢者に対して，心身機能・身体構造・環境因子・個人因子など，ICFの視点を用いて，対象者を包括的に捉え，今どのような状態にあるのかを総合的に判断し，必要としているケアはなにかを明確にアセスメントし，対象者のニーズに沿った援助ができる専門性を養う必要性がある。

　ケアプロセスの一連の流れとしては，① 対象者の心身の状況を観察して，現在営まれている日々の生活状態の情報を収集する，② 得られた情報を分析（アセスメント・診断）して対象者固有のニーズを明らかにする，③ 対象者の生活の質（QOL）が向上できるような計画を立案する，④ 立案された計画に沿ってケアを実施する⑤ 実施したケアを評価する，という一連のサイクル（ケアプロセス）である。

　高齢者ケアに対し「尊厳の保持」や「自立支援」等の基本理念が論じられており，高齢者を全人的に理解しケアを提供することは重要課題となっている。ICFの視点を用いて，対象者の状態をさまざまな角度から検討し，情報収集を行うことが重要である。的確な情報収集が行われなければ，対象者理解が不十分となり，ニーズを導き出すことが困難となる。高齢者ケアの対象者となる認知症高齢者は，その程度は異なるが，本人自身がニーズに気が付かないノーマティブ・ニード（小木曽加奈子『医療職と福祉職のためのリスクマネジメント』学文社，参照）の状態であることも多い。そのため，認知症高齢者のケアにおいては，情報収集やアセスメントといった事柄は非常に重要な位置を占め，一人ひとりのライフスタイルに合わせたプログラムと環境を創出することが重要となる。

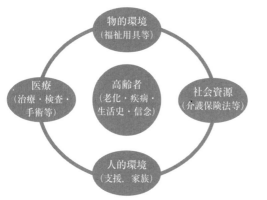

図4－1　高齢者ケアに関係するもの

出所）著者作成

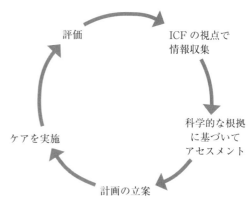

図4－2　ケアプロセスの展開

出所）著者作成

　ケアプロセスの中では，随時モニタリングを行い，すべてのケアプロセスの段階において，振り返りを行い，よりよいプランが実施できるよう修正を行うことが求められる。

1）ケアプロセスの構成要素

① ICF の視点での情報収集

　ICF の心身機能・身体構造・環境因子・個人因子などから，対象者の心身の状況のみならず，生活を包括的に捉え，情報を収集する。高齢者の QOL をめざすためには，情報収集は現在の生活にとどまらず，過去や未来の希望まで範疇が広がる。

② 科学的な根拠に基づいてアセスメント

　アセスメントは，経験や勘に頼るのではなく，科学的な根拠に基づくことが求められる。アセスメントは初期的アセスメント，焦点的アセスメント，経時的アセスメント，救命・救急アセスメントに大きく分けることができるが，高齢者ケアにおいては，経時的アセスメントを用いることが多い。さまざまなアセスメントツールを活用することも必要である。

③ 計画の立案

　アセスメントで明確になった生活課題（問題）を，どのような方法でケアを行っていくのか具体的に計画を立案することが大切である。計画の立案に際しては，長期目標（望ましい状態）と短期目標（おおよそ1ヵ月）の双方が必要である。計画はどの専門職が読んでもその計画が実行できるように，援助の具体的な内容を記す。**誰が・いつ・どこで・なにを・どのように実施するのか，**ということを記述する。計画案は，対象者の同意を得ることが原則である。

④ ケアを実施

　計画に基づいて，ケアを実施するが，対象者の病状の変化などもあり，常に対象者の安全や安楽に配慮することが求められる。また，ケア内容は必ず記録に残しておく。記録においても，**誰が・いつ・どこで・なにを・どのように実施したのか，**ということを記述する。

　ケア内容を評価する必要があるため，対象者の言動や様子なども記録に残す。

⑤ 評価

　実施したケア内容の情報を元に，計画の妥当性を検討する。ケア実践により，新たに得た情報も追加し，生活課題（問題）の達成状況を分析する。足りない情報は再度情報収集し，対象者のニーズの変化などを把握する。十分な評価を行い，必要であれば再アセスメントを行い，計画を修正する。

3．アセスメントの視点

　アセスメント（assessment）は，元来，「課税」「査定」「評価価値」「分担金」などの意味をさすが，ケアの場面では，「診断」「事前評価」の意味で用いられる。「状況に対する専門的判断や解釈のために行われる情報の収集・分析・集約・概念化のプロセス（藤崎ら 2006）」をア

セスメントと呼ぶ。以下にアセスメントの役割を紹介する。

1）アセスメント

　アセスメントとしては，①情報の収集の確認と分析をする，②ニーズを明らかにし，生活課題（問題）を導き出す，③生活課題（問題）の優先度を決定する，ことが重要となる。

　現実には，アセスメントはすべてのケアプロセスの段階に必要であり，随時モニタリングをしながら，計画の修正や新しい情報の収集と分析など，フィードバックをしながら行うことも多い。このような複雑なアセスメントを行う上で，一助となるのが，さまざまなアセスメントツールである。本書では，心身の状況を把握する「心身機能」と「身体構造」の領域の領域を「心身機能・身体構造」として，3つの領域に基づきアセスメントツールを紹介している。

2）看護職と介護職におけるアセスメントの視点

　医療保険制度や介護保険制度の施設においては，医療ニーズの高さなどが加味されて人員配置が規定されている。それぞれの病院や施設では，医師・理学療法士・作業療法士などさまざまな職種が高齢者ケアの担い手であるが，ベッドサイドケアの多くは看護職と介護職が連携を行い実践されている。それぞれの職種のもつ特性を活かしながら，高齢者を中心としてケアを展開させる必要がある。ICF のさまざまな領域からアセスメントができる基本的な力を身につけ，看護職は，医学的な知識を活用し，「心身機能」「身体構造」の側面のアセスメント力をより十分に養い，一方介護職は生活ということを主眼においた「活動と参加」「環境因子」の側面のアセスメント力をより十分に養い，両職種の協働において高齢者ケアが質の高い内容になるよう努めることが求められる。

4．優先度の考え方

　エビデンス（evidence）に基づく高齢者ケアは，以下の要素が必要になる。その対象者のさまざまな情報から優先度を考え，優先度の高い生活課題（問題）のケアを中心に提供するという考えである。高齢者ケアの場面における優先度の考え方はさまざまであるが，一般的には，マズローの基本的欲求の階層などを参考に考えることが多い。

表4－1　必要な要素

1	現在の生活課題（問題）の明確化
2	現在の生活課題（問題）に関する先行的な研究などさまざまな文献から情報を得る
3	先行的な研究から，一番適したケア方法を選択する
4	現在の生活課題（問題）への介入
5	ケアに対する評価

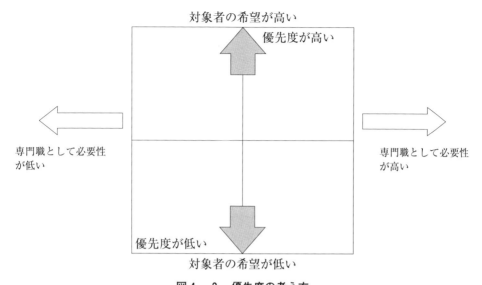

対象者の希望が高い

優先度が高い

専門職として必要性
が低い

専門職として必要性
が高い

優先度が低い

対象者の希望が低い

図4-3　優先度の考え方

マズローの基本的欲求の階層に基づく優先度の考え方の例を以下に示す。

① 生命に危険を及ぼす生活課題（問題）

② 対象者の主観的苦痛に影響を及ぼす生活課題（問題）

③ 対象者の健康に影響を及ぼす生活課題（問題）

④ 対象者のQOLに影響を及ぼす生活課題（問題）

　しかし，高齢者ケアプロセスにおいては，生活を中心に課題を考えると，その内容は多岐にわたり，対象者本人の希望と専門職が考える方向性が異なる場合も多い。そのため，生活課題を図4-3のように整理することが必要になる。右になると専門職による必要性が高い課題であり，上になると対象者の希望が高いことを示すことができる。

5．クリティカルシンキング（critical thinking）

　クリティカルシンキングとは批判的思考のことであり，何かの事象に対して，証拠，正確さ，論理，合理性，公平性に基づき，それらの事象を概念化したり，分析したり，総合判断することを意味する。エビデンスに基づくケアプロセスの展開を実践する上で，クリティカルシンキングを身に付けることが必要である。すべての対象者に，同じようにケアをすることはできない。対象者の病状や生活の仕方が異なれば，工夫が必要になり，それに合わせた柔軟な思考を行うことが求められる。また，在宅や施設での高齢者ケアにおいては，必要な衛生材料や福祉用具が不十分であることも多く，今ある資源でよりよくなるための方法を見出すことも必要である。また，クリティカルシンキングの実践には，情報を多方面から集めることも重要であり，対象者や家族との関係づくりも重要となる。看護過程の原則に沿ったクリティカルシンキング

を以下に示すが，介護職をはじめ他職種にも共通することが多いと考える。

表4－2　看護過程の原則に沿ったクリティカルシンキング

効果的にコミュニケーションを行う（聴く，話す，注意深く記録する）
自立性，機能，安楽，心身の安寧を高める（患者自身が判断する），患者のプライバシーを守る
期待された成果を明示し，ケアの決定を促すために，患者・同僚・利害関係者と連携する
系統的にアセスメントを行い，事実に基づいて結論を出す
生物的・心理的・社会的・文化的・スピリチュアルなニーズについてアセスメントを実施する
情報にアクセスし，知識やエビデンスを活用する
基準，方針，手順，倫理綱領，法律などを順守する
看護師が独断で医学診断を下すことは法律で禁じられていることを常に自覚する。しかし，看護師には患者の徴候と症状についての報告義務があり，必要に応じて指示系統を動かす流れのなかにいることも認識しておく
患者の状況に応じて柔軟にアプローチを変化させる（クリティカルシンキングは文脈や状況の変化に対して柔軟である
介入を実施（アセスメント，再アセスメント，修正，記録）する
成果を評価・報告する
患者の安全を保つ（患者に意見を述べてもらう，システム内に潜むエラーの原因の報告，安全手順の順守）
事前に考え，実践しながら考え，事後に考える（振り返り）
責任をもち，信頼を得る。実践能力を向上させ，知識とスキルを高める

出所）ロザリンダ・アルファロ・ルフィーヴァ著／本郷久美子訳『基本から学ぶ看護過程と看護診断』医学書院，2012，p.52より一部改変して引用

6．記録の方法：POS（Problem Oriented System）

　ケアプロセスの展開においては，情報収集を行い，情報のアセスメントを行い，個々の対象者に応じたプランを立案し，実施，評価するという一連の流れがある。対象者の持てる力や対象者のニーズをどのように捉えていくのかということにより，行うケアの方向性に違いが生じることとなる。記録の方式としては以下のものがある。

表4－3　システム化した記録

POS（Problem Oriented System）	問題志向型システム
POMR（Problem Oriented Medical Record）	問題志向型診療記録
PONR（Problem Oriented Nursing Record）	問題志向型看護記録

出所）内田陽子『看護過程』日総研，2008，p.18より引用

　対象者を中心としてケアを考える時，問題ではなく課題と考えケアを行う場合であっても，情報のアセスメントや実施したケアに対する評価を経時的に記録として残しておくことは重要であり，高齢者ケアプロセスにおいてもSOAPを用いるよい。SOAPは，主観的な情報（S）と客観的な情報（O）から，その情報の意味をアセスメント（A）し，計画（P）を立案する一連の流れをいう。

　POSの経過記録はSOAPの形式で行われる。＃○というひとつずつの生活課題（問題）に関して，ケア内容と対象者の反応などを記録する。

　S：Subjective……対象者の自覚症状など言動などの情報

　O：Objective……ケア実践者が行う観察，検査データ，計測値などの情報

　A：Assessment……今までの情報を加味して，今得た新しい情報のSとOから診断を行う

　P：Plan……アセスメントに基づいて，計画を立案する

表4－4　SOAPの記述の一例

生活課題として表現　＃○　糖尿病の生活療法に対しての理解が不十分であり，食事摂取量や運動量にばらつきがある			
短期ケア目標：食事摂取量・運動量を維持することで血糖値の安定が図れる			
問題として表現　＃○　糖尿病管理の欠如に関連した血糖値不安定リスク状態			
短期ケア目標：生活の留意点を守り，血糖コントロールが安定する			
○／△ 11：30	S：「なんとなくだるい感じがする」「朝ご飯はパンだったから食べなかった」 O：顔面がやや蒼白している。軽度の発汗あり。昼食前の血糖値測定の結果：62mg/dℓ A：正常値以下になっており，低血糖である P：アップルジュース200mℓを飲むよう促す。昼食の摂取状況を把握する		

表4－5　記入する際の留意点

行うべきこと	行ってはいけないこと
ケアを行う前と行ったケアを記録する前に，ほかのケア提供者が何を書いているのかをよく読む	前もって，これから行う処置やケアを書いてはいけない
問題点としてあげられたものがケアされずに放置されていないかどうか確認する	自分が実際に見ていない対象者の記録をしない
ケアを行った後はできるだけ早い時点で記録をするようにする	意味のない語句や，対象者のケアおよび観察に関係がない攻撃的な表現をしない

対象者の行動や言葉を直接引用し，患者に何が起こったのか，どのようなケアを誰がいつ実践したのか，またその反応などの事実を正しく記録する。必要に応じて，関連図や絵（例：褥瘡など），写真を貼付するなどして具体的に示すようにする	対象者にレッテルを貼ったり，偏見による内容を記録してはならない
読みやすいように書く。決められた記録の形式で記入する	「〜と思われる」「〜のように見える」といったあいまいな表現はしない
略語を用いる時は，各施設のマニュアルに記載され，認められている略語のみを用いる	施設において認められていない略語は使わない
全ての記載に日付と時刻を記入する	イニシャルで簡略化した署名は用いない

出所）石綿啓子ら「記載事例から学ぶ　SOAP 記録の書き方」『看護きろくと看護過程』日総研，2013，p.59より患者を対象者と修正し，一部抜粋して引用

第2節　生活に基づくケアの展開

1．生活行動看護モデル

　ローパー・ローガン・ティアニーによる生活行動看護モデルは，人間の生活をとらえるモデルであり，生活行動，ライフスパン，依存－自立度，生活行動への影響因子，生活の個別性の5つの要素から成り立っている。そのなかの生活行動では，ヒトが生きていくためのさまざまな12の行動を示している。また，生活行動への影響因子としては，生物学的，心理的，社会文化的，環境的，政治経済的の5つを示している（Karen ら 2006）。

表4－6　12の行動（高齢者ケアにおいて）

1．安全な環境を維持すること	内的環境：身体的，心理的な障害の原因となる外傷や疾病 外的環境：身体的，心理的，社会文化的，環境的，政治経済的変化によってもたらされるアクシデント
2．コミュニケーションすること	言語的コミュニケーション：会話，書かれたもの，電子機器 非言語的コミュニケーション：音声，顔の表情，体の身振り，体の姿勢
3．呼吸すること	呼吸に関連する解剖学と生理学（加齢に伴う変化） 呼吸に関連する情緒的な問題（喫煙に対する嗜癖） 異なる文化での健康に関する信念と習癖にかかわる，呼吸に関連する習慣 呼吸に関連する大気中の汚染物とその原因
4．食べることと飲むこと	摂食・嚥下に関連する解剖学と生理学（加齢に伴う変化，栄養状態） 摂食・嚥下に関連する情緒的な問題（拒食，アルコールに対する嗜癖） 摂食・嚥下に関連する習慣（食物群，ライフスパンに合わせた食事形態） 摂食・嚥下に関連する汚染物とその原因（添加物，アレルギー）
5．排泄すること	排尿・排便に関連する解剖学と生理学（加齢に伴う変化） 排尿・排便のコンチネンスの維持の状態（失禁や失便） トイレまでの移乗やトイレの設備 排泄援助に対する心理的負担（プライバシー）
6．身体を清潔にし，身支度を整えること	加齢に伴う皮膚の変化（乾燥，バリア機能，皮膚損傷） 清潔を保つ方法（入浴，爪と足のケア，口腔ケア，着脱） 清潔や外見に対する認識
7．体温を調整すること	末梢血管の収縮能力の低下や，悪寒閾値の低下 移動と運動の減少からくる，肥満リスク（低体温） 体温変動の際に適切な行動をとることに対する判断と決断に影響を与える障害の可能性 粗末な住居（熱と寒さに関連）
8．動くこと	動くことに関連する解剖学と生理学（骨粗鬆症，関節疾患） 筋力・筋肉量・筋緊張・移乗の状態 知性・気質・価値・信念などから動くことへの動機づけ 動くことを手助けする工夫や福祉用具

9．仕事をし，遊ぶこと	レクリエーション活動 仕事や学習のニード
10．セクシャルティを表現すること	服装のスタイル さまざまな形での言語的・非言語的コミュニケーション 家族や社会のルールや関係性
11．眠ること	サーカディアンリズム（睡眠−覚醒サイクル，体温，コルチゾール） 睡眠のパターン（ノンレム睡眠，レム睡眠） 心理的要因（不安，心配，痛み）
12．死にゆくこと	悪性新生物などによる死，加齢に伴う生理的な死

出所）Karen Holland ら編／川島みどり監訳『ローパー・ローガン・ティアニーによる生活行動看護モデルの展開』エルゼビア・ジャパン，2006，pp.57-500から著者が作成

２．生活行動モデル

　ケアが必要な高齢者の多くは，慢性疾患や健康障害を抱えていることが多く，治癒に至らない場合が多い。そのため，それらの状況を加味しながら，日々の生活に着目し，その人らしい生活を営めるように生活機能に着目したケアを行うことが必要となる。

　山田（2008）は，「生活機能とは人間が生活者としていきいきと暮らすためのもてる力とその働き」と定義をしており，基盤となる考え方として「生活行動モデル」を示している。なお，詳細は，山田律子ら『生活機能からみた老年看護過程』（医学書院）を参照して欲しい。

表４−７　「生活行動モデル」の４つの視点を大切にした老年看護の展開のあり方

1	対象者である高齢者を「身体的」「心理・霊的」「社会・文化的」なホリスティックな存在としてとらえる
2	生活を営むため不可欠な６つの生活行動「活動」「休息」「食事」「排泄」「身じたく」「コミュニケーション」にみる対象者のもてる力に着眼する
3	生活が拡充するように「生活環境」を整える
4	高齢者が築いてきた生活史の道を基盤に，豊かな人生の統合へと向かって歩んでいけるよう支援する

出所）山田律子ら『生活機能からみた老年看護過程』医学書院，2008，viより一部改変して引用

表４−８　６つの生活行動

活　　動	覚醒：サーカディアンリズムの変化による覚醒の変化，薬物による覚醒の変化 活動の意欲：意欲が伴わないと活動は単に「させられている」ことになる 活動の個人史：継続，変容，開始，引退 活動に見出す意味：熟達する喜び，新たな刺激への期待，喪失を乗り越えていく糧 活動の発展：身体的側面，心理・精神的側面，社会的側面，霊的側面

休　　息	睡眠：レム睡眠，ノンレム睡眠，睡眠パターン，総睡眠時間，睡眠効率，睡眠障害 身体的休息＆心理的休息：休めすぎている，休めていない 社会的休息：職場の役割，地域の役割，家庭の役割 霊的休息：信念，思い，信仰
食　　事	食事準備：献立の立案，食材・器材の準備，調理・盛りつけ 食欲：食欲不振，食欲過多 摂食動作：動作のプログラミング，上肢の運動機能，姿勢の保持 咀嚼・嚥下機能：咀嚼機能，嚥下機能 栄養状態：食事摂取状況，低栄養，過剰栄養
排　　泄	尿・便をためる：尿をためる，便をためる 尿意・便意：尿意，便意 排泄動作：認知機能，移動・移行動作，排泄姿勢動作，衣服の着脱動作，後始末動作，手洗い動作 尿・便の排泄：尿の排泄，便の排泄 尿・便の状態：量，回数，性状
身じたく	清潔：入浴，口腔ケア 身だしなみ：更衣，洗面・整容 おしゃれ：こだわり，個別性
コミュニケーション	手段：言語，非言語 相手：医療関係者，家族，同室者など 内容：自分のこと，自分以外のこと 目的：伝達，疎通，交換

出所）山田律子ら『生活機能からみた老年看護過程』医学書院，2008，pp.2-49から一部引用

3．ヘンダーソン理論

　看護理論に基づいたアセスメントの枠組みとして，ヘンダーソンによる14の基本的ニーズ（欲求）がある。基本的ニーズの枠組みに対して，それぞれの状況をアセスメントして，看護の必要性や方向性を明らかにするために用いられる。そのアセスメントの軸は，ニードの充足・未充足，であり，未充足の場合はその理由について明確化していくことにある（茂野 2012）。そのためにも情報を的確に捉えることが重要となり，①基本的看護の構成要素である14の基本的ニードと，②それらに影響を及ぼす常在条件と，③ニードを変容させる病的状態を丁寧にアセスメントすることが重要である（任 2009）。高齢者ケアにおいては，14の基本的ニードを捉える際に，人間としての共通的なニードと，今迄の生活歴などから形作られる「そのひとらしさ」というその人固有の価値観に基づいて形成されるバリアンスにも視野を広げていくことが求められる。そのためにも，その人というひとりの人に対する理解を深めていくことが求められる。基本的ニードに影響を及ぼす常在条件としては，年齢や性別の特徴，社会的文化的背景（情緒的安定度），その人の身体的（感覚器や運動能力など）能力，情緒の状態，知的能力（認知能力など）及びケアがなされる場などがある（任 2009）。その情報のもつ意味を

十分にアセスメントすることが求められる。

表4−9　高齢者におけるヘンダーソンの14の基本的ニーズのアセスメントの視点

14の基本的ニーズ	アセスメントの視点
1．正常に呼吸する	・呼吸状態（数・リズム・深さなど）の現状を正しく把握し，異常状態であるか否かアセスメントし，必要なケアを導き出す ・必要時リトラクション・スコアを用い，アセスメントに役立てる ・聴診器を用いて，呼吸音や気管支肺胞音を聴取し，異常状態であるか否かアセスメントし，必要なケアを導き出す ・酸素飽和度（あるいはパルスオキシメータを用いた）の現状を正しく把握し，異常状態であるか否かアセスメントし，必要なケアを導き出す ・正常な呼吸を妨げる機能障害をアセスメントし，必要なケアを導き出す ・脈拍数・緊張度・不整の有無などの現状を正しく把握し，異常状態であるか否かアセスメントし，必要なケアを導き出す ・脈拍に影響を及ぼす機能障害をアセスメントし，必要なケアを導き出す
2．適切に飲食する	・消化器系の機能障害の現状を正しく把握し，異常状態であるか否かアセスメントし，必要なケアを導き出す ・栄養吸収の機能障害の現状を正しく把握し，異常状態であるか否かアセスメントし，必要なケアを導き出す ・褥瘡予防のための栄養管理についてアセスメントし，必要なケアを導き出す ・内分泌腺の構造の機能障害の現状を正しく把握し，異常状態であるか否かアセスメントし，必要なケアを導き出す
3．身体の老廃物を排泄する	・尿路系の構造・機能障害の現状を正しく把握し，異常状態であるか否かアセスメントし，必要なケアを導き出す ・女性生殖器や男性生殖器の機能障害の現状を正しく把握し，異常状態であるか否かアセスメントし，必要なケアを導き出す ・症状から失禁の種別についてアセスメントし，必要なケアを導き出す ・腎機能が低下している場合はSeldinの病期分類などを用いてアセスメントに役立てる ・排便機能の機能障害の現状を正しく把握し，異常状態であるか否かアセスメントし，必要なケアを導き出す ・ブリストル排便スケールを用いた観察を行う ・水分・ミネラルのバランスの機能障害の現状を正しく把握し，異常状態であるか否かアセスメントし，必要なケアを導き出す
4．移動する，好ましい姿勢を保持する	・疾患から生じている身体的障害をアセスメントし，必要なケアを導き出す ・持てる力を活かした移動や移乗の状態をアセスメントし，必要なケアを導き出す ・褥瘡リスクについてアセスメントし，必要なケアを導き出す（ブレーデンスケールにてリスクの把握）
5．活動と休息をとる	・1日の生活リズムを，発病前の状態も加味してアセスメントし，必要なケアを導き出す ・日中の活動の状況と睡眠状態の双方の視点からアセスメントし，必要な

		ケアを導き出す
		• 加齢に伴う睡眠状態の変化を理解した上でアセスメントし，必要なケアを導き出す
6.	適切な衣類を選び着脱する	• ADL に応じた衣服をアセスメントし，必要なケアを導き出す
		• 衣服の着脱行為の自立度をアセスメントし，必要なケアを導き出す
7.	衣服の調整と環境の調整により体温を正常範囲内に維持する	• 体温調節機能の機能障害の現状を正しく把握し，異常状態であるか否かアセスメントし，必要なケアを導き出す
		• 体温の測定値から発熱の型（稽留熱，弛緩熱，間欠熱等），解熱の型（分利，渙散）現状を正しく把握し，異常状態であるか否かアセスメントし，必要なケアを導き出す
8.	身体を清潔に保ち，身だしなみを整え，皮膚を保護する	• 持てる力を活かした清潔行動をアセスメントし，必要なケアを導き出す
		• 爪等の機能障害の現状を正しく把握し，異常状態であるか否かアセスメントし，必要なケアを導き出す
9.	環境の危険因子を避け，また他人を傷害しない	• 療養環境をアセスメントし，必要なケアを導き出す
		• 関節可動域，筋力，筋緊張，筋の持続性の機能低下および障害の現状を正しく把握し，異常状態であるか否かアセスメントし，必要なケアを導き出す
		• 転倒・転落リスクをアセスメントし，必要なケアを導き出す
10.	他者とコミュニケーションを持ち，情動・ニード・恐怖・意見などを表出する	• 言語的・非言語的コミュニケーションの現状をアセスメントし，必要なケアを導き出す
		• 現在の状況に対する思いや不安となる誘因をアセスメントし，必要なケアを導き出す
11.	自分の信仰に従って礼拝する	• 信仰や信条・思想や生活習慣についてアセスメントし，必要なケアを導き出す
12.	達成感をもたらすような仕事をする	• 社会的役割遂行（生産的な活動）をアセスメントし，必要なケアを導き出す
13.	遊び，あるいはさまざまな種類のレクリエーションに参加する	• 気分転換，慰安，レクリエーション等の機会をアセスメントし，必要なケアを導き出す
		• 個々の生活歴に応じたレクリエーション等の可能性をアセスメントし，必要なケアを導き出す
14.	正常な発達および健康に必要な生活行動を学習し，発見をし，あるいは好奇心を満足させる	• 健康維持に対する考え方や習慣をアセスメントし，必要なケアを導き出す
		• 疾患に関する知識や理解をアセスメントし，必要なケアを導き出す
		• 疾患のコントロールや，障害とともに生きていくための方法の理解をアセスメントし，必要なケアを導き出す
		• 学習の可能性をアセスメントし，必要なケアを導き出す

出所）茂野香おる ら『基礎看護技術 I』医学書院，2012，pp.78-79をもとに著者作成

4．エコロジカル・システム・モデル

　病院完結型の医療のあり方から，施設や在宅でその人らしさを大切にしながら日常生活を送り，かつ医療サービスや介護サービスを利用する時代へ変化してきている。施設や在宅で暮らしながら既存やまた創設した社会資源を活用しながら，ケアが必要な高齢者が OQL の高い日

常生活を送れるように環境整備が必要である。ICF の視点で示されているように，高齢者を取り巻くさまざまな環境に対してもケアが必要となる。従来の支援・援助の枠組みを更に一回り大きく考え，施設職員との関わりや家族との関わり，また社会や地域との関わりなども重要である。利用者を家族の一員としてまた地域の一員として捉え，質の高い社会生活においてどのような支援・援助の体制が必要なのかをアセスメントすることが重要である。社会福祉の分野では，その手法のひとつとして C. B. Germain（ジャーメイン）と A. Gitterman（ギターマン）が発展させたエコロジカル・システム・モデルがある（平山ら 2002）。エコロジカルは，自然界で生きている状態のそのままの生態という意味をもつ。つまり，エコロジカルは，人間が生きていく上での自然環境や人間環境を統合したさまざまな環境を意味する。人間は家族，親戚，友人，同級生，職場の同僚，近隣の人びと等の人間環境と，教育，経済状態，社会的慣習等を含む社会環境のなかで生活を営んでいる。このようなひとつひとつの塊をシステムと呼び，特定の一人の人間を中心として捉え，さまざまなシステムと関わりながらケアの方向性を考えることをエコロジカル・システム・モデルと呼ぶ。エコロジカル・システム・モデルではそれぞれのひとつの単位をシステムとして捉え，そのシステムを拠点として枠組みを考える。一人のケアが必要な高齢者に対して，さまざまな職種や高齢者を取り巻く人びとがあり，それぞれのシステムに働きかけ，環境を整えることが必要である。課題（問題）のある部分は，環境を整えることによって，改善することも多い。ここでは，介護老人保健施設に入所している高齢者のエコロジカル・システム・モデルを紹介する。

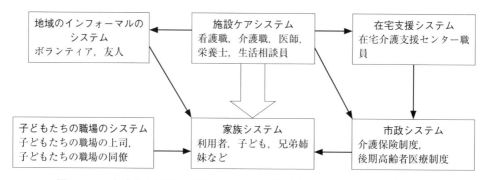

図4－4　介護老人保健施設におけるエコロジカル・システム・モデルの一例

出所）著者作成

1）高齢者ケアにおけるエコロジカル・システム・モデルの枠組み

⑴ 高齢者のもっている課題（問題）の属性

　課題（問題）がどのような原因で生じているのかを明らかにし，どのシステムに働きかけるとよいのかを判断する。（システムは単独ではなく，通常は複数のシステムである）

　また，高齢者のもっている課題（問題）は，解決または軽減が可能であるかどうかの判断も必要となる。たとえば，脊髄損傷で第6頸髄節残存である高齢者が，「リハビリをがんばって自分の足で歩きたい」という場合は，第6頸髄節残存の日常生活動作の予後としては，車椅子の駆動のレベルまでしか達することができない。このような場合は，障害の受容状態を観察することも重要となる。

　(2)高齢者の課題（問題）対処能力

　現在の高齢者の心身機能の状態を的確にアセスメントすることが重要である。高齢者の課題（問題）対処能力を判断するためには，「心身機能」と「身体構造」の領域の情報収集を行い，さまざまなアセスメントツールを活用するとよい。高齢者のもっている課題（問題）によって，必要な情報収集は異なるが，現在の課題（問題）の現象や症状を捉え，それがいかなる原因によって生じているか根拠を明らかにすることが大切である。

　(3)高齢者の課題（問題）に関連している諸システム及び高齢者との相互作用の資質

　ケアプロセスの立案の対象者によって，どのようなシステムと深い関わりがあるのか異なる。図4－4のような関連図は一例に過ぎないため，個々の高齢者に応じて関連性を考える必要がある。また，ここでは，高齢者のキーパーソンを見つけることも重要となる。キーパーソンとは，その語源「key（鍵）」と「person（人）」が示すとおり，鍵を握る人のことであり，高齢者の療養上の意思決定に重大な影響を及ぼす人のことである。キーパーソンを見つけることはどのシステムに働きかけると良いのかという指標となる。多くの場合キーパーソンは高齢者の配偶者や子どもであるが，時には友人や近隣の人であったり，キーパーソンが自分自身である場合やキーパーソン自体が見つからないこともある。高齢者の行動・態度の変化を促すためには，高齢者のみならずキーパーソンにも働きかけ，諸システムと相互作用を引き起こす意図的な介入が重要となる。

　(4)課題（問題）の解決または軽減に必要な資源

　人間の行動・態度の変化には人間に対する働きかけだけではなく，環境にも同じような働きかけが必要である。環境が整うことによって，「心身機能」「身体構造」での課題の解決や軽減が実現し，より多くの「活動と参加」につながる。たとえば，介護保険上ではさまざまな福祉用具の利用ができる。車いすや歩行器を利用することによって，活動の範囲が広がる。在宅においては，住宅改修によって安全で活動しやすい環境整備なども範疇である。ここでは，高齢者の課題（問題）の種類によって，あらゆる物的・人的社会資源を活用することを視野に入れる必要がある。「日々の生活に楽しみの機会をつくる」ということが課題の場合もある。四季を感じるさまざまな行事や地域との交流を行うためには，人的な環境と物的な環境をプログラミングすることが必要である。

⑸高齢者の課題（問題）への意欲

　高齢者自身の課題（問題）へ対しての達成意欲が，どの程度あるのかを十分アセスメントする必要がある。高齢者個々のペースに合わせた支援・援助が必要であり，ケアプロセスの過程はケア実践者のためにあるのではなく，高齢者の生活の質をあげるためにあるのだということを常に意識したい。しかし，専門職として，高齢者自身が課題（問題）へ対しての達成意欲を妨げているものは何であるかを十分アセスメントする必要がある。表面に現れる言動の背景には，高齢者個々の生活歴が関係していることもある。その上で意欲を引き出す支援・援助を行う必要がある。

２）高齢者ケアにおけるエコロジカル・システム・モデルの評価

　高齢者へのケアプロセスが，効果があったかどうかを評価することも重要である。ケアプロセスは常にモニタリング・評価・再アセスメントを繰りかえすが，エコロジカル・システム・モデルの評価のひとつとして，シングル・システム・デザインがある。平山（2002）は「シングル・システム・デザインとは，明確な目標（クライエントの限定された問題，またはクライエントの目標）に変化が起こっているかどうか何度も一定の時限で繰り返し観察・測定される一群の実証的方式を指している」と述べている。この方法は，課題の達成を評価する内容を定め，支援・援助が行われる前に一定期間，支援・援助を行う期間，支援・援助終了後一定期間のそれぞれのデータを集め，効果があったか否かを判断できる。なお，シングル・システム・デザインはさまざまなバリエーションがあり，詳細は平山の本を参考にして欲しい。たとえば，不安が強くナースコールを頻回に鳴らす終末期の患者に対して，1日10分患者と散歩をし，ラポール（信頼関係）の形成に努めるという援助を行う場合，援助前のナースコールをタイムリー的に回数をカウントし，介入後も同様に測定する。その結果，どのような変化があったか数値的に把握することができる。また，コミュニケーション障害がない場合は，フェイススケールやアナログスケールを使用しても良い。また，高齢者自身の言葉をKJ法で分類し，ケア内容を評価するなどの方法もある。ケアプロセスの評価を客観的に行うことが，ケアの質の向上のために必要である。

　なお，認知症がある高齢者についてはパーソン・センタード・ケアを用いることが必要になる。認知症になると，日常生活のさまざまな場面で困難が生じるため，本著ではそれらを紹介することが困難である。そのため，佐藤八千子ら監修『認知症がある人をケアする：BPSDもよる生活場面の困難さ』（学文社）を参考にして欲しい。

<引用文献>
石綿啓子ら「記載事例から学ぶ　SOAP記録の書き方」『看護きろくと看護過程』日総研，2013，p.59
内田陽子『看護過程』日総研，2008，p.18
Karen Hollandら編／川島みどり監訳『ローパー・ローガン・ティアニーによる生活行動看護モデル

の展開』エルゼビア・ジャパン，2006，pp.57-500

茂野香おる　ら『基礎看護技術Ⅰ』医学書院，2012，pp.78-79

任和子編『実習記録の書き方がわかる看護過程展開ガイド—ヘンダーソン，ゴードン、NANDA の枠組みによる—』照林社，2009，pp.32-103

平山尚ら『ソーシャルワーク実践の評価方法』中央法規，2002，pp.28-48

平山尚編『社会福祉実践の新潮流』ミネルヴァ書房，2002，pp.23-55

藤崎郁ら『系統看護学講座基礎看護学 2 基礎看護技術Ⅰ』医学書院，2006，p.38

山田律子ら『生活機能からみた老年看護過程』医学書院，2008，pp.2-49

ロザリンダ・アルファロ・ルフィーヴァ著／本郷久美子訳『基本から学ぶ看護過程と看護診断』医学書院，2012，p.52

＜参考文献＞

安藤邑惠『ICF の視点に基づく高齢者ケアプロセス』学文社，2009

小田正枝編『症状別アセスメント・看護計画ガイド』照林社，2011

小玉香津子編『ヴァージニア ヘンダーソン論文集』日本看護協会出版会，1989

山口瑞穂子ら『疾患別看護過程の展開』GAKKEN，2013

山田律子ら『生活機能からみた老年看護過程』医学書院，2008

六角僚子『アセスメントからはじまる高齢者ケア：生活支援のための 6 領域ガイド』医学書院，2008

第5章

事例展開

第1節　脳血管障害がある高齢者の事例（回復期リハビリテーション病院）

1．事例の紹介

1）事例の属性

氏名　Ａさん　　　男性　　　生年月日　○年11月5日　　　80歳代

診断名：脳血栓症（左前頭葉の梗塞所見）　　　家族構成：妻と2人暮らし。

　家族との関わり：Ａさんは昭和のはじめにＡ県Ｎ市に次男として生まれた。兄弟は兄一人と妹2人がいる。しかし，兄は戦争による爆撃で幼い頃に死亡している。妹2人も他県に嫁いでおり最近は全く交流がない。Ａさんは24歳で結婚し，2女をもうけ，長女は他県に住んでおり，独身で，仕事も忙しく，ほとんど実家へは帰らない。次女は同じ市内に夫と息子と住んでおり，専業主婦で実家に訪れる機会もあったが，家庭の都合で，最近働きに出ることとなり，訪れる回数が減った。そのため，妻一人でＡさんの介護を行っており，介護疲れのために体調を崩しがちである。

住所：Ａ県Ｎ市　　　職業：60歳の定年まで小学校教諭

2）現病歴と入院までの経過

　70歳頃に僧帽弁狭窄症を指摘された。心エコー上僧帽弁狭窄の程度はⅡ度で，左房内血栓があったが，内服治療にて血栓は消失していた。今まで定期的に受診していたが，この数年前より薬を飲み忘れる事が多くなった。医師より再び左房内血栓ができていると告げられたが，服薬アドヒアランスは低下したままであった。3ヵ月前，妻は友人と芝居を見に行き，夕方自宅に帰ると，居間でＡさんが倒れていた。救急車で病院を受診し，脳梗塞（脳血栓症）と診断され，血栓溶解療法を行ったが効果はほとんどなかった。Ａさんは左脳の障害により，右片麻痺およびブローカ失語となった。妻が介護疲れのために体調を崩しがちとなり，Ａさんは転院に対して拒否的であったが，介護支援専門員の勧めもあり，しぶしぶ回復期リハビリテーション病院へ入院することとなった。転院後も妻は毎日来院している。

3）既往歴

60歳頃　　高血圧を指摘されたが放置

70歳頃　　僧帽弁狭窄症を指摘され内服治療を開始する

75歳頃　　白内障を指摘され，眩しい感じや目がかすんだ感じがある

４）嗜好品

　僧帽弁狭窄症を指摘されるまで，１日に20本ほど喫煙していたが，心疾患であるという自覚から禁煙した。飲酒は付き合い程度であるが，今は飲んでいない。

５）現在の状態・治療

　スタッフ管理で，ペルジピン，ワーファリンカリウム，パナルジンを定時に内服している。また頓用として，便秘時にラキソベロンを数滴内服している。障害高齢者の日常生活自立度（寝たきり度）判定基準はランクＢである。右上肢下肢完全麻痺と身体機能の低下にて，１分ほど立位の保持ができ，立ったまま身体の向きを変えることもできる。しかし，右手がベッド柵や車椅子の手すりからずり落ちていても気づかないこともたびたびある。現在，理学療法士の実施するリハビリテーション（以下，リハビリ）で平行棒内の歩行を行っている。Ａさんはブローカ失語と構音障害があるため，流暢に話すことができず，「と・と・と・トイレ」というような発語となることが多い。また口唇筋の麻痺が強いようで，「パ行，バ行，マ行，ワ行」が特に発音しにくい様子である。落ち着いた時は比較的発語もスムーズだが，興奮してしまうと，言葉がわからなくなることが多い。そのため，人との関わりを避けている様子がみられる。

６）退院後の生活に対する家族の希望

　Ａさんは，「家に帰りたい」「家で今までのように暮らしたい」と思っている。妻は，「トイレくらいは行けるようにならないと困るから，それまではリハビリをして欲しい」と思っている。

７）発病前の生活

睡　　　眠：朝６時に起床し，23時に就寝，夜間排尿のために２回ほど起きる。

清　　　潔：毎日入浴するが，体は２日に１回ほどしか洗っていなかった。

衣　　　服：外出する場合も衣服に対しては無頓着である。

食　　　事：１日３回食事を摂る。すっぱいものは苦手で酢の物やおすしなどは食べない。

排　　　泄：排尿は10回／日（夜間２回），排便は１回／２～３日である。

活　　　動：町内会の役員を何度か行っている。

経　　　済：学校共済年金で生計を賄っている。総収入額は約300万ほどである。後期高齢者医療制度に加入しており，保険料の負担は３割である。家計は妻に任せている。

性　　　格：気難しい面があり，他人の助言をなかなか受け入れられない。

家族関係：妻に対して横柄に振る舞っている。妻はＡさんに対して非常に従順であり，身の回りの世話もすべてＡさんの代わりに行っていた。そのため，現在も自分で何かをするという意欲は低く，すぐに「オーイ」と言ってスタッフを呼ぶことが多い。

８）入院時検査所見他

　白血球数4,300／mm^3，赤血球数340万／mm^3，ヘモグロビン12.0g／dℓ，ヘマトクリット値41％，血小板22万／mm^3，空腹時血糖92mg／dℓ，総蛋白6.7g／dℓ，アルブミン4.1g／dℓ，血

172

清尿素窒素29mg／$d\ell$，クレアチニン1.2mg／$d\ell$，Na146mEq／l，Cl100mEq／l，身長156cm，体重57kg，体温35.8℃，脈拍68回／分（不整あり），呼吸数18回／分，血圧126／74mmHg，長谷川式簡易知能評価スケール（HDS-R）では22点，昼食は主食10割，副食8割，夕食は主食10割，副食10割摂取している。

9）その他

　身長および体重：身長156.0cm，体重57.0kg（入院時）

　食　　事：1,800kcal，糖質285g，蛋白質60g，脂質30g，塩分8g

　病　　室：南向きの個室であり，窓からは公園が見え四季の花が楽しめる。ベッドの高さは
　　　　　　座位になり，足底が床面に着くように調整してある。

10）入院中の様子

① 入院3日目検査所見他

白血球数3,800／mm^3，赤血球数330万／mm^3，ヘモグロビン12.2g／$d\ell$，ヘマトクリット値43％，血小板20万／mm^3，空腹時血糖89mg／$d\ell$，総蛋白6.5g／$d\ell$，アルブミン4.2g／$d\ell$，血清尿素窒素30mg／$d\ell$，クレアチニン1.4mg／$d\ell$，体温35.6℃，脈拍76回／分（不整あり），呼吸数20回／分，血圧136／78mmHg，朝食は，主食・副食ともに10割，昼食と夕食共に主食10割，副食9割摂取している。排尿10回（夜間2回），排便0回（最終排便は3日前）。

　入院した当初は，Aさんは顔をこわばらせて，スタッフの声かけに対しても無視をすることが多かった。また横柄な態度がみられ，お茶を飲む際にも怒ることが多かった（妻からお茶がぬるい時に怒ることが多いことやお茶を1日に1,000$m\ell$ほど飲むとの情報あり）。その反面，医師の回診の時は従順な態度を示していた。伝えたいことが伝わらず，本人は常に不安や怒りを抱いているようであった。なかなか言葉が出ずに，すぐにイライラしてしまうため，物に当たることも多くみられた。

　Aさんは朝5時半くらいに起きることが多く，すぐにナースコールでスタッフを呼ぶ。本人の強い希望で個室であるため，スタッフは本人の希望するように，パジャマから日常衣へ交換を手伝う。Aさんは声かけがないと全く動こうとしない。着替えに関しては，一部介助の状態ではあるが，着替えに関する意欲は低く，全介助になることが多い。

　入院したその日に一人でトイレへ行こうと，ベッドからAさん専用の車椅子へ移動したときに，車椅子のブレーキがかかっておらず，車椅子が動いてしまい，転倒した。左臀部に内出血と痛みがあるものの，骨折に至ることはなかったが，それ以来，移乗する際は必ずケアスタッフを呼び，ベッドから車椅子への移動は介助で移乗するようになった。モーニングケアが終わると，Aさんは食事が待ちきれず，左手と左足を使用して，車椅子を自走し，食堂の方へ向かう。普段は意欲的ではないが，食べることに対しては意欲がある様子。Aさんは右利きではあ

るが，もともとは左利きを矯正して右利きとしていたため，左手で箸を用い食事を摂っている。しかし，支える方が不便であるため，食事の際に滑らない皿など福祉用具を用いている。上下とも部分義歯はあるものの，食事は普通食であり，急いで食べてしまうことが多く，途中で誤嚥することもたびたびある。また，食器の配置を変えないと右側の食事を食べ残すことが多い。朝・昼食後の歯磨きを促すが，習慣がなく拒否している。今でも歯磨きは夕食後だけである。Aさん自身で歯を磨くため，磨き残しが目立ち，会話時に口臭がある。

　Aさんの病室内にはトイレがないので，スタッフは病室に近いトイレでの排泄を促すが，Aさんはそれを拒否し，自分の部屋のポータブルトイレで排泄を一部介助で行っている。ポータブルトイレに座る際に，足をフットレストにのせたまま立ち上がろうとし転倒しそうになったこともある。尿意後に車椅子への移乗と移動に時間がかかり，尿失禁をすることがしばしばあるが，大きめのショーツに尿取りパッドを用いているため，他に汚染することはない。入浴を火曜日と金曜日の午後14時頃にチェアー浴で計画をしているが，拒否をすることが多い。また，入浴の際も，自分で洗う行動はなく，泡立ったタオルをAさんに渡しても，その場に捨ててしまう。皮膚が乾燥しているためか，背中や腹部に痒みがある。

　他の患者とはほとんど交流がなく，リハビリを生活の中心としているが，食後は病室へ戻り，一人でテレビを見ていることが多い。時代劇を見るのが好きである。毎日日替わりで季節を感じられるようなレクリエーションプログラムが行われているが，スタッフが誘っても全く興味を示さず，レクリエーションに誘ったスタッフに対して，「子どもだましみたいなことができるか」といったこともある。しかし，理学療法士が実施するリハビリには意欲がある。理学療法士からは「普段の生活のなかにもリハビリをもっと取り入れることが必要」との提案があるが，日常では自分から何かをするということはほとんどない。

　Aさんは20時には就寝する。巡視ではAさんは廊下にも聞こえるぐらいのいびきをかいているが，妻は「ここにかわってから眠れていない様子です。大丈夫でしょうか」と訪問時に心配そうにスタッフに話している。

　② 入院 7 日目検査所見他

　白血球数3,600／mm³，赤血球数320万／mm³，ヘモグロビン11.2g／dℓ，ヘマトクリット値40％，血小板21万／mm³，空腹時血糖94mg／dℓ，総蛋白6.6g／dℓ，アルブミン4.0g／dℓ，血清尿素窒素31mg／dℓ，クレアチニン1.3mg／dℓ，体温36.6℃，脈拍72回／分（不整あり），呼吸数20回／分，血圧156／98mmHg，朝食は，主食・副食ともに10割。昼食は主食10割，副食 8 割，夕食は主食10割，副食 9 割摂取している。排尿12回（夜間 3 回），排便 1 回（コロコロとした固い便）。

２．ICF の３領域での情報

＜心身機能・身体構造＞

① 精神機能など	• 気難しい面があり，他人の助言をなかなか受け入れられない • 入院した当初，顔をこわばらせてスタッフの声かけに対し無視することが多かった • 妻やスタッフに対して横柄な態度がみられる • 医師の回診の時は従順な態度を示す • お茶がぬるい時に怒ることが多い • 伝えたいことが伝わらないと不安や怒りを抱く • なかなか言葉が出ずに，イライラしてしまうと物に当たることが多い • 食べることに対しては意欲がある • 声かけがないと全く動こうとしない • 着替えに関する意欲は低い • 廊下にも聞こえるぐらいのいびきをかいて寝ている
② 感覚機能と痛みなど	• 75歳頃に白内障を指摘され，眩しい感じや目がかすんだ感じがある • 右片麻痺がある • 右手がベッド柵や車いすの手すりからずり落ちても気づかない事もたびたびある • 患側の空間無視がある • 転倒後左臀部に痛みがある • 背中や腹部に痒みがある
③ 音声と発話の機能など	• ブローカ失語がある • 構音障害がある • 「と・と・と・トイレ」というような発語となることが多い • 口唇筋の麻痺が強く「パ行，バ行，マ行，ワ行」が特に発音しにくい様子である • 興奮してしまうと言葉がわからなくなることが多い
④ 心血管系・血液系・免疫系・呼吸器系の機能など	• 60歳頃に高血圧を指摘されたが放置 • 70歳頃に僧房弁狭窄症を指摘され内服治療を開始する • 左房内血栓の存在 • 脳梗塞（脳血栓症） • 入院時血圧126／74mmHg，入院３日目136／78mmHg，入院７日目156／98mmHg • 入院時呼吸数18回／分，入院後は20回／分 • 入院時脈拍68回／分，入院３日目76回／分，入院7日目72回／分（いずれも不整あり） • 入院時 白血球数4,300／mm³，赤血球数340万／mm³，ヘモグロビン12.0g／dℓ，ヘマトクリット値41%，血小板22万／mm³，入院後もほぼ変化なし
⑤ 消化器系・代謝系・内分泌系の機能など	• 身長156cm，体重57kg • 入院時総蛋白6.7g／dℓ，アルブミン4.1g／dℓ，入院後もほぼ変化なし • 入院時空腹時血糖92mg／dℓ，入院後もほぼ変化なし • 上下とも部分義歯はあるが，食事は普通食 • 急いで食べてしまうことが多く，途中で誤嚥することもたびたびある

	・食事摂取量は3食とも主食・副食10割～8割である ・食器の配置を変えないと右側の食事の食べ残しが多い（ほぼ食事は食べている） ・会話時に口臭がある ・発病前の排便は1回／2～3日である ・便秘時にラキソベロンを数滴内服している
⑥ 排尿・性・生殖の機能など	・入院時血清尿素窒素29mg／$d\ell$，クレアチニン1.2mg／$d\ell$，入院後もほぼ変化なし ・入院3日目排尿10回／日（夜間2回），入院7日目排尿12回／日（夜間3回） ・尿意はある ・車椅子への移乗と移動に時間がかかり，失禁することがしばしばある ・夜間排尿のために2回～3回起きる ・残尿感などの情報はない
⑦ 神経筋骨格と運動に関する機能など	・右上肢下肢完全麻痺 ・障害高齢者の日常生活自立度（寝たきり度）判定基準はランクBである ・右上肢下肢完全麻痺と身体機能の低下にて，立位の保持が1分ほどできる ・立ったまま身体の向きを変えることもできる ・理学療法士の実施するリハビリでは平行棒内の歩行を行っている ・転倒したが，骨折には至らなかった
⑧ 皮膚および関連する構造の機能など	・左臀部に内出血がある ・大きめのショーツに尿取りパッドを用いている ・褥瘡の情報はない ・皮膚が乾燥している

＜活動と参加＞

① 学習と知識の応用	・Aさんは声かけがないと全く動こうとしない ・テレビでは時代劇を見るのが好きである ・医師の回診の時は従順である ・お茶がぬるいとスタッフに対して怒る ・朝5時半くらいに起きることが多く，すぐにナースコールでスタッフを呼ぶ ・Aさんは，「家に帰りたい」「家で今までのように暮らしたい」と思っている
② 一般的な課題と要求	・本人の強い希望で個室である ・朝5時半に起きるとスタッフにパジャマから日常衣への交換を希望する ・食後は病室へ戻り一人でテレビを見ていることが多い ・PTが実施するリハビリには意欲がある
③ コミュニケーション	・流暢に話すことができない ・落ち着いた時は比較的発語もスムーズである ・Aさんが興奮してしまうと，言葉がわからなくなることが多い ・人との関わりを避けている様子がみられる
④ 運動・移動	・ベッドから一人で車椅子へ移動したときに，車椅子のブレーキがかかっていないため，車椅子が動いてしまい，転倒したことがある ・転倒以来ベッドから車椅子へ移乗する際にはスタッフを呼び，介助で移乗する

	・モーニングケアが終わると，食事が待ちきれず，左手と左足を使用して，車椅子を自走し，食堂へ向かう ・ポータブルトイレに座る際に，足をフットレストにのせたまま立ち上がろうとし転倒しそうになったこともある ・チェアー浴ができる ・日常ではほとんど自分から何かをするということはない
⑤ セルフケア	・スタッフによりモーニングケアを行う ・着替えは一部介助の状態ではあるが意欲が低く，全介助になることが多い ・食事は食堂で食べる ・Ａさんは右利きではあるが，もともとは左利きを矯正して右利きとしていたため，左手で箸を用いて食事を摂れる ・急いで食べてしまうことが多く，途中で誤嚥することもたびたびある ・食器の配置を変えないと右側の食事を食べ残すことが多い ・すっぱいものは苦手で酢の物やおすしなどは食べない ・お茶は1日に1,000mℓほど飲む ・朝・昼食後の歯磨きを促すが習慣がなく拒否している ・夕食後は自分で歯を磨くが，磨き残しが目立つ ・スタッフは病室近くのトイレでの排泄を促す ・自分の部屋のポータブルトイレで排泄を一部介助で行う ・チェアー浴を拒否することが多い ・入浴の際も，自分で洗う行動はなく，泡立ったタオルをＡさんに渡しても，その場に捨ててしまう ・スタッフの管理で薬を定時に内服している
⑥ 家庭生活	・南向きで窓から四季の花が楽しめる公園がみえる個室 ・部屋にはポータブルトイレが設置してある（病室内にはトイレがない） ・左手で箸を使う ・滑らない皿など福祉用具を用いる
⑦ 対人援助	・スタッフはトイレでの排泄を促すが，Ａさんの意向に応じて自分の部屋のポータブルトイレで排泄を一部介助で行っている ・妻は毎日来院している ・長女や次女の情報はない ・妹2人との交流はない
⑧ 主要な生活領域	・身の回りの世話はすべて妻がＡさんの代わりに行っている ・家計は妻に任せている ・病院内でのレクリエーションプログラムへ全く興味を示さず参加しない
⑨ コミュニティライフ・社会生活・市民生活	・発病前は町内会の役員を何度か行っている ・他の患者とはほとんど交流はない ・病院内で行われるレクリエーションに誘うが，全く興味がない様子である ・レクリエーションに対して「子どもだましみたいなことができるか」といった

＜環境因子＞

① 生産品と用具	• 僧帽弁狭窄症を指摘されるまで，1日に20本ほど喫煙していたが，心疾患であるという自覚から禁煙した • 飲酒は付き合い程度であったが，今は飲んでいない • ペルジピン（降圧剤） • ワーファリンカリウム（抗凝固薬） • パナルジン（血小板機能を低下させる） • ラキソベロン（緩下剤） • 1日1,800kcal，糖質285g，蛋白質60g，脂質30g，塩分8g • 上下とも部分義歯がある • お茶は熱いものを好む • お茶を1日に1,000mlほど飲む • 食事では左手で箸，支える側に滑らない皿など福祉用具を用いる • 自分の部屋にはポータブルトイレがある • 車椅子はAさん専用である • ナースコール • 大きめのショーツと尿取りパッド • ベッドの高さは座位になり，足底が床面に着くように調整してある
② 自然環境と人間がもたらした環境変化	• 病室の窓からは，公園が見え四季の花が楽しめる • 季節を感じられるようなレクリエーションプログラムが行われている • 自分の部屋にポータブルトイレがあるため，臭気がこもりやすい
③ 支援と関係	•「トイレくらいは行けるようにならないと困るから，それまでは病院でリハビリをして欲しい」と妻は思っている • 横柄な態度がみられるが，妻やスタッフは支援している • 他の患者とはほとんど交流はない • 食後は病室へ戻り，一人でテレビを見ていることが多い • 妹2人との交流はない • 妻一人でAさんの介護を行っている • PTからは「普段の生活の中にもリハビリをもっと取り入れることが必要」と提案されている • 本人の強い希望で個室であり，本人の希望するように援助を行っている • 着替えに関しては一部介助の状態であるが，全介助になることが多い • 自分で何かをするという意欲は低く，すぐに「オーイ」と言ってスタッフを呼ぶことが多い
④ 態　　度	• 妻はAさんに対して非常に従順であり，身の回りの世話もすべてAさんの代わりに行っている • 妻は「ここにかわってから眠れていない様子です．大丈夫でしょうか」と訪問時に心配そうにスタッフに話している • 妹2人も他県に嫁いでおり最近は全く交流がない
⑤ サービス・制度・政策	• 学校共済年金 • 後期高齢者医療制度（保険料の負担は3割） • 介護保険制度（要介護3） • 感染症法（インフルエンザの予防接種等の情報はない） • 総収入額は約300万ほどである

3．ICF を用いた情報・アセスメント・統合

日常生活行動	ICF を用いた情報			日常生活行動の視点における アセスメント	統合 領域を超えた解釈と [持てる力]	看護問題
	心身機能・身体構造	活動と参加	環境因子			
活動	〈バイタルサインの推移〉 |	KT	BP	R	P | |入院日|35.8|126/74|18|68| |3日目|35.6|136/78|20|76| |7日目|36.6|156/98|20|72| ・脈拍は不整脈がみられる ・60歳頃に高血圧を指摘されたが未放置 ・70歳頃に僧房弁狭窄症を指摘され内服治療を開始 ・左房内血栓の存在 ・脳梗塞（脳血栓症） ・障害高齢者の日常生活自立度判定基準でランク B2 ・右上肢下肢完全麻痺 ・身体機能の低下にて、立位の保持が1分ほどでできる状態 ・右手がベッド柵や車椅子の手すりから落ちても気づかないこともたびたびある ・立ったまま身体の向きを変えることができる ・着替えに関しては、一部介助の状態ではあるが、着替えに関する意欲は低く、全介助になることが多い	・スタッフの管理する薬を定時に内服している ・左手と左足を使用して、車椅子を自走できる ・食器の配置を変えないと右側の食事を食べ残すことが多い ・PTの実施するリハビリで平行棒内の歩行を行う ・もともと左利きを右利きに正して箸で食事を摂っていた ・食後は病室へ戻り一人でテレビを見ていることが多い ・日常ではほとんど自分から何かをするということはない ・Aさんは「家に帰りたい」「家で今までのように暮らしたい」と思っている ・一人でベッドから車椅子へ移動しようとしたときに、移動中の車椅子のブレーキをかけず、転倒したことが多々ある。それ以降、ベッドから車椅子へ移乗する際にはケアスタッフを呼び介助で移乗する ・ポータブルトイレに、足をフットレストにのせたまま立ち上がろうとし、転倒しそうになったこともある ・スタッフは病室に近いトイレでの排泄を促すが、Aさんはそれを拒否し、自分の部屋のポータブルトイレで	・ベルジピン（降圧剤） ・ワーファリンカリウム（抗凝固剤） ・バネトールジン（血小板機能を低下させる） ・移乗には車椅子を用いる。車椅子はAさん専用である ・もともと右利きとして箸を使用し、左手で箸を使いにくい食事を摂っている ・PTから、普段の生活にリハビリを取り入れることが必要と提案されている ・ベッドの高さは座位で足元の床面に着くように調整している ・自分で何かをするという意欲は低く、すぐに「オーイ」とスタッフを呼ぶことが多い ・横柄な態度に対し、まやスタッフは回診時に行う ・医師は回診時に行う ・定年まで小学校の教諭 ・妻はトイレくらいは行けるようにならないと困るから、リハビリをして欲しいと思っている ・現在、Aさん及び家族	・高血圧の既往があり、現在も入院中である。収縮期血圧が150代となることもあり、今後も継続して数値だけでなく自覚症状を併せて観察していく必要がある。また、脳梗塞の原因は僧房弁狭窄症による左房内血栓であり、現時点で不整脈がみられることから、左房内血栓が再度生じる可能性が高い。抗凝固剤等の服薬アドヒアランスを保つ必要性があると考える ・障害高齢者の日常生活自立度判定基準でランク B2は、屋内での生活は何らかの介助を要し、日中もベッド上での生活が主体で、座位は保持できる。つまりベッドにて車いすに移乗でき、日常生活全般に援助が必要である状態。日常生活を車椅子で自走していることから、日常生活はほとんどPTによるリハビリの内容が活動以外の生活全般において、自ら行う意欲が低い。このような状況は身体機能が低下する可能性が高い。現在ある身体機能を維持するためにはベッドサイドでも筋力を上げるしくリハビリを本人の意向に取り入れ、ある自宅での生活を意識することで、リハビリ以外での生活への活動性を高め、健側の筋力維持・増進に取り組めるよう、現在より ADL の拡大を図れると考える ・転倒経験を踏まえた行動ができておらず、日常生活全般において危険回避が出来ている。見守りのもと自分で行うことが出来ている。見守りつつは時間がかかっても自身でできるところはリハビリであり、自宅での生活に欠かせないと認識してもらう必要がある	・高血圧や僧房弁狭窄症のため、薬物によるコントロールが不十分であると、再脳梗塞（脳血栓症）の可能性が高い。そのため、服薬アドヒアランスを保つことが重要となる。これらの薬剤により、左房内血栓形成の可能性が低くなるが、出血傾向を助長するため、軽微な外力によっても容易に出血を招きやすいと考えるため、排便時に過度な怒責をかけることのないように留意する ・定時でのバイタルサインの推移と、自覚症状を確認し、必要性がある危険い [持てる力] ・転倒後はその経験を認識させ、自分一人で移乗をせず、介助で移乗している。移乗したいときは、ナースコールでスタッフを呼べる ・PTによるリハビリでは、平行棒を用いた歩行練習を行っている ・健側上肢は、機能低下はみられず、健側で使えるところまでは自身で行い、半側空間無視の状況によっては麻痺側の安全を確認しながら、立位から車椅子への移乗を	＃1 身体能力的に健側を動かす能力があるにもかかわらず、健側を使った日常生活動作や活動性の高いリハビリを行っておらず、生活リズムが不活発となり、身体機能低下を招く危険性が高い −1 −2 活動性が低く、臥蝓動く、運動が十分に行えていない可能性がある −3 日々の生活が不活発発になり、日間の睡眠を妨げる可能性がある −4 右麻痺および患側の空

日常生活行動	ICFを用いた情報			日常生活行動の視点におけるアセスメント	統合　領域を超えた解釈と[持てる力]	看護問題
	心身機能・身体構造	活動と参加	環境因子			
	・転倒により左臀部に内出血が生じたが、骨折には至らなかった ・白内障がある ・眩しい感じがある	・排泄を一部介助で行っている ・現時点では退院後の調整は行われていない	・がどれくらいの情報を持ち、どのような意向があるのかが不明である	・転倒・転落アセスメントスコアシートで16点は、危険度Ⅲの転倒・転落をよく起こすレベルであり、再度転倒するリスクが高い。そのため安全な行動が取れているかスタッフが見守り、移乗等の不安定な部分の一部介助を行い、転倒への留意と共に自立を阻害しない関わりが必要と考える ・現在、ポータブルトイレでの排泄を行っているが、本人の意向である自宅での生活にあたり昼はトイレで排泄できることを希望しており、日中だけでもトイレでの排泄に取り組んでいく必要がある	・部分介助で行う等、日常生活において段階的に自立度を上げていく必要がある。また、元小学校教諭を40年以上続けてこられたことを考慮し、援助での声かけも要めるのではなく、出来ることを認める場面で示し、日常生活の場面でできることを増やし、活動性を高めることでADLの拡大につながると考える	間失認があり、転倒転落の危険性がある
休息	・80歳代 ・朝5時半くらいに起きる ・20時には就寝する ・夜間排尿により覚醒するがその後の不眠の訴えに関する情報はない ・廊下にも聞こえるぐらいのいびきをかいて寝ている ・本人から睡眠に関する情報はない ・お茶を1日に1,000mlほど飲む ・夜間排尿のために2～3回起きる ・発病前の夜間排尿の情報はない	・日中はトイレ、食事、PTによるリハビリ以外は、自ら動こうとすることはなくベッド上で過ごすことが多い ・食後は居室へ戻り一人でテレビを見ていることが多い ・Aさんは声かけがないと全く動こうとしない ・レクリエーションの参加を促すが、興味がない様子である。一度も参加したことはない ・レクリエーションに対して「子どもだましみたいなことができるか」と言ったこともある ・施設内での奉仕作業の参加に関する情報はない	・妻は「ここにかわってから眠れていない様子です。大丈夫でしょうか」と心配し、スタッフに話している ・自分で何かをするという意欲は低く、すぐに「オーイ」とスタッフを呼ぶことが多い ・居室の窓から公園が見え四季の花が楽しめる ・季節を感じられるレクリエーションプログラムが行われている	・妻から、環境の変化による不眠や熟睡感が得られていないとの情報があるため、Aさんから情報を得ていく必要がある ・現在は、ベッド上の生活を主としており、食事・トイレ・リハビリ時以外は、ベッドから離れることがなく、日中の活動量の少なさが夜間の睡眠を及ぼしている可能性もある。ADLの状況によるが、退院後は自宅で過ごすと考えるのであれば、離床を進める必要があり、日常生活での活動性を高めることにも、生活リズムを整えていくことが必要である ・いびきは舌根の沈下や呼吸状態の不良から生じている可能性もあり、Aさんにとって、熟睡状態が得られていない状況も考えられる ・加齢に伴う生理的な腎機能の低下により、夜間排尿があると考えられる。ポータブルトイレへの移動のために、夜間の睡眠を妨げているので、飲水時間を把握し、夜間排尿時間を把握することで、夜間排	・Aさんは転倒に対する不安もあり、現在は一部介助で行っている。スタッフが見守りのもと、自身でできることを行えるように、移乗の際は車椅子のブレーキやフットレストがあるかを一緒に確認し、麻痺側の空間無視や空間確認の状況も含め、安全に移乗する支援が必要である。日常生活での活動性を高める生活になる事で、良質の休息につながる →健側上肢の機能が十分ある ・立位の保持が1分ほどできる ・立ったまま身体の向きを変える ・立ち上がりともにできる ・食事、リハビリは意欲的に行うことができる	

食事		

〈血液検査による栄養状態〉

	TP	Alb	Hb	FBS
入院日	6.7	4.1	12.0	92
3日目	6.5	4.2	12.2	89
7日目	6.6	4.0	11.2	94

- 体重57.0kg、身長156.0cm（入院時）
- 右上肢下肢完全麻痺
- 右手がベッド柵や車椅子の手すりから手が落ちても気づかないことが時々ある
- 食事中誤嚥することもたびたびある
- 眩しい感じや目がかすんだ感じがすることがある

〈障害高齢者の日常生活自立度（寝たきり度）判定基準〉
はランクBである

- 上下とも部分義歯がある
- 食べることに対しては意欲がある
- モーニングケアが終わると、食事を待てられず、左手と右足を使用して、車椅子を自走し、食堂へ向かう

〈食事摂取量の推移（10：全量）〉

	主	副
入院当日昼	10	8
入院当日夜	10	10
入院3日目朝	10	10
入院3日目昼	10	9
入院3日目夜	10	9
入院7日目朝	10	10
入院7日目昼	10	8
入院7日目夜	10	9

- お茶は1日1,000mlほど飲む
- Aさんは右利きだが、もともと左利きを矯正していて右利きとしていたため、左手で箸を用いて食事ができる
- 食器の配置を変えないと右側の食事を食べ残すことが多い
- 妻から、お茶がぬるいときの情報を怒ることが多いいとの情報がある
- すっぱいものは苦手で酢の物やおすしなどは食べ べない

- 普通食、1,800kcal、蛋白質60g、糖質285g、蛋白質30g、塩分8g、脂質30g
- 僧帽弁狭窄症を指摘されるまで、1日に20本ほど喫煙していたが、心疾患であるという自覚から禁煙した
- 飲酒は付き合い程度であるが今は飲んでいない
- 食事は食堂で食べ、滑らない皿など福祉用具を用いる
- お茶は熱いものを好む
- お茶を1日に1,000mlほど飲む
- ナースコール

- 栄養状態は TP・Alb も基準値範囲内であり、BMI も23.42は「標準」に該当しており、栄養状態は悪くはない
- 食事の食べ残しは（視野に入っていない）、空間無視のためあり、食器の配置を変えれば、8割以上摂取できていることから食べる意欲もあるので、患側へ注意し、摂取状況を観察していく
- Aさんの Hb は、成人男性の基準値が13.5-17.6に対して低値ではあるが、現時点で日常生活に支障は生じていない。加齢に伴い、造血機能や消化器系の機能の低下などによって高齢者は鉄欠乏性貧血になりやすい。今後も自覚症状と検査データを把握する必要がある
- 食事を食べるスピードが速いことから食事中の誤嚥がみられることから、安全に食事摂取が行かない。そのため、正しい姿勢の保持や、食事を食べる速さを抑えるような声かけや、誤嚥を予防した食べやすい食事形態への変更も栄養となる必要がある
- 1日に必要な水分量は25mℓ×57.0kg＝1,425〜1,710mℓであり、やや水分摂取量が不十分であると考えられる。自力摂取ではほぼ全量食べることができる
- 摂食・嚥下の状態は、口への取り込み、口唇の発音が不十分である。咀嚼や食堂音の発音が不十分を合わせ、口腔の状態も合わせ、必要時食事前に嚥下体操などを行い、唾液の分泌を高

- 尿を最小限にするよう調整が必要である
- 加齢に伴う睡眠パターンの変調は年齢的に避けられず、中途覚醒や早期覚醒がAさんに精神的な負担となっている。Aさんはまた睡眠障害につながる不安等がないか、Aさんと妻から情報を得ていく必要がある

- 発病前の状態と比べると、麻痺もあり、ADLの低下を考慮すると今まで通りの生活を再開することは難しい。そのため、退院が近づいたら介護保険を利用できるよう介護保険制度への理解を深め、介護支援専門員と連携を図る必要がある
→持てる力
- Aさんは、「家に帰りたい」「家で今までのように暮らしたい」と思っている
- おいしく食事を摂取することは生きる意欲にもなる。また、患側の空間無視があるため、そして誤嚥性肺炎予防のために口腔内の清潔保持を理解してもらう必要がある
→持てる力
- 食事は左手で箸を用いて、自力摂取ではほぼ全量食べることができる
- 夜間の排尿回数が増加すれば睡眠を妨げる機会が増える。1日の必要な水分量を確保

#2
「食べよう」という意欲があり、食事動作は行えるが、誤嚥もあり、口腔内衛生が保持できていないことで誤嚥性肺炎のリスクが高い

-1
患側の空間無視があるため、右側の食事が食べ残しがある

-2

181

日常生活行動	ICFを用いた情報 心身機能・身体構造	ICFを用いた情報 活動と参加	ICFを用いた情報 環境因子	日常生活行動の視点におけるアセスメント	統合 領域を超えた解釈と[持てる力]	看護問題
排泄	〈血液検査による腎機能〉 　/　BUN／Cr 入院日　29／1.2 3日目　30／1.4 7日目　31／1.3 ・尿意はある ・障害老人の日常生活自立度（寝たきり度）判定基準はランクBである ・車いすへの移乗や移動に時間がかかり、失禁をしばしばある ・夜間排尿のために2回ほど起きる ・発病前の排便は1回／2～3日である ・右上肢下肢完全麻痺 ・右手がベッド柵や車いすの手すりから落ちても気づかない事もあり気にとめびびる事もある ・患側の空間無視がある ・右片麻痺と身体機能の低下にて、立位の保持が1分はどうにか状態であったまま向きを変えることもできる	〈排尿・排便状況〉 　/　尿 日中(夜間)／便／便性状スケール 3日目　10(2)／0／- 7日目　12(3)／1／1 ・部屋にはポータブルトイレが設置してある（居室内にはトイレがない） ・排泄を一部介助で行う ・夜間は2回～3回ポータブルトイレを使用する ・スタッフはトイレでの排泄を促すが拒否することが多く、本人の希望するように援助を行っている ・ポータブルトイレに座る際に、足をフットレストに取りハンドリをもっと転倒しそうになったりレベルで車椅子に帰るとらっから困ると思っている ・PTからは「普段の生活にリハビリを取り入れることが必要」と提案をしている ・ベッドから車椅子へ移乗する際にはスタッフを呼び、一部介助で移乗し、車椅子を自走できる	・失禁があるため、めの尿取りパッドを常時着用 ・便秘の時にはラキソベロン（緩下剤）を用いるが、その頻度の情報はない ・病室にはポータブルトイレがあり、臭気がこもりやすい ・妻は自分でトイレくらいは行けるようになるなら、それまでは家に帰ってもらったら困ると思っている	め、摂食環境を整え、咽頭通過・食道への送り込みの状態を確認していく必要がある。また水分が多く含む食品やお茶でむせが起こり、誤嚥するため、Aさんに適した食事形態の再考が必要である 〈排尿〉 ・腎機能は、成人男性の正常値がBUN 9-21, Cr0.65-1.09と比べべやや高値である。夜間の排尿もあることから、加齢に伴い、腎機能が低下していると考えられ、今後も排尿状態と検査データを把握していくことが必要である。失禁の多くは、身体的な不自由さから生じている（トイレに間に合わない）ことが考えられる。そのため、尿意によるトイレ誘導のみでなく、時間を決めて早めに排泄行動をとることも必要と考える。 ・妻はAさんにトイレでの排泄を希望しており、Aさんに妻の意向を伝え、排泄セルフケアを高めるような援助が必要である。 ・ケアスタッフはAさんがポータブルトイレへの移乗に際し、転倒しないよう注意する必要があるが、必要な以上の介助は自立を阻害することにつながる 〈排便〉 ・入院7日目の便はブリストル便性状ケールで「1」であり、木の実のようなコロコロした便の塊であることから、便秘傾向と判断している。現在、下痢にて排便コントロールをしているが、その頻度は不明であるため、情報収集が必要である	するため、水分摂取の時間を検討し、工夫することが必要である ・熱いお茶を飲むことが好きであり、自発的に水分摂取ができているが、脱水予防のためにも、今後も水分量を計画的に摂取できるようAさんとともに検討する ・夜間は飲水をひかえ、夕方から夜間にかけての飲水は控えていく必要がある ・1日に1,000mlほど水分を摂取できる ・発病前から毎日排便がなく、現在も排便間隔が延長している。食事はほぼ全量摂取できているが、繊維質が多い食物や、牛乳などを食事内容に盛り込めないことや、1日の活動量が少ないため、活動量を増やし、腸蠕動運動を促進させるケアを行う必要がある。 ・下剤を用いての排便であるが、排便状況の情報が不十分であり、便秘が排出されているのか確認し、生活リズムを整えること、排便を促進させる腸蠕動運動をしていく	#3 -1 尿意はあるが移動に時間がかかり、間に合わず失禁する -2 便形成に必要な水分量が足りず排便コントロールが出来ていない -3 便秘を起こすことで再び苦痛を起こす策をす可能性がある -4 硬便を排出しようと怒責をかける 夜間排尿が増加することで中断するため睡眠を中断する可能性がある

182

項目	情報		整えて発病前の排便周期で怒責をかけずにスムーズな排便が得られるような援助が必要である	必要がある→持てる力	#4／#5
保清	・会話時口臭がある ・皮膚はやや乾燥傾向がある ・左臀部に内出血がある ・褥瘡の情報はない ・右上肢下肢完全麻痺 ・皮膚や陰部の汚染状況の情報収集はできていない ・転倒後左腎部の打撲痛がある ・背中や腹部に準みがある ・着替えに対する意欲は低い ・横柄な態度がみられる	・上下とも部分義歯がある ・朝・昼食後の口腔ケアは拒否することが多い。夕食後は自分で歯を磨く ・発病前も夕食後だけ歯を磨く ・自身で歯を磨くと、磨き残しが目立つ ・自分で何かをするという意欲は低く、すぐにナースを呼ぶ。「オーイ」と言ってナースを呼ぶことが多い ・毎朝、スタッフがモーニングケアを行い、パジャマから外出する場合も衣法に関して無頓着であった ・入浴は週2回足されている ・チューブ浴への拒否が多い。泡立ったタオルをAさんに渡して、自分で洗う ・妻はAさんに対して非常に従順であるが、身の回りの世話をすべてAさんの代わりに行っている ・妻一人でAさんの介護を行い体調を崩しがちになった ・発病前は毎日入浴していたが、体は2日に1回ぐらいしか洗っていなかった	・入浴を拒否することが多く、清潔を保持できていない。入浴ができた場合であっても、自身で身体を洗うなどの本来、自身でできることをしていなく、援助が全介助の状況である。セルフケアを高めるように、自身で出来るところは行えるように働きかけ、今後自宅での生活となった場合は、妻が主たる介護者となることを理解しける必要がある ・清潔ケアを拒否する原因を確認していくと共に、清潔行為による皮脂の取り過ぎにより、掻痒感を引き起こすことがあるので、必要時清潔ケア後の皮膚の保湿に努めていく必要がある ・発病前は夕食後のみ、自身で歯を磨くのみ。現在も口腔ケアは夕食後だけで、磨き残しもある。口臭や口腔内の清潔保持ができていない。口腔内の清潔を保つことは、身状態を良好に保つことにつながる、毎食後の口腔ケアの必要性を理解できるよう関わる ・衣服の着脱に関しても、自身で着脱しやすい衣類を選択し、自身でできることは自身でできるよう行ってもらうことが、ADLの維持・拡大につながると考える	・食事への意欲はあるが、嫌いな食べ物はあるが、食事は全量摂取できる ・食事、リハビリは意欲的に行うことができる ・口腔ケアや入浴など保清に対し、その必要性を認識していない状況である。口臭や背中や腹部にセルフケアが生じている。セルフケアを高めるように検討していくことが必要である ・尿失禁後の陰部へ尿汚染状況や保清に関する情報を収集していく ・保清や保湿に努めていく必要がある→持てる力 ・左上下肢は自由に動かすことができる ・自分で歯を磨くことができる	#4　清潔保持の必要性への理解や意欲も低く、自ら清潔を保持することができない
コミュニケーション	・ブローカ失語がある。構音障害があり、「と・こ・と・」「トイレ」などの発語ができる。口腔筋の麻痺が強く「ハギョ、バイ、マイ、ワ行」が特に発音しにくい様子である	・流暢に話すことができない ・人との関わりを避けている様子である ・落ち着いた時は比較的言葉もスムーズである ・Aさんが興奮してしまうと、言葉が出にくくなることが多い	・スタッフは本人の希望するように援助を行っている ・他の患者とはほとんど交流はない ・スタッフはトイレでの排泄を促すが、Aさんの意向に応じて自分の	・Aさんはブローカ失語と構音障害があるとき言葉や言葉を取るように、スタッフなどの話す内容は理解できる。落ち着いた時は言葉もスムーズであるが、興奮しくなると、話しやすい環境を整えるための援助が必要である。スタッフや妻、医師などにAさんの話へ違う態度がとれるという認識力がある	・認知機能には問題がないが、ブローカ失語と構音障害のため、スタッフなどの話す内容は理解できる。そのため、良好なコミュニケーションを図り、情報を得るような心がけることが必要である。人との関わりを避けている。十分な情報を得られない状況である。良好なコミュニケーションを図り、自分の思いを語ることは難しく、人との関わりを避けることが必要である→持てる力 ・落ち着いた時は比較的言葉もスムーズに話すことができる	#5　ブローカ失語と構音障害があるため、興奮なくコミュニケーションを図ることができない

日常生活行動	ICF を用いた情報			日常生活行動の視点における アセスメント	統合 領域を超えた解釈と [持てる力]	看護問題
	心身機能・身体構造	活動と参加	環境因子			
	・入院した当初顔をこわばらせて、スタッフの声かけに対しても無視をすることが多かった ・伝えたいことが伝わらないと不安やあせりを抱く。イライラしてしまうと物に当たることが多い ・白内障があり、眩しい感じや目がかすんだ感じがある ・認知力を脅かす情報はない	・お茶がぬるいとスタッフに対して怒ることで意思表示をする ・Aさんは朝5時半くらいに起きることが多く、すぐにナースコールでスタッフを呼ぶ ・Aさんは妻に対して横柄に振舞っている ・他の患者とはほとんど交流がない	・部屋のポータブルトイレで排泄を一部介助で行っている ・妻は毎日来院している ・兄弟など親戚は面会に来ていない ・医師の回診の時は従順である	・げることは、自分の思い通りに相手に伝えられないもどかしさや苛立ちから引き起こしていることも考えられるので、対象の気持ちを汲み取り、受け止めて関わる必要がある ・認知症を疑う情報がないため、必要時情報収集していく必要がある ・難聴はないが、白内障により視覚からの情報を得にくい。Aさんの反応をみながら、話の内容が伝わったかどうかを確認していくことが必要である ・スタッフに対しては自らの訴えを積極的に伝えている状況ではないため、十分な観察を行い、Aさんの行動や伝えたいことを汲み取り、必要時妻から情報を得ていく必要がある		

4．計　　画

長期目標： 安全な移乗方法を理解し，実施することで転倒予防につながり，ADLの拡大を図ることができる		
短期ケア目標	ケアプラン	評価の視点
＃1 転倒を回避でき，安全にベッドから車椅子などの移乗を行い，日中の活動量を増やすことができる	＜OP＞ ① バイタルサイン（KT，P，R，BP，SpO$_2$）の変動の有無 ② 全身状態（呼吸状態，顔色良好，ふらつきなし，めまい，口唇色，末梢冷感，息切れなど） ③ 左臀部痛，内出血の状況 ④ 検査データの確認（Hb，BUN など） ⑤ 睡眠状態 ⑥ 言動や表情（移乗することに対する本人の意向） ⑦ 本人の言動から不安な気持ちの有無 ⑧ 患側，健側の状況 ⑨ 移乗の方法（移乗における行為分析，患側の空間失認，空間無視の程度） ⑩ 車椅子の選択と点検 ⑪ ベッドの高さとベッド柵や移動に伴う設備の必要の有無 ⑫ 服装（ズボンのすその長さ），履物の状態 ⑬ 転倒・転落アセスメントスコアシート及び歩行評価シートを用いたリスク状況 ＜TP＞ ① バイタルサインに異常がないか，身体症状がないかどうか確認する ② 話しやすい雰囲気をつくり，急がせず，注意深くAさんの話を聴く ③ Aさん自身が起き上がり方や移乗方法（車椅子の設置位置等）を認識できるように，図に示し，ベッドサイドに掲示する ④ 端座位までできるだけ自身で行い，健側上肢で靴べらを用いて靴を履くため，体位が不安定な場合は身体を支える ⑤ Aさんのペースに合わせて，あせらせない ⑥ 移乗は見守りを基本とするが，いつでも介助できる位置に待機する ⑦ Aさんの気持ちに寄り添い，不安な気持ちがあれば受け止め，一緒にどのようにしていくとよいのかを考える ⑧ 日中ベッドで過ごす時間を少なくする ＜EP＞ ① 体調不良や気分不快がある場合は，すぐに伝えるよう説明する ② 日中の活動の時間を増やすことがリハビリとしても大切であることを伝える ③ その日できたことを一緒に振り返り，離床やリハビリに対する自信につながるようにする	バイタルサインや動作の状態など客観的なデータと，Aさん自身の自己評価を関連付けて評価する 具体的な目標設定を行い評価する ＜転倒・転落アセスメントスコアシート＞ ＜歩行評価シート＞ 推移を測定し，リスクの状態を評価する

	④ 家族の面会時に，家族にも安全な移乗の仕方を説明する ⑤ 説明するときはＡさんの反応を見ながら，無理強いをしないようにする	
＃２ 口腔機能を高め，患側に注意を払い，安全に食事を自己摂取できる	＜OP＞ ① 食欲，飲食の速さ，食事摂取量，栄養状態（検査データ及びBMI） ② Ａさんの嗜好 ③ 飲食時の姿勢（車椅子座位の姿勢） ④ 摂食・嚥下の状態（摂食・嚥下アセスメントシートを用いて把握する） ⑤ 口腔内の状態（歯，食物残差など） ⑥ 腹部のフィジカルアセスメント及び排便・排ガスの有無 ⑦ 患側の空間失認，空間無視の状況 ⑧ 日中の活動量 ＜TP＞ ① 食事の前にトイレを済ませ，その後食堂へ誘導する ② 食前に嚥下体操を実施する ③ 足関節，膝関節，股関節がいずれも90度となるように車椅子の座位姿勢をとる．フットレストから両足を下し，床につける ④ 配膳し，箸を用意する。お茶は熱めにする ⑤ 食事の前にはお茶を飲むように促し，口腔内を湿らせる ⑥ 食事摂取状況を見守り，必要時患側へ注意を促し，食器の介助を行う ⑦ 食べる速度に注意し，必要時声をかける（誤嚥時の対応） ⑧ 日中の活動量を増やす ＜EP＞ ① 慌てずに食事を摂取するように話す ② 患側にも注意がいくように普段から意識するように説明をする	誤嚥（ムセ）が生じていないか，正しい姿勢を保つことができるかなどを評価していく 口腔ケアの実施状況を加味して，口腔の状況の変化を評価する ＜摂食・嚥下アセスメントシート＞及び＜摂食・嚥下障害の症状と看護＞ 推移を測定し，摂食・嚥下の状態を把握し，次回のケアに活かす 日中の活動量と食事摂取状況を関連付けて評価する
＃３ 計画的に1日1,500mℓ以上の水分を摂取し，排泄の改善ができる	＜OP＞ ① 1日の水分量（飲水時間，飲水量） ② 尿回数，排尿時間 ③ 水分摂取時の嚥下の様子 ④ 腹部のフィジカルアセスメント及び排便状態（回数と性状，排便困難感，残便感の有無） ⑤ リハビリ以外の活動量の状況 ⑥ 飲み物の嗜好 ＜TP＞ ① 3回の食事の際には約200mℓを飲む（計600mℓ） ② 清潔ケア後，リハビリや活動後には水分摂取をすすめる ③ 夕食後以降は水分摂取を控え，1日の水分摂取量が1,500mℓ以上にする ④ トイレ介助を頼むことに遠慮があるため，食前やリハビリ室へ行く際に排泄の有無を尋ねる	具体的な水分摂取量の推移を観察し，評価する 排便状態と水分摂取及び日常生活動作の拡大を関連付けて評価し，更なる介入が必要かどうか判断する

	⑤ 気兼ねなくトイレ介助を頼めるよう，部屋を訪問した時にさりげなく排泄の有無を尋ねる ⑥ 必要に応じて，お茶以外の飲み物を用意する ⑦ 下剤服用時は水分を400-500m𝓁飲むよう促す <EP> ① 水分摂取の必要性を指導する ② いつでもトイレ介助を気兼ねなく頼んで欲しいことを説明する ③ 下剤を内服する場合は，水分を多く摂取しないと，便が硬いまま排泄され，それが困難感を招くことを説明する	
＃4 清潔保持の必要性を理解し，持てる力を活かし清潔に対するセルフケアを実施できる	<OP> ① 全身皮膚の観察（発赤の有無，乾燥，掻痒感，汚れなど） ② 口腔内の状態（口臭，口腔ケア前・後，食物残渣） ③ 尿失禁などの状況 ④ 健側上下肢の動き ⑤ 患側の空間失認，空間無視の状況 ⑥ 清潔ケアに対する意欲（発病前の清潔ケアの認識も確認） <TP> ① 決められた入浴日に捉われず，本人の意向やタイミングを見ながら，入浴をすすめる ② 入浴時は上肢の筋力を維持するために，顔，首回り，患側上肢，両脇など手が届く範囲を洗うように声をかける ③ 痒みを軽減するため，湯の温度は微温湯とする ④ 石けんは弱酸性を選び，軽く泡立てて愛護的に洗う ⑤ 衣服の着脱もできる範囲は自身で行うよう促す ⑥ 入浴ができない場合は，清拭を促す．手が届く範囲はAさん自身で拭くように促す ⑦ 入浴ができない時は，足浴を端座位の機会を増やす目的として，週に2回実施する ⑧ 入浴ができない時は，洗髪を週に2回実施し，洗髪後ドライヤー乾燥を終えた後は，自身で鏡を見ながら櫛で髪を整えてもらう ⑨ 日中はトイレへ行き，排泄後はウォシュレットを用い，排泄後は石鹸で手洗いを行う ⑩ 食後は洗面台に誘導し，口腔ケアの物品を手が届くところへ移動させる ⑪ 歯磨きの有無を確認し，本人の意向を確認しながらできるだけ実施できるよう促す ⑫ 歯磨き後の磨き残しを確認する <EP> ① 入浴や口腔ケアなど清潔を保つことの効果や意義を説明する ② 身体を動かすことの効果や意義を説明する	清潔に対するセルフケアの実施状況を評価する 清潔ケア実施状況と皮膚の掻痒感の程度の推移を関連付けて評価する 口腔ケア実施状況と口臭の状況を関連付けて評価する

コラム

脳血管障害

　脳血管障害とは一般的に脳卒中といわれ，大別すると閉塞性病変（脳梗塞）と出血性病変（脳出血，クモ膜下出血）との２つの病型に分類される。平成23年における疾患別死因順位は第４位であり，平成22年までと比較しその順位は下がったが死亡人数は大幅に減少したわけではない。脳血管障害は，運動麻痺，感覚麻痺，言語障害などさまざまな後遺症を残すことが多く介護が必要となる疾患であり，また認知症を発症させる原因のひとつでもある。

●閉塞性病変

　閉塞性病変は，脳動脈に血栓が詰まり血流が滞ることで，脳組織に酸素や栄養素の供給が途絶えた状況となり脳細胞の一部が壊死に陥り障害が起こる疾患である。脳梗塞は脳血栓と脳塞栓との２つに分類されそれぞれ発生機序が異なる。脳血栓は脳動脈内で血栓が形成され血管が閉塞され徐々に進行する場合が多い。その特徴として安静時・睡眠時に発症することが多いとされている。脳塞栓は，脳以外の部位で形成された血栓が脳動脈に運ばれ血管を閉塞され突発的に発症する場合が多い。その特徴として日中活動時に突然発症することが多いとされている。

●出血性病変

　脳出血の原因は主に高血圧にある。高血圧が長年続くことで脳内の血管壁に負担がかかり血管の破綻によって脳実質内に出血し脳の働きが障害される疾患である。出血部位は被殻出血（約40％）視床出血（約30％）を占め，高齢では視床出血が多い。日中活動時に発症することが多いとされている。

　クモ膜下出血はクモ膜下腔に出血した病態である。クモ膜下出血の原因は脳動脈瘤破裂，脳動脈奇形による破裂，外傷などがあり，原因の約８割が脳動脈瘤破裂によるものである。クモ膜下出血の初発症状は，突然に経験したことのない激しい頭痛がおこり嘔吐を伴うことが特徴で，クモ膜下出血を診断する重要な情報の一つでもある。脳動脈瘤の破裂は再破裂する可能性が高く，初回破裂時より重篤となり死亡率も初回破裂時より高くなる。再破裂の予防として外科的治療が行われる。

●脳血管障害の予防

　脳血管障害の危険因子は生活習慣病が大きく関与しているといわれ生活習慣の見直しがその予防につながるものである。

1．事例の紹介（回復期リハビリテーション病院退院後1年が経過）

1）事例の属性

氏名　Aさん　　　男性　　　生年月日　○年11月5日　　　83歳

診　断　名：脳血栓症（左前頭葉の梗塞所見）　　病状は安定している。

家 族 構 成　妻との2人暮らし。

療 養 の 場：一軒家の2階建てであり，4LDK（1階の部屋を居室として使用）。

介　　護　　度：要介護4　障害高齢者の日常生活自立度（寝たきり度）判定基準ランクB2

家 族 と の：1ヵ月ほど前から妻に腰痛が出現するようになっており，介護支援専門員に
関　わ　り　「もう体が続かない」ということが多くなっている。

2）現在のADL（activities of daily living）の状況（英国版バーセルインデックスより）

排　　　　便：便意はある。一部介助があれば，居室内のポータブルトイレへ移乗ができるが，
妻が腰痛になってからは，ほとんどはリハビリパンツ内で排便を行っている。
定期的に下剤（ラキソベロン10滴）を使用しているが，排便に至らないことが
ある。訪問看護では排便コントロールとして，摘便や浣腸を実施することが多い。

排　　　　尿：尿意はあるものの，ときどき尿失禁をする。尿器をベッドサイドにおいて，
ベッド上で尿器を用いているが，尿器に前回の排尿があるときも多く，寝具を
濡らしてしまうこともある。排尿は1日10回程度であり，夜間は2回ほど。

整　　　　容：髭はデイケアの入浴後に剃っている。口腔ケアはデイケアの時に実施するとき
もあるが，家に居る時は，食後に嗽をする程度である。齲蝕が進行し，右上顎
はほぼ残歯がある程度である。口臭が強く舌苔がびっしりとある。散髪は2カ
月に1度，デイケアで行っている。

トイレの使用：一部介助があれば便座への移動が可能であり，デイケアではトイレを使用。

食　　　　事：箸とスプーンを左手で使用するが，箸ではこぼすことも多い。食器が滑りにく
いようマットを敷いて食事を配膳している。食事は柔らかいものになるよう配
慮している。食事のスピードは速くムセが多い。食欲はあり，妻が用意した食
事をほとんど全量摂取できる。

移　　　　乗：仰臥位から側臥位となり，介助バーを用いて端座位になることができる。右片
麻痺と身体機能の低下があり，自力で立ち上がることができないが，介助があ
れば立ち上がることができる。介助バーを用いた立位保持は1分程度であれば
できる。一部介助があれば，手を車椅子のアームレストに持ち替え，体を回転

　　　　　させながら車椅子の座面に腰を下ろすことができる。デイケアでは車椅子移乗

　　　　　後は，自走できる。居室が畳の部屋であり廊下も狭いため，自宅では車椅子は

　　　　　使っていない。

　移　　　　動：デイケアでは車椅子を用いて自走にて自由に動くことができるが，居室ではほ

　　　　　とんどベッド上の生活である。

　更　　　　衣：片麻痺であり，一部介助が必要である。

　階　　　　段：使用できない。2階の部屋には行かない。

　入　　　　浴：週1回のデイケアにて入浴を行っており，その際に洗髪も行う。ほぼ全介助。

3）現在のIADL（instrumental activities of daily living）の状況（ADL-20の評価項目より）

　食事の準備：妻がすべての準備を行う。買い物は，時々次女が手伝う。

　熱源の取扱い：妻がすべてを行う。

　財産の管理：日常的な買い物は妻が行うが，貯金の出し入れや管理は次女が行う。

　電　　　　話：自分でかけることはほとんどないが，電話で話すことはできる。

　自分の薬の管理：薬の管理は妻が行っているが，飲んだことを時々忘れ，妻と口論となる。

　買　い　物：食べたいものがあれば，妻に買ってくるように話をする。買い物は妻と次女が

　　　　　行う。

　外　　　　出：デイケアと受診以外は外出していない。

4）現在の介護保険サービスの状況

月	火	水	木	金	土	日
訪問看護 10：00～10：59		デイケア（入浴） 9：30～16：30				

　そ　の　他：月に1回受診のために介護タクシーを利用，月に1回地域の民生委員が訪問，担

　　　　　当の介護支援専門員が訪問

5）訪問看護での様子

　訪問すると，妻から「先週に便を掻き出してもらってから，薬は毎日飲んでいるのですけれ

ど，お通じがなくって」と話があった。訪室すると，いつものようにベッドに横になって，テ

レビを見ていた。看護師がAさんに「お腹の調子はいかがですか？」と問いかけると，「いつ

もと同じ」と怪訝な顔で答えた。看護師は，バイタルサインを測定して，腹部の触診を行った。

直腸下部に硬便があったため，介助にてポータブルトイレに誘導し，摘便にて硬便を数個取り

除き，その後Aさん自身の怒責で硬便と普通排便を大量に排泄できた。陰部全体に掻き毟った

後がみられており，掻痒感も生じているため，排便後は陰部洗浄を行った。便秘をよくするた

めに，水分を1日1,000～1,500mℓ飲水するように説明するが，トイレが多くなると困るといっ

て飲んでいない。

190

6）デイケアでの様子

　居室では車椅子を用いていないため，デイケアでは事業所の男性スタッフが居室からおんぶをして送迎バスまで移乗する。デイケアでは車椅子を用いて自走で自由に動くことができている。デイケアに着くとすぐにバイタル測定があり，通常は血圧は130／70mmHg 程度であり，脈拍は70回／分程度で不整はある。体温は36.0度程度である。その後，用意された熱めのお茶を飲み，個別リハビリテーションを20分程度行う。主なリハビリテーションの内容は，車椅子からの立ち上がりと，両下肢の筋力強化である。その後，入浴を行い，昼食は軟食をスプーンで食べる。時々誤嚥がみられる。食後，スタッフが促すと自身で歯磨きをすることもあるが，「家でするからいい」と言って，嗽だけで済ますことも多い。お昼から集団のレクリエーションはほとんど参加せず，うとうとと車椅子で寝ていることが多い。他の利用者とはほとんど話をしていない。おやつの時間はコーヒーを頼むことが多い。デイケアでは，尿意を感じ，自分でトイレへ行く。その様子をスタッフが見ていて介助を行い，トイレで排泄することができており，尿失禁はほとんどない。

7）Aさんの思い

　家でのんびりと過ごしたいと思っているのに，いろいろな人が来て「ああしろ。こうしろ」と指示をしていく。自分は自分のやり方があるから，少しはほっといてほしい。妻がいろいろとやってくれるから，今生活には全く問題がないと思う。

8）妻の思い

　家で面倒をみるのは，もう限界だと思う。元来とてもわがままな人だし，私も腰が痛くなってしまっている。1日3食の食事を作るのも大変。トイレくらいは自分でできるということで，自宅に帰ってきたけれど，結局トイレにも行けないし，オムツになってしまっている。いくつかの特別養護老人ホームへも申し込みをしたけれど，何百人も待っているといわれた。この先どうしていけばいいのかと思うと，毎日が不安になる。

9）Aさんの居宅の見取り図（1階部分のみ）

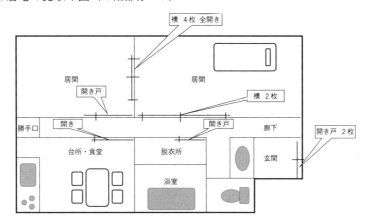

対象者の希望が高い

＃ 妻にすべてを任せて，自宅でのんびり過ごしたい ＃ 好きなものを好きなように食べたい ＃ 歯磨きなど面倒なことはしたくない ＃5 妻の介護負担の軽減を考慮しながら，日常生活を楽しみたい （ベッド上で過ごす時間を減らす，人との交流の機会を増やすためにデイケアの追加，訪問介護等利用による外出の機会，妻の介護負担の軽減）	＃1 トイレあるいはポータブルトイレで排泄したい （デイケアでのトイレでの排泄の継続，訪問介護の際にはポータブルトイレへの移乗，Aさん自身で行うポータブルトイレへの移乗練習をデイケアのリハビリに取り入れる，妻の介護負担の軽減） ＃2 便通を整えたい （便秘を解消するための食生活の改善，腹部マッサージの実施，下剤等の調整，活動量を増やすための指導，1日の計画的な水分摂取） ＃3 安全に美味しく食事をしたい （食事形態の工夫，食事のスピード，口腔ケアの実施，嚥下体操，アイスマッサージ，口腔ケアの指導と実施） ＃4 脳梗塞の再発作を防ぎたい （バイタルサインのチェック，内服状況の確認，受診の確認，異常の早期発見） ＃6 身体を清潔にして気持ちよく過ごしたい （デイケア利用を増やし入浴，髭剃りの実施，陰部の状態の観察と清潔保持，妻の介護負担の軽減のためのサービス利用）

専門職として必要性が低い ←　→ 専門職として必要性が高い

対象者の希望が低い

・実現可能なレベルで考えるだけでなく，さまざまな可能性から生活課題を捉える。
・さまざまな生活課題を対象者の視点と専門職の視点の双方から整理を行う。

2．優先度の考え方

関連する情報（ICFの視点を用いて）	アセスメント	優先度	生活課題	必要なケア	実施・連携する機関（サービスの種類）
<心身機能・身体構造> ・脳血栓症（左側頭葉の梗塞巣所見）。病状は安定 右片麻痺 要介護4。障害高齢者の日常生活自立度B2 ・立位は介助があれば可能。立位保持は1分程度。歩行は不可 ・BP：130／70mmHg。R70回／分不整あり ・陰部全体を掻き毟っており、掻痒感がある <活動と参加> ・移動：自力で端座位はできるが立位は介助が必要。一部介助があれば車椅子や便座や車椅子に移乗ができる。車椅子は自走可 ・排泄：尿意・便意ともにあり。排尿は10回／日。夜間は2回（尿）。時々失禁あり。ベッド下の尿器を使用するが、片付けられていないこともあり、寝具をぬらすこともある。排便は、ほとんどはリハビリパンツ内で行うが、一部介助があればポータブルトイレの使用は可能。デイケアではトイレを使用 ・デイケアでは、車椅子からの立ち上がりと両下肢の筋力強化を行っている <環境因子> ・妻との二人暮らし ・一軒家2階建て（4LDK）の1階を居室として使用。居室は廊下が廊下が狭いため、自宅では車椅子は使用していない ・ポータブルトイレがおいてあり、ベッドには介助バーがついている ・妻は、1ヶ月前より腰痛が出現しており、自宅での介護の限界を感じている	・デイケアでは自分自身でトイレへ行くことができており、スタッフの介助のもとトイレで排泄でき、デイケアでは失禁はほとんどない。そのため、適切な援助があればトイレあるいはポータブルトイレでの排泄は可能である ・介助があれば自宅でもポータブルトイレでの排泄ができている。現在使用しているが、活動を促すという側面からもできるだけポータブルトイレを使用することが必要となる ・トイレやポータブルトイレで排泄ができれば、便失禁・尿失禁の機会が少なくなり、陰部の掻痒感なども軽減すると考えられる。妻の腰痛もあり、ポータブルトイレ介助ができない状況であるため、デイケアの回数や訪問介護の導入をすることが必要である ・移乗動作のリハビリを実施しており、現時点では危険度III程度であり、リスクが高い。そのため、夜間はベッド下で尿器を用いることが必要であるが、尿の廃棄がされていないこともあり、寝具の汚染などもあるため、自動採尿器などを使用	# 1	トイレあるいはポータブルトイレで排泄したい	・デイケアでは、トイレでの排泄介助を行う。デイケアの回数を週に2回とし、排泄行為の自立に向けたリハビリを積極的に実施する ・デイケアでは、ポータブルトイレへの移乗についてのリハビリを実施し、移乗介助の方法を、介護者（妻・次女）が指導を受ける機会を作る ・居宅でのはポータブルトイレをベッドサイドに設置し、排便のみならず排尿時にも使用する。訪問看護及び訪問介護にはポータブルトイレ移乗を行う。ポータブルトイレの洗浄は訪問看護・介護で行う。（訪問介護の導入） ・夜間は自動採尿器を使用する。但し、夜間の便のみならず排便がみられる場合は、自動排泄処理機を視野に入れ、排泄物の廃棄が自動的にされる福祉用具を使用する ・工事を伴う段差解消や手すりの設置などの住宅改修あるいは工事を伴わないスロープなどの福祉用具を使用する	デイケア デイケア 訪問看護＆介護 介護支援専門員　住環境福祉コーディネーター　福祉用具 介護支援専門員　住環境福祉コーディネーター　住宅改修＆福祉用具
<心身機能・身体構造> ・食事のスピードは速く（かきこむ）、食欲は多い。食事内容は食物繊維を多く取り入れることでも必要である。また、早朝に冷たい牛乳や水などを摂取する事により、腸蠕動を実施することもある ・便意はあるが定期的に下剤を服用し、摘便・浣腸を実施することがあるが、下剤だけでは排便に至らないことも多い	・妻が用意する食事はほぼ全量摂取できているが、食事内容に食物繊維を多く取り入れることもある必要である。早朝に冷たい牛乳や水などを摂取する事により、腸蠕動を促す効果もある ・段差などがあり、自宅では車椅子を使用していることができず、活動量も低下している	# 2	便通を整えたい	・食事内容について妻・次女への指導を実施し、食物繊維の多い食品を選択し改善する ・早朝に冷たい牛乳や水を飲むことを提案する	訪問看護＆介護 訪問看護＆介護

193

3．情報収集・アセスメント・必要なケア

関連する情報（ICFの視点を用いて）	優先度	生活課題	アセスメント	必要なケア	実施・連携する機関（サービスの種別）
<活動と参加> ・直腸下部に硬便を触れることがある ・自力で食事は全量摂取できる ・水分摂取を1日1,000〜1,500mℓ水するよう促すがトイレが多くなると困るといって飲んでいない ・訪問看護ではポータブルトイレで排泄を行うが妻が腰痛であるため、訪問がない時にはリハビリパンツ内で排便している ・腸蠕動を促すと排便することができ、一部介助があれば便座へ座ることができる ・家でのんびり暮らしたい、と思っている ・デイケア以外は活動する機会がない ・デイケアでは車椅子を自走している ・自宅ではほとんどベッド上の生活である <環境因子> ・定期的にラキシノベロン（下剤）を使用することで、トイレくらいは自分ででできるという。また、トイレにも行けないし、結局オムツになってしまっている。腰痛があるのでその介助が負担であると感じている ・デイケアではトイレを使用している ・デイケアと受診以外は外出していない。受診時は介護タクシーを利用する			・便中の水分量も必要であり、1日の水分摂取が約1,000〜1,500mℓになるように計画的に水分摂取を行うことも必要になる。適切な水分摂取は脱水症の予防にもなる。また、適切に下剤を使用することも重要であり、便の中の水分量が多くなるためにも水分を促す必要がある ・腸蠕動を促すためには、日中の活動量を増加させることも重要であり、トイレやポータブルトイレでの排泄を生活の中に取り入れることで、端座位の時間を増やすなど活動量の増加につなげていくことが必要と考える。また、ポータブルトイレで排便姿勢をとることにより、適切な腹圧がかかり排便しやすくなると考えられる ・怒責が十分にかけられない場合は、看護師による摘便や浣腸なども必要となる。排便により尿道圧迫を生じることもあるため、排泄の状況の確認と腹部の症状もみられるため、排尿状態の観察も必要となる	・1日に1,000〜1,500mℓの水分摂取を目標として、水分摂取量が増えるように指導する ・訪問時に排便の確認と腹部の状況や排尿状態の確認を行う。看護職には腹部の触診などを行い、下剤の調整と必要時に摘便や浣腸を実施する ・日中の活動量を増やすため、デイケアの回数を週に2回とする ・訪問時は、臥床ではなく、端座位を保つ。筋力低下を防ぐための足踏み運動を20回行う ・腸蠕動を促すため、入浴時に腹部マッサージを行う。必要時は自宅でも実施する	デイケア 訪問看護＆介護 訪問看護＆介護 デイケア 訪問看護＆介護 デイケア 訪問看護＆介護
<心身機能・身体構造> ・右片麻痺 ・食事のスピードは速く、ムセが多い。口臭がある ・口腔ケアは食後の嗽程度。口臭がある <活動と参加> ・自力で食事は全量摂取できる。箸では食品をこぼすことが多い、スプーンを使用する ・口腔ケアは食後の嗽程度。口臭が多い、右上顎には残歯がある程度 ・食べたいものがあれば妻に買ってくるように指示をする <環境因子>	＃3	安全に美味しく食事をしたい	・食べるスピードが速く誤嚥も生じているため、ゆっくりと食事を摂取することが必要である。また、食事姿勢が悪いことによっても誤嚥が生じるため、食事姿勢は、足関節・膝関節・股関節がいずれも90度となるように姿勢を整え、体重を大腿部の広い面積で支えられるようにする。また、足底が床に着くようにする必要がある。そのため、ベッド上で座位姿勢が安定しないままの食事摂取をさける必要がある ・口腔機能が低下しているため、口腔周囲筋の強化や唾液腺のマッサージなどを行うことにより、嚥下機能を高めることができる	・食事姿勢を適切に保つために、居宅では、端座位となり、90度ルールに基づいた姿勢で食事摂取を行う。デイケアでは、フットレストではなく、足底を床につけ、90度ルールに基づいた座位姿勢を保つ。姿勢が保持できない場合はクッションなどを活用する ・週に1回歯科衛生士による訪問診療にて、口腔ケアを実施する。また口腔ケアの方法について、本人・妻・次女に説明をする	訪問看護＆介護 デイケア 訪問歯科診療

情報（心身機能・身体構造・活動・環境因子）	アセスメント	ニーズ	支援内容	社会資源・サービス
・食事は軟らかいものを妻が用意。妻がすべての食事を作っている ・食器が滑りにくいようにマットを敷く ・次女が買い物を手伝いにくる 妻は、1ヵ月前より腰痛が出現しており、自宅での介護の限界を感じている ・特別養護老人ホームへの申し込みをしており、毎日百人待ちといわれており、毎日不安である。妻は介護負担を感じている			・毎食後に口腔ケアを実施する。デイケアでは、自分自身で口腔ケアができるよう支援する。口腔ケアの必要性を認識できるように関わる ・咀嚼嚥下機能に適した食事内容にするため、調理する妻の負担に応じて、配食サービスを利用する	デイケア 訪問看護＆介護 介護支援専門員 配食サービス （公的・私的双方）
＜心身機能・身体構造＞ ・脳血管症（左側頭葉の梗塞所見）病状は安定 右片麻痺 ・BP：130／70mmHg、R70／分不整あり ・便意はあるが定期的に下剤を服用し、摘便・浣腸を実施することが多い。下剤だけでは排便に至らないこともある ・直腸下部に便を触れることがある ＜活動＞ ・訪問看護は毎週月曜日に利用 ・デイケアは毎週水曜日に利用 ＜環境因子＞ ・デイケア受診以外は外出していない。受診時は介護タクシーを利用する	・脳梗塞の再発は、更なるADLの低下と介護量の増加につながるが、本人のQOLを損なうため、再発塞の予防のために日常生活のなかで健康状態をチェックし異常の早期発見に努めることが必要である ・水分摂取量の不足は脱水を引き起こし、脳梗塞を誘発する恐れがあるため、水分摂取（1日1,000～1,500mℓ）を促す ・血圧が不安定で脈拍不整もあるため定期的な測定、観察が必要である ・揚げ物など脂肪が多い食事を好むため、高カロリー食にならないような工夫が必要である	#4 脳梗塞の再発作を防ぎたい	・訪問看護やデイケア利用時にバイタルサイン及び健康状態を確認し、血圧の上昇等の異常があれば医療機関への受診を促す ・訪問時に内服治療の継続の状況を確認し、服薬アドヒアランスが保てるように関わる ・定期的な受診を促し、定期的に主治医との連携をとる ・ノンフライの調理方法を取り入れるよう本人・妻・次女に提案する ・緊急通報システムを導入し、急病等の緊急時に迅速で適切な対応を行えるようにする	訪問看護 デイケア 訪問看護 訪問看護＆介護 介護支援専門員 訪問看護＆介護 介護支援専門員 緊急通報システム（市町村事業等） 介護支援専門員
＜心身機能・身体構造＞ ・右片麻痺 ・要介護4、障害高齢者の日常生活自立度B2 ＜活動＞ ・移動：自力で端座位はできるが立位は介助が必要。一部介助で便座や車椅子に移乗ができる ・車椅子は自走可で自由に動くことができる ・デイケアは毎週日曜日でデイケア以外は活動をしていない ・デイケアは他の人との交流はほとんどない ・自宅ではほとんどベッド上の生活である ・元来、わがままな人（妻より）本人は「自	・ベッド上でのほとんど動かない生活は、廃用症候群を招く。心身ともに悪影響を及ぼす。また、自宅からの外出の機会が少ないことは社会との接点が少なくなり、自分のアイデンティティを感じることができなくなる可能性があり更なる引きこもりの状態を増長させる事も予想される。外出できないことは社会的に介護サービスの利用の機会を多くしたり、コミュニケーションを積極的に図る必要がある ・コミュニケーションだけではなく、コミュニケーションをとることが楽しみとなることを行うことで、意欲的	#5 妻の介護負担の軽減を考慮しながら、日常生活を楽しみたい	・デイサービス等を週に1回行い、人との交流の機会をつくる。また、Aさんの趣味を活かした個別レクリエーションを行う。外出レクリエーションに参加する ・訪問するスタッフやデイケアのスタッフは、Aさんの思いを聞く態度に注意し、寄り添う姿勢をもつ	訪問介護 外出支援サービス （公的・私的） デイサービス 介護支援専門員 デイケア 訪問看護＆介護

関連する情報（ICFの視点を用いて）	アセスメント	優先度	生活課題	必要なケア	実施・連携する機関（サービスの種別）
分のやり方があるからほっといて欲しいと話す ・家でのんびり暮らしたいと思っている。妻が世話をしてくれるため、生活には問題がないため、自宅で自分のペースで過ごすことを希望している。生活には問題がない ＜環境因子＞ ・元来、わがまま（妻より） ＜環境因子＞ ・妻と二人暮らし ・時々次女が訪問し、買い物などの手伝いをする ・妻の腰痛が訪問し、1ヵ月前より腰痛が出現しており、自宅での介護の限界を感じている	・名面を引き出すことができる ・人からいろいろと指示されることについて本人は受け止めることができておらず自分のペースで過ごすことを考えている ・コミュニケーション時は、本人の思いを傾聴し、寄り添う姿勢を大切にする ・妻の腰痛による介護が不足する部分を補うための介護サービスの利用を増やし、妻の介護負担を少なくすることが必要である ・民生委員や介護支援専門員との会話や交流も在宅生活の中でのアクセントとなり、メリハリがつき、妻の相談相手となることが期待できる			・デイケアを週に2回とし日中の活動の時間を増やす（#1・2・3） ・ショートステイを月に1回行い、妻の介護負担を軽減する。その際、なじみがあるデイケア併設の介護老人保健施設を利用する ・民生委員や介護支援専門員による訪問を月に1度以上は行い、なじみの介護老人関係性を作る	介護支援専門員 デイケア ショートステイ 介護支援専門員 なじみの民生委員
＜心身機能＞ ・右片麻痺 ・要介護4。障害高齢者の日常生活自立度B2 ・陰部全体を掻き毟っており、掻痒感がある ＜活動＞ ・移動：自力での座位はできるが立位は介助が必要。一部介助で便座や車椅子に移乗できる ・入浴はデイケアで週に一度（ほぼ全介助である） ・髭剃りは、デイケアでの入浴時に行う ＜環境因子＞ ・自宅では段差もあり、入浴を行うことは難しい ・妻は腰痛があり、介護負担がある	・週に1回の入浴と髭剃りでは、清潔な状態ではなく、陰部の状態からも、清潔の保持が必要である ・自宅での入浴は現状の身体状況では困難であると考えるため、デイケアの回数を増やし入浴の機会を増やすことで身体の保清を維持する ・外出時や他者との交流時にケア利用時に実施することで整容を保つ一つの助にもなると考える ・清潔感は、外出時や他者との交流時に必要であるため、電気剃刀等での活用で髭剃りを毎日行うことを習慣化する ・妻は高齢であり、介護負担の軽減のために、爪切りや耳掃除などもデイケアの際に実施する。爪に汚れが見られる場合は、看護職が実施する ・尿失禁があると皮膚の発赤や掻痒感が出現するため、素早く汚れを取り除き、清潔な状態を保つ必要がある	#6	身体を清潔にして気持ちよく過ごしたい	・デイケアの回数を週2回に増やし、入浴を行う ・理髪は月に1回、デイケア時に行う ・髭剃りはデイケアなどでの入浴時に行うとともに、自宅でも電気剃刀を購入してもらい、電気剃刀で毎朝髭剃りをする習慣ができるようにする ・訪問時に髭剃りの確認を行い、できていない場合は指導しながら一緒に髭剃りを行う ・爪切りと耳掃除はデイケア入浴後に行う ・入浴時に陰部の状態を観察し、必要に応じて薬剤を塗布する ・尿失禁がみられた場合は、陰部洗浄を行う	介護支援専門員 デイケア デイケア（理髪） デイケア 訪問看護&介護 訪問看護&介護 デイケア デイケア 訪問看護 デイケア 訪問看護&介護

第3節　脳血管障害がある高齢者の事例（介護老人福祉施設）

1．事例の紹介（在宅での生活から1ヵ月経過）

1）事例の属性

氏名　Aさん　　男性　　生年月日　○年11月5日　　84歳

診　　断　　名：脳梗塞（脳血栓症）左前頭葉の梗塞所見。病状は安定している

既　　往　　歴：60歳頃　　高血圧を指摘されたが放置

70歳頃　　僧帽弁狭窄症を指摘され内服治療

75歳頃　　白内障を指摘され，眩しい感じや目がかすんだ感じがある

82歳頃　　脳梗塞（脳血栓症）左前頭葉の梗塞所見

83歳頃　　脳血管性認知症

内　　　　　服：ワーファリンカリウム，パナルジンである。頓服，便秘の時にラキソベロンを数滴就眠前に内服している。人口涙液マイティア（1日3～4回）

身長，体重：156cm　　　55kg

生 活 の 場：介護老人福祉施設（ユニット型）

介　　護　　度：要介護4　　障害高齢者の日常生活自立度（寝たきり度）判定基準ランクB2
認知症の日常生活自立度Ⅱb　長谷川式　スケール　20点

住　　　　　所：宮城県N市　　　職　　業：60歳の定年まで小学校の教員

家 族 構 成：妻との2人暮らし。

生　　活　　歴：Aさんは昭和のはじめに宮城県N市に次男として生まれた。兄弟は兄・妹2人がいる。しかし，兄は戦争による爆撃で幼い頃に死亡している。妹2人も他県に嫁いでおり最近は全く交流がない。24歳で結婚し，2女を設けている。長女の方は他府県に住んでおり，独身であり仕事も忙しくほとんど実家へは帰らない。次女の方は同じ市内に夫と息子と住んでおり。Aさんの家に訪れる機会もあったが，家庭の都合で，今までは専業主婦であったが，働きに出ることとなった。そのため，妻一人で入院中のAさんの介護を行ってきたが，介護疲れのために体調を崩しがちである。

入所までの：退院後，妻が介護を行いデイケア，訪問看護などの介護保険サービスを利用し
経　　過　　ながら在宅生活をしていた。しかし1ヵ月後，妻の腰痛が悪化し，移動・移乗介助等の困難さから介護保険サービス量，内容の見直しが必要になった。さらに，この頃より物忘れなど軽度の認知症状がみられるようになったために，在宅生活に不安を感じた妻の要望で，介護老人福祉施設へ入所となった。

態度・価値観：気難しい面があり，他人の助言をなかなか受け入れられない性格だったが，町
　　　　　　　内会役員を積極的に引き受けるなど，責任感や行動力がある一面もみられる。
　　　　　　　介護老人福祉施設入所後は，本人の意欲的な発言，態度が減少している。

社 会 的 ・：学校共済年金で生計を賄っている。総収入額は約300万ほどである。後期高齢
経済的状況　　者医療制度に加入しており，現在保険料の負担は3割である。

2）現在の ADL の状況（英国版バーセルインデックスの項目より筆者一部改変）

排　　　　便：便意はあるようだが，意欲低下からか，本人からの訴えが減少している。訴え
　　　　　　　がある時はトイレへ誘導し便器への移乗や，下着の上げ下ろし等の介助が必要
　　　　　　　である。便秘傾向にあるため，定期的に下剤（ラキソベロン10滴）を使用して
　　　　　　　いるが，排便に至らないことが多く，摘便や浣腸を実施することが増加してい
　　　　　　　る。

排　　　　尿：排便同様に，尿意はあるようだが意欲低下からか，本人からの訴えが減少して
　　　　　　　いる。そのため，尿失禁も増加傾向にある。特に夜間の失禁が多いために，尿
　　　　　　　器を使用するよう説明するが，認知症による物忘れから理解が得られず，昼夜
　　　　　　　共に定時のトイレ誘導を実施している（排尿は昼間1日10回程度であり，夜間は
　　　　　　　2回程度）。

整　　　　容：髭剃りは入浴時（2回／週）に全介助にて行っている。口臭が強く，口腔ケア
　　　　　　　は朝・昼・夕の3回，食後に介助している。軽度の認知症があり，複雑な指示
　　　　　　　は入らないが，口をゆすぐなどの行為は理解できるために，声かけのみで対応
　　　　　　　可能。散髪は2カ月に1度，施設に美容師が訪問し行っている。

トイレの使用：右上下肢筋力の低下により，立位時のふらつきがみられるため，便座への移乗
　　　　　　　にはケアスタッフの支えが必要である。常時，オムツ内での尿失禁がみられ，
　　　　　　　便器内での排泄はほとんど確認されていない。

食　　　　事：食堂を利用し，車椅子上で摂取している。Aさんは右利きではあるが，もとも
　　　　　　　とは左利きを矯正して右利きとしていたため，左手でも食事ができる。
　　　　　　　意欲低下がみられ，食事中に手が止まってしまうことが増えている。特に右側
　　　　　　　の食事を食べ残すことが多い。現在，食事の所要時間は30分程度である。食種
　　　　　　　は主食粥，副食荒キザミ。片手（左）のみで食事を行うために，以前から食べ
　　　　　　　こぼしがみられる。そのため滑りにくいようマットを敷いて食事を配膳してい
　　　　　　　るが，箸ではこぼすことも多い。残歯は無く咀嚼力，嚥下機能の低下がみられ
　　　　　　　る。食事量，水分量は共に8〜10割であるが食事量にムラがあるため摂取量の
　　　　　　　確認をしている。食事を食べたことを忘れることがある。

移　　　　乗：右上下肢に麻痺があり，動きが鈍いが介助時に声を掛けることで左手を柵に把

198

　　　　　持し肘をつきながら上体を起こすことが可能である。立位の保持は介助があれ
　　　　　ば1分くらいは可能であるが，右上下肢筋力の低下から，ふらつきがみられる。
　　　　　ベッドの高さは座位になり，足床が床面に着くように調整してある。
　　　　　ベッドや便器等への移乗時は，左手で車椅子のアームサポートをもち，ケアス
　　　　　タッフが支えながら体を回転し車椅子の座面に腰を下ろすことができる。

移　　　　動：車椅子を使用している。車椅子の座位姿勢を保つことができる。左手と左足を
　　　　　使用して，短距離は自走できるが意欲低下のため手を止めてしまうことが増加
　　　　　している。

更　　　　衣：左上下肢を活用し肌着，上衣（かぶり物が多い），下衣（下着，ズボン）など介
　　　　　助してる。

入　　　　浴：入浴拒否はなく機械浴槽を使用（週二回，車椅子浴）し，左手を使って洗体・
　　　　　洗髪は可能だが，意欲低下がみられ手がとまってしまうことが多い。ケアス
　　　　　タッフが声かけし，自立を促しているものの，現在はほぼ全介助である。5～
　　　　　10分程入浴する。

コミュニ：視力，聴力共に，日常生活上支障をきたす障害はみられない。しかし，ブロー
ケーション　　カ失語，構音障害があるため，流暢に話すことができない。「と・と・と・ト
　　　　　イレ」というような発語となることが多く，人との関わりを避けている様子が
　　　　　みられる。構音障害としては口唇筋の麻痺が強いようであり「パ行，バ行，マ
　　　　　行，ワ行」が特に発音しにくい様子である。現在は，他者からの働きかけがな
　　　　　いと自発的に発語や行動がみられないが（他者が話しかけている間は目で追うこ
　　　　　ともみられる），簡単な質問には返答できる場合もあり，症状が落ち着いている
　　　　　時は比較的スムーズな発語もみられる。

睡　　　　眠：夜間覚醒することが多く，昼夜逆転傾向にある（日中車椅子上でウトウトしてい
　　　　　ることが多い）。

３）施設での様子

　個室で生活している。日中は傾眠が強く，毎日午後に行われている個別レクリエーションに
も，ほとんど参加せず，うとうとと車椅子で寝ていることが多い。そのため，他の利用者とも
ほとんど会話がない状態である。おやつの時間には覚醒していることが多く，特にコーヒーを
好んでいる。この時間帯に職員が他の入所者と接する様子に関心を示している事が多い。

４）Aさんの思い

　家で生活したいが妻に迷惑を掛ける。妻の面会が楽しみであり，妻を頼りにしている。

５）妻の思い

　在宅での介護は限界と感じている。元来，気難しい面があり，依存が強く，すぐに「オー

イ」と言って妻を呼ぶことが多かったことも精神的負担を強めていた。現在は本人の訴えが減少しているが，軽度の認知症の症状がみられるようになり，意欲低下や食事を食べたことを忘れたり，トイレの場所などもわからなくなっているため，施設のスタッフにはできる限り自発的な発言や行動ができるよう支援してほしいと期待している。週 2 日は洗濯物を受け取りに訪問したいと考えているが，腰痛も悪化しているため毎日の訪問は困難な状況である。

２．ICF の視点での情報整理

　ICF の視点から，心身の状況のみならず，生活を包括的に捉え，心身機能・身体構造，活動と参加，環境因子，個人因子の 4 つの視点で整理する。個人因子は ICF では分類として含まれていないが，（その関係を示すために ICF モデル図には含まれている）健康状態以外の仕事やライフスタイルなど，その人の特徴を示す大変重要な情報である。介護老人福祉施設におけるケア実践は，QOL 向上をめざし，個人因子を活動と参加の向上にうまく結びつけ，そのひとらしさを維持するケアを展開していくことが求められる。従って，本節では，心身機能・身体構造，活動と参加，環境因子，個人因子の 5 つの視点で情報を整理し，アセスメントの準備を進める。

＜心身機能・身体構造＞

① 精神機能など	1．入所した当初から食事，入浴，排泄など意欲低下がみられる 2．他者からの働きかけがないと自発的に発語や行動がみられない 3．他者が話しかけている間は目で追うこともみられる 4．職員が他の入所者と接する様子に関心を示している事が多い 5．認知力の低下がある 6．日中は傾眠が強く，夜間覚醒することが多い 7．認知症の日常生活自立度Ⅱb 8．長谷川式簡易知能評価スケールは20点
② 感覚機能と痛みなど	1．白内障がある 2．眩しい感じがある 3．目がかすんだ感じがある 4．右片麻痺のため，右感覚機能の低下がある 5．患側の空間無視があるため，右側の食事の食べ残しがある
③ 音声と発話の機能など	1．ブローカ失語がある 2．構音障害がある 3．「と・と・と・トイレ」というような発語となることが多い 4．口唇筋の麻痺が強く「パ行，バ行，マ行，ワ行」が特に発音しにくい様子である
④ 心血管系・血液系・免疫系・呼吸器系の機能など	1．60歳頃に高血圧を指摘されたが放置 2．70歳頃に僧房弁狭窄症を指摘され内服治療 3．左房内血栓の存在

	4．82歳の頃に脳梗塞（脳血栓症） 5．83歳頃　脳血管性認知症
⑤ 消化器系・代謝系・内分泌系の機能など	1．身長156cm，体重55kg 2．残歯なし 3．咀嚼力，嚥下機能の低下がある 4．食欲低下がみられる 5．食事の食べ残しは食欲低下からではなく，視野に入っていないためである（ほぼ食事は食べている） 6．会話時口臭がある 7．便秘傾向が見られ，適時緩下剤を用いる
⑥ 排尿・性・生殖の機能など	1．排尿10回／日（夜間2回） 2．尿意，便意はあるが本人からの訴えが減少している 3．おむつ内での失禁，夜間の失禁が多い 4．便器内での排泄はほとんど確認されていない 5．夜間排尿のために2回ほど起きる
⑦ 神経筋骨格と運動に関する機能など	1．右上肢下肢完全麻痺 2．障害高齢者の日常生活自立度（寝たきり度）判定基準はランクB-2である 3．右片麻痺と身体機能の低下にて，立位の保持が1分ほどできる状態（ふらつきがみられる） 4．ふらつきはあるが，立ったまま向きを変えることもできる
⑧ 皮膚および関連する構造の機能など	1．尿失禁のため陰部への尿汚染がある 2．褥瘡の情報はない

＜活動と参加＞

① 学習と知識の応用	1．声かけがないと全く動こうとしない 2．他の利用者とはほとんど会話がない 3．Aさんは「家に帰りたい」「妻に迷惑がかかる」「妻の面会は楽しみ」と思っている
② 一般的な課題と要求	1．自分自身で1日の日課を管理できない 2．日中は傾眠が強く，毎日午後に行われている集団レクリエーションには，ほとんど参加せず，うとうとと車椅子で寝ていることが多い 3．スタッフが他の入所者と接する様子に関心を示している事が多い 4．他者からの働きかけがないと自発的に発語や行動がみられない 5．他者が話しかけている間は目で追うこともみられる
③ コミュニケーション	1．簡単な質問には返答できる場合もある 2．流暢に話すことができないため人との関わりを避けている様子である 3．落ち着いている時は比較的スムーズな発語もみられる
④ 運動・移動	1．動きが鈍いが介助時に声を掛けることで左手を柵に把持し肘をつきながら上体を起こすことが可能である 2．左手で車椅子のアームサポートを持ち，介助者が支えながら体を回転し車椅子の座面に腰を下ろすことができる 3．左手と左足を使用して，短距離は自走できるが意欲低下のため手を止め

	てしまうことが増加している 4．車椅子の座位姿勢を保つことができる 5．日常ではほとんど自分から何かをするということはなく，心身機能の低下がみられる
⑤ セルフケア	1．食事は食堂を利用している 2．車椅子上で食べる 3．Aさんは右利きではあるが，もともとは左利きを矯正して右利きとしていたため，左手でも食事ができる 4．意欲低下がみられ，食事中に手が止まってしまう事が増えている 5．食事の所要時間は30分程度である 6．食種は主食粥，副食荒キザミ 　　特に，声をかけないと右側の食事を食べ残すことが多い 7．食事量，水分量は共に8割〜10割であるが食事量にムラがあるため摂取量の確認をしている 8．口腔ケアは朝・昼・夕の3回，食後に介助している 9．口をゆすぐなどの行為は声掛けで対応している 10．髭剃りは入浴時（2回／週）に介助にて行っている 11．左上下肢を活用し肌着，上衣（かぶり物が多い），下衣（下着，ズボン）など介助している 12．左手を使って洗体・洗髪は可能だが，意欲低下がみられ手がとまってしまうことが多い 13．ケアスタッフが声かけし，自立を促しているものの，現在はほぼ全介助 14．トイレの便器への移乗，，排泄を一部介助で行う 15．薬を定期的に内服している（医療職が用意する）
⑥ 家庭生活	1．個室 2．部屋にはトイレが設置してある 3．滑らない皿など福祉用具を用いている
⑦ 対人援助	1．簡単な質問には返答できる場合もある 2．流暢に話すことができないため人との関わりを避けている様子である 3．落ち着いている時は比較的スムーズな発語もみられる
⑧ 主要な生活領域	1．日常生活で必要なものは，妻が購入している 2．金銭管理は妻に任せている
⑨ コミュニティライフ・社会生活・市民生活	1．施設内で行われるレクリエーションへの参加を促すが，興味がない様子である 2．施設内のレクリエーションは，一度も参加したことはない

＜環境因子＞

① 生産品と用具	1．ワーファリンカリウム（抗凝固薬） 2．パナルジン（血小板機能を低下させる） 3．ラキソベロン（緩下剤） 4．上下とも部分義歯がある 5．食事には箸とすべらない福祉用具などを用いる 6．自室トイレ

	7．車椅子はAさん専用である
	8．ナースコール
	9．大きめの尿取りパッド
	10．ベッドの高さは座位になり，足床が床面に着くように調整してある
② 自然環境と人間がもたらした環境変化	1．個別レクリエーションプログラムがある
	2．居室にトイレがあるため，臭気がこもりやすい
③ 支援と関係	1．ケアスタッフは本人の希望するように支援している
	2．ケアスタッフはトイレなど日常生活全般について，Aさんの意向を大切にして無理強いしない
	3．妻は週2日訪問している
	4．兄弟など親戚は面会に来ていない
④ 態　　度	1．妻はAさんの意欲低下がみられ，訴えが減少しているため，スタッフにはできる限り自発的な発言や行動ができるよう支援してほしいと期待している
	2．他の入所者とはほとんど交流がない
	3．他の親族からの支援関係は希薄である
	4．看護師からは「普段の生活の中にも生活リハビリをもっと取り入れることが必要」と提案をしている
	5．スタッフはAさんの意向を確認しながら支援を行っている
	6．自分で何かをするという意欲は低く，スタッフが声かけをしながら支援している
⑤ サービス・制度・政策	1．学校共済年金
	2．後期高齢者医療制度（保険料の負担は3割）
	3．介護保険制度
	4．感染症法（インフルエンザの予防接種）
	5．総収入額は約300万ほどである
	6．散髪は2ヵ月に1度，施設に美容師が訪問

＜個人因子＞

① 習慣，嗜好等	1．活動的な生活はせず，うとうとしていることが多いが，おやつの時間は覚醒している
	2．コーヒーが好き
	3．気難しい面があり他人の助言をなかなか受け入れない性格であった
	4．過去に町内会長を積極的に引き受けるなど，責任感や行動力がある一面もみられる

3．アセスメント

アセスメント		
生活全般における情報の関連と課題の発見（保有能力の活用，起こりうる危険性《予測》，介護の方向性など）	解決すべき課題とニーズ	具体的な介護内容と効果の予測
Aさんは，84歳，男性　要介護度4の高齢者であり心身機能・身体構造④1，2，3，4，⑦1，2より，高血圧，脳梗塞があることがわかる。この疾患により右上下肢の麻痺があり，さらに下肢筋力の低下も加わり立位時のふらつきがみられる。そのため，転倒の危険性が考えられる。しかし，心身機能・身体構造⑦3，活動と参加④2より，支えがあれば少しの時間立位が可能であることから，安定した立位を保持するための支えと手すりなどを活用することで，移動（移乗）時の自立を安全に支援できると考えられる。	脳梗塞が悪化せず，なるべく自分の力で移動できる生活を続けたい	看護師による定期的な血圧測定，機能訓練士による立位訓練内容の共有をはかり，日中の活動支援に取り入れる。具体的には，排泄時の移乗支援を中心に，左上下肢を活用しやすい介護を提供することで，移動時の自立の継続と転倒防止の効果が期待できる。
心身機能・身体構造③1，2，3，4，④5より，ブローカー失語，構音障害，認知症がみられる。言葉の理解は出来ているものの，活動と参加③1，2，3より複雑な会話が困難であることがわかる。さらに，活動と参加①1，2より，最近は意思表出が減少しており，生活意欲が低下しているとも考えられる。また，環境因子より③2，3，④4，5より，Aさんは人との関わりが少なく，さらに施設入所後は妻の面会程度と限られた交流しかない状態にある。そのため，人間関係の構築ができず認知症の症状が悪化することが予測される。しかし，個人因子①1，2よりおやつの時間に限っては覚醒状態もよく他者の会話への関心を示している事や，役割を持つことで人とのかかわりを積極にはかることが期待できると考えられる。そのため，Aさんの好きなコーヒーを提供しながらの交流支援（会話の支援）やレクリエーション活動を取り入れることで，他者との関わりの機会の向上とAさんの自信回復にもつながることが期待できるのではないかと考える。	会話の不安やとまどいがなく，人とかかわりのある安心した生活を送りたい	定期的に会話できる場を設け，考えていることを伝えることができる機会と，会話しやすいコミュニケーション方法，支援内容を確保する。現在，おやつの時間は覚醒状態が良いため，Aさんの好きなコーヒーを飲みながら落ち着いて会話できる環境を整え，様子をみながら午前にもティータイムとして同様の時間を検討する。また，発語を増やすために視覚や聴覚に働きかけるレクリエーションや会話の機会を取り入れることで，脳の刺激を促す事にもなり認知症ケアの効果も期待できる。
心身機能・身体構造⑥1，2，3，4，5より失禁が増加傾向にあり，自力での排泄への意欲も低下していると考えられる。現在は	排泄の失敗が減少し，清潔で，自信をもった生活を送	尿意・便意の意識づけを図るために，水分摂取時に「○○時からトイレに行っていませんが……」など排

おむつ着用であると共に，活動と参加①1，②2，④4，⑤2より車椅子での座位時間が長い生活であるため，排泄の感覚が低下し失禁することが増える可能性が高く，清潔保持及び皮膚異常の早期発見に努める必要がある。現在は，尿意を訴えることがまったくないために，尿意・便意の有無やそれらを自覚できるような声かけの見直し，トイレでの排泄に向けた誘導時間の検討などが必要と考えられる。	りたい	泄の有無について意識づけできる声かけをする。また，誘導時間と失禁の有無，皮膚状態の観察をチェック表で管理しAさんの排泄パターンの把握とそれに対応できる誘導時間，回数を検討する。

4．ケアプラン

作成年月日　　　○年　○月　○日

施設サービス計画					
生活全般の優先すべき課題・ニーズ	目標		介護内容		
	長期目標（期間）	短期目標（期間）	サービス内容	担当者	期間
＃1 脳梗塞が悪化せず，なるべく自分の力で移動できる生活を続けたい	＃1-1 健康状態を維持し，転倒がなく安全な移動ができる	① 機能訓練の成果を排泄時の移乗動作で発揮できる	①-1 看護師による定期的な血圧測定，機能訓練士による立位訓練内容を，毎日の申し送り時間で共有する。 ①-2 排泄時，左上下肢を活用しやすいよう，左側に手すりが設置してあるトイレを活用する。移乗時は，麻痺側（右上下肢）を支え，ふらつき・転倒防止をはかる。移乗動作の状態を記録し，機能訓練士に報告する。	看護師，機能訓練士，介護職員 介護職員→機能訓練士	○年○月○日～▲年▲月▲日
＃2 会話の不安やとまどいがなく，人とかかわりのある安心した生活を送りたい	＃2-1 人とのかかわりが増え，楽しみをもって生活できる	② ティータイムを楽しめる環境が整う ③ 会話を楽しむことができ，認知症が悪化しない	②-1 午前10時，午後3時をティータイムとし，デイルームのソファーで他利用者とコーヒーを飲みながら会話できる環境を整える。 ③-1 会話時に，日頃考えていることを伝えることができるよう，介護職員が会話の支援に入り，他利用者との会話を進められるようにする。	介護職員 介護職員	○年○月○日～▲年▲月▲日

♯3	♯3-1	④	④-1		
排泄の失敗が減少し，清潔で，自信をもった生活を送りたい	尿失禁がなく，トイレで排泄できる	生活状況にあった排泄介助を受けることができ，尿失禁が減る	朝食前後，ティータイム時（10時・15時），夕食前後に「○○時からトイレに行っていませんが……」等排泄の有無について意識づけできる声かけをする。誘導時間と失禁の有無，皮膚状態の観察をチェック表で管理しAさんの排泄パターンの把握とそれに対応できる誘導時間，回数を検討する。	介護職員 介護職員→看護師	○年○月○日～▲年▲月▲日

第4節　認知症がある高齢者の事例（介護老人保健施設）

1．フェイスシート

氏名：　Cさん	**女性**　86歳（後期高齢者）	**介護度**：要介護3（はじめての入所）
障害高齢者の日常生活自立度 B1（受傷前はJ1であり，回復に向けてリハビリ実施中）		身長：147cm　体重：52.6kg
現病歴： アルツハイマー型認知症，左足関節靭帯損傷（捻挫），糖尿病		
既往歴： 10年前から糖尿病を指摘され，現在も治療中　現在は糖尿病性腎症Ⅰ期 5年前：第一腰椎圧迫骨折，骨粗鬆症 2年前：アルツハイマー型認知症		
入所までの経緯： △年4月1日の朝，左足が痛いと言い，足を引きずっているため，近医の整形外科に受診して湿布を処方された。本人に受傷の様子を聞くが経緯は全く不明であった。医師から安静にするように指示を受けたが，普段通りに動いてしまい，安静が保てないことにより，改善傾向がみられず，熱感と腫脹が増強し，痛みも増したため，4月2日に再度受診し，患部の安静のため左足関節のギプス固定を行った。ギプス固定後も，安静が保てず，何度も転びそうな場面を家族が発見することも重なった。家族から担当の介護支援専門員に相談をし，ギプス固定による安静療法を主体とし，筋力低下防止のためのリハビリを行うために3ヵ月間介護老人保健施設へ入所することとなった		
認知機能： HDS-R10点，認知症高齢者の日常生活の自立度判定基準Ⅲa 簡単な日常会話はでき，意思疎通は図れる		
家族構成： 三男夫婦と孫夫婦の5人暮らし，キーパーソンは三男の嫁		
本人の思い： 入所していることは理解している。「家に帰りたい」とよく発言する。「ここをとことこ歩いて行けば家に行ける」などと言う		
家族の思い： 夫を早くに亡くし，昔は，働き者で日が暮れるまでは畑仕事をして，夜は内職を行い，一家を支えてきたが，認知症になってしまい，自分のことすら自分でできなくなった。怪我が治れば，今後もできるだけ自宅で看ていきたいと思う		
介護の状況： 主介護者は，同居している三男の嫁であるが，日中パートの仕事もしており，家を空けることが多い。認知症の診断を受けてから，気をつけるようにしてきたが，同じ苗をたくさん買ってきて，先週植えた苗を抜いてしまったりするなど，妙な行動が多くなった。朝早く親戚や近所の人へ電話をするなどもあり，注意をしてもすぐに忘れてしまう。足が痛くても動いてしまうし，困っていたが，入所させてもらってありがたい。これでよくなると思う		
概要： 受傷前は，家の庭で畑仕事をするなど，活動的な生活を送っていた。受傷後現在は，左足関節にギプスを装着しており，活動が制限され，ベッド上で過ごすことが多いため，ギプス装着のため歩行が不		

安定であり，下肢の筋力の低下の恐れがある。そのため，理学療法士が行うリハビリとケアスタッフが行う日常生活上でのリハビリを行うことにより，歩行器を用いた歩行をすすめながら，筋力の維持ができ，シルバーカーを用いた歩行にむけて，着実に回復していけると予測される

Cさんの歩くスピードは速く，転倒しやすい状況であり，転倒が回避できるような援助も必要だと思われる。認知力の低下もみられるが，Cさんは，動作ごとに細かな説明をすればできることが多く，理解できることもたくさんあるため，その状況に応じた援助の工夫が必要である

血糖値のコントロールが不良であり，現在糖尿病性腎症Ⅰであるため，合併症の進行を防ぐためにも，治療や食事療法など本人だけでなく家族への指導も必要になると考える。退所後の生活に向けて，家族が安心してCさんの介護を行えるように，Cさんと家族をサポートする環境を整えることが必要である

※ 認知症の症状が悪化し，在宅での対応が困難となった場合の受け入れを推進する方向性が示されている。
出所）厚生労働省：認知症への取り組み，http://www.mhlw.go.jp/topics/kaigo/dementia/

2．情報・アセスメント・統合

	情　報	アセスメント	統　合
呼吸	O：バイタルサイン 		BP	R	P
4月4日	106/74	18	64
4月5日	116/68	20	66
4月6日	106/68	20	62 | O：呼吸の深さ，リズムは正常，聴診によっても異常はない。体動後の息切れや胸部不快感なし，呼吸困難感なし O：顔色良好（日焼けしている），口唇色やや不良，チアノーゼなし，末梢の冷感軽度あり O：脈拍の緊張度は良好 O：尋ねるとCさん自身で今の体調を話すことができる O：リハビリ前後のバイタルサインの変動はない	加齢に伴う呼吸器系の機能低下があると想定されるが，呼吸状態（数・リズム・深さなど）や血圧に異常はみられず，体動時にも呼吸困難感などの出現はなく，日常生活や，リハビリテーションにも支障がないと考える アルツハイマー型認知症があるため，呼吸状態や循環状態の変化を自分自身で認識しにくく，他者に対しても伝えにくい可能性があるため，観察を密にする必要がある Cさんから体調不良を職員に話すことは難しいが，尋ねることで現在の体調を他者に伝えることが可能であるため適宜確認していく	・Cさん自身で体調の不良を正しく他者へ伝えることが困難である可能性があるため，バイタルサインの測定から異常を早期に発見し，活動やリハビリテーションを行う前にはCさんの自覚症状を尋ねるとともに客観的な観察を行うことが必要である **持てる力** 介入があれば自分の体調を他者へ伝えることができる →**問題** Cさんの自覚症状を把握し，客観的な観察を行いながら活動やリハビリテーションを行う必要がある
飲食	O：食事は3食とも自力で摂取できるが，治療食に対してどのような認識があるのかは不明 O：端座位になり，箸を用いて食事をするが，摂取できる量にはばらつきがある。糖尿病食1200〜1400kcal，タンパク質50g，塩分6g。 O：食事摂取状況　　副食／主食 		朝	昼	夕
4月4日		5/7	3/8
4月5日	6/7	2/1	5/8
4月6日	5/8	5/6	3/3 | S：「美味しそうやね。今日はまあまあだね。嫌いなものはないよ」 O：食事に対して興味はあるが，促さないと箸ももたず，そのまま眺めている。促すことで食べ始める。また，食事の途中で食べることをやめてしまうこともある	入所前も現在も食事行動は自立しており，配膳下膳，セッティングをすれば自力で食事摂取が可能である。しかし，摂取量には偏りがある。現在入所前の栄養状態から若干の低下があり，食べださないことや食べることをやめてしまうことがあるため，食事摂取を促していく必要がある。また，糖尿病治療食を摂取しており，食事治療に対する認識も今後本人と家族から情報を得る必要がある 栄養状態はTP・Albも86歳という年齢を加味すれば許容範囲であり，BMIは，52.6÷1.47×1.47＝24.35と，BMIは25以下であり，普通体重であるため，栄養状態に問題はないと考える。しかし，糖尿病がありHbA1cが8.5%であり，血糖値コントロールが不良な状態である。血糖値は1日3回食前に測定しており，血糖値が200を超えれば，食前にインスリン注射を行っている。そのため，十分な食事摂取量が維持で	これらの問題は，#1を実施することで解決できると考える ・糖尿病の治療食を摂取しているが，食事摂取量にはばらつきがあり，食事が食べられなかった時は次の血糖値が低い傾向にある。また，水分摂取量も少ない傾向にあり，血糖値が高い時であっても渇中枢の機能の低下からか，口渇を感じない様子であり，脱水を引き起こす危険性が高い。そのため，水分摂取を促していく必要もある →**持てる力** 食事は自力摂取で食べることができる。摂食・嚥下機能に障害はない →**問題** 食べようという意欲もあり，食

208

O：栄養状態

	TP	Alb	Hb
入所前	6.9	4.6	9.3
4月4日	6.3	4.7	9.0

O：身長147cm，体重52.6kg
　　（入所時）
O：入所時 HbA1cは8.5％
O：血糖値は1日3回食前に測定

	朝	昼	夕
4月4日		365	296
4月5日	222	201	88
4月6日	213	187	145

O：食前の血糖値が200以上は速効型の
　　インスリン注射を3単位行う
O：グリミクロン錠40mgとトラゼン
　　タ錠5mgを内服
O：Cさんの低血糖など糖尿病につい
　　ての理解度は不明であるが，その
　　都度の職員のインスリンの注射や
　　内服の説明には了解する
O：残歯があり，上下義歯を装着して
　　食事をする。義歯の装着は自分で
　　できるが，装着することを忘れて
　　食べ始めることもある
S：喉が乾かないから，お茶はあんま
　　り欲しくない
O：食事摂取時以外はお茶を飲まない
　　か，促すと飲む動作がある
O：箸やスプーンなどの一式をゴミ箱
　　に捨ててしまうが，Cさんは覚え
　　ていない様子

排泄

O：尿意や便意は感じているが，それ
　　をナースコールで他者へ知らせる
　　ことは難しく，柵を乗り越えてト
　　イレへ行こうとする行動がみられ
　　る。トイレの場所は認識している
＜血液検査による腎機能＞

	BUN	Cr	尿酸
入所前	30	1.6	5.1
4月4日	28	1.5	5.3

O：排尿回数は10〜16回／日，排便回
　　数は1回／3-4日
O：夜間は1-2回排尿がある
O：入所前から便秘傾向があり入所後
　　3日間便がなかったため，センノ
　　サイド錠を用いた
O：腸蠕動音は聴取できる
O：職員の促しにより，車椅子を用い
　　て，介助にてトイレで排泄を行う
O：ズボンのまま便座に座ることもあ
　　り，排泄行動には見守りが必要
O：促すことにより，排泄後自分でト
　　イレットペーパーを用いて後始末
　　ができる
O：尿意を確認し，トイレ誘導を行っ
　　ても間に合わず，失禁に至ること
　　がしばしばみられる

きなければ，低血糖を起こす可能性がある
ため，食事摂取量の確保の必要がある。
食事摂取量に偏りがあることや，血糖値の
変動によってインスリンを用いることもあ
るため，発汗，不安，動悸，頻脈，生あく
び，目のかすみなど低血糖の症状が生じる
可能性もある。Cさんの低血糖への知識を
把握し，これらの症状に際し観察を密にし
ていくことが必要である

入所時から高血糖であり，血糖値のコント
ロールのため，今回の入所ではじめてイン
スリン注射を行っており，退所に向けて，
血糖測定とインスリン注射の習得におけ
る，家族指導が必要になる

CさんのHbは，成人女性の正常値が
12-16であることから低値ではある。また，
口唇色もやや不良であり，末梢冷感も軽度
ある。加齢に伴い，造血機能が低下するこ
とや消化器系の機能低下などにより高齢者
は鉄欠乏性貧血になりやすい。今後も自覚
症状と検査データを把握することが必要で
ある

摂食・嚥下機能に問題はないが，食べると
いう認識面に対して援助が必要である

血糖値が高いが，口渇を感じず，食事以外
は水分を摂取していない。加齢に伴い細胞
内液の減少，水・電解質代謝に関わる生体
機構の低下，渇中枢の低下などで，容易に
脱水になりやすい。今後暑くなるため，水
分摂取を促し，脱水の予防が必要である

腎機能は，成人女性の正常値がBUN 5-
23，Cr 0.4-0.8，尿酸 3.0-5.5と比べ高値で
あり，糖尿病性腎症Ⅰ期でもある。夜間も
1-2回排尿があり，腎機能が低下してい
ると考えられる。今後も排尿状態と検査
データを把握していくことが必要である

入所前から便秘があり，入所後は下剤にて
コントロールをしている。日頃から水分量
が少ないことも便秘の要因のひとつであ
る。腸蠕動音は良好であるが，水分摂取を
促すことや腹部マッサージを行うなど，腸
蠕動運動を促進させる援助が必要である

尿意や便意はあるものの，それを職員に伝
えるということが理解されていない。その
ため，Cさんの排泄状況を把握し，トイレ
誘導を行う必要がある。また，尿意の確認
後，素早くトイレ誘導を行うことにより，
機能性尿失禁を回避できる可能性がある

入所前から便秘傾向にあり，加齢に伴う消
化機能の低下，活動性の低下，水分摂取量
の不足もあるため，水分摂取量を促す
必要があるが，それに伴い排泄量も多くな
ることが考えらえるため，誘導時間を調整
しながら援助を行う必要がある

事動作も行えるが，認知力の低下
があるため，途中で食事を止めて
しまうこともある。
適切な声掛けがないと食事摂取量
が不十分となる。食事摂取量が不
十分であると，血糖値の低下の可
能性がある。低血糖の自覚症状を
含め，糖尿病の治療に対する理解
度はCさん・家族ともに不明であ
るため，情報を得ていく必要があ
る
　　　　　　　　　　　　→ ＃3
＜家族がどのような意向をもってい
るのか把握することが必要＞

・食事は摂取量にばらつきがあり，
　1日の水分摂取量が少な
　く，便秘傾向でもある。必要な
　水分量が確保できないと，今後
　脱水になる危険性もある。今ま
　での生活習慣の情報を得て，水
　分摂取を促していく必要がある

→持てる力
　声をかけることにより，再度食
　事を食べる行為を行うことがあ
　る。促すことによって水分を飲
　むことができる
→問題
　必要な栄養素が確保できないと
　低血糖の危険性があり，高齢で
　あるため，体内の水分量は少な
　く，水分摂取量が少ないため，
　脱水・熱中症の危険性が生じる
　可能性がある

これらの問題は，＃3・＃4を実
施することで解決できると考える

・入所前から便秘があることと，
　入所という環境の変化によって
　も便秘になりやすいと考える
・入所前は畑仕事など活動量も多
　かったが，入所後は活動量の低
　下がみられるため，活動量を増
　やすことで腸蠕動を促す効果も
　あると考える
・水分・食事摂取を促すことや腹
　部マッサージを行うことによっ
　ても蠕動を促す効果が期待でき
　る
・血糖値を下げる薬には副作用と
　して便秘や腹部膨満感があるた
　め，便秘の原因のひとつとして
　考えられる

→持てる力
　便意がある。促すことで水分を
　摂取できる。支えがなくても端
　座位保持は長時間可能である

209

	情　　報	アセスメント	統　　合
	O：下着はリハビリパンツと紙パッドを使用している O：オムツかぶれには軟膏が処方されている O：汚れたパッドやオムツを自己で脱ぎ，ベッドサイドに設置してある床頭台に入っていることもある	認知機能の低下により，汚れたパッドやオムツを自分自身で外し，それを床頭台に入れてしまうこともある。これはCさんが不快であるという意思の表れでもある。またオムツかぶれもみられることから，不快や不潔な状態にならないよう，排泄後はすみやかに清潔を保つ必要がある	→問題 下剤を用いているが，今後も便秘となる可能性が高く，本人自ら腹部症状を他者に知らせることは困難である。 　　　　　　　→#4 ・尿意があるため，排尿のタイミングを把握することで，失禁を回避できると考える。尿意を確認したら，速やかにトイレ誘導を行い，便座に座るまでは介助をすばやく行うことで，陰部を清潔に保つことができると考える
移動・活動	O：受傷時の状況の詳細は不明であるが，「怪我をした」という認識はある O：受傷前も円背があるため，腰は70度位曲がっており，前傾姿勢で，速足で歩幅が小さく小刻みで歩いていた O：第一腰椎圧迫骨折，骨粗鬆症の既往歴 O：左足関節にギプスを装着している O：立位時や歩行時は，左足関節の痛みあり O：左足関節に負担をかけないように，移動には車椅子を用いる O：車椅子が止まると突然立ち上がろうとする O：細かな1つ1つの動作を指示すれば，自分でベッドから車椅子へ移動できる。指示がないとフットレストを下げるなどの行為ができない O：患部の安静の必要性が理解されておらず，一人でベッドから起き上がり，廊下を歩いていることもしばしばある。「トイレへ行こうと思った」と話すことが多い。そのため離床センサーを使用している。 O：PTによるリハビリは平行棒と歩行器を使っての歩行を行っている O：リハビリのゴールはシルバーカーを用いた歩行である O：4月7日より，フロアでも歩行器を用いて歩く予定である。リハビリでの歩行時は早歩きで，歩幅が狭く，すり足であり，前傾姿勢で不安定な歩行状態である O：怪我が治ったら，退所できる。寝ていれば早く治ると思っている O：「家に帰りたい」「ここをとことこ歩いて行けば家に帰れる」と言うが，「早く治らんと帰れん」とも言い，施設で治療を受けていることを認識している S（三男）：受傷前の日常生活は自立しており，近隣へ出かけたり，畑仕事を行っていた O：ベッドの上で横になっているか，端座位にて座っているかで1日の大半を過ごしている O：PTによるリハビリは1日1回約20分行っており，ベッド上の足の上げ下げなど，リハビリの内容を覚えており，積極的に取り組んで	受傷前から不安定な歩き方であったと考えられる。今回の受傷状況の詳細は不明であるが，認知症もあるが，退所後にむけて，できるだけ安定した歩行を習慣づけられるとよいと考える 既往歴に第一腰椎圧迫骨折，骨粗鬆症があるため，容易に骨折に至る可能性が高い ベッドから一人で起き上がり，歩行もできるが，現在は，見守りが必要であることは理解されておらず，ナースコールで職員を呼ぶこともできていない 今後，歩行器を用いたフロア内歩行も見守りが必要であり，ナースコールで職員を呼ぶことができるかどうか観察していく必要がある Cさんは尿意や便意を感じると，トイレへ行こうと一人で，歩きだすことが多いため，便意や尿意のサインを事前に察知したり，適切なタイミングでトイレ誘導を行うなどで，転倒・転落のリスクは少なくなると考える 高齢であることと，ベッド上安静の時間が長いことから，下肢筋力が低下していると考えられる。身体を動かすために，必要な機能が維持できるように，立位時や移動に伴う左足関節の痛みの軽減とともに活動量を増加していく必要がある 病気や怪我の時は寝ていることで早く治ると思っているため，入所生活において活動がより低下していると考える。そのため，排泄以外ではCさんの積極的な行動はみられていない リハビリを行うことで，身体機能が向上すると理解しており，リハビリに対しても意欲的に取り組んでいる。今後はPTによるリハビリだけでなく，日常生活全体を捉え，入所前の生活リズムを視野に入れ活動を促していく必要がある 日中をほとんどベッド上で過ごしており，認知症の進行の防止のためにも活動量を増やしていくことが必要である。Cさんと話をしながら，興味のあることを生活の活動の中に取り入れていく 現在は車椅子で移動をする必要があり，明	→持てる力 尿意がある。声かけによって尿意があることを伝えられる。排泄後の後始末ができる。歩行器を用いてトイレへ移動することができる可能性がある →問題 Cさんから尿意を訴えることはほとんどなく，認知機能の低下，加齢による腎機能の低下による尿量の増加があり，トイレに間に合うことができない。汚れたオムツやパットを床頭台に隠してしまう 　　　　　　　→#2 ・受傷以前は，日常生活は自立していたが，現在はベッド上で過ごす時間が多い。退所に向けて今後ADLの拡大を図ることが必要であると考える ・円背や左足関節痛があることも影響をして，歩行器を用いて歩く際には，前傾姿勢で小刻み歩行であり，転倒の可能性が高い。記憶の保持が困難であるため，随時声をかけて安全に配慮が必要である。歩行時は，環境を整備し，移動時に自分自身で行ってしまうことなどで転倒の危険を招くため，見守りが必要となる ・加齢と糖尿病の症状から排尿回数が多く，尿意を感じると自らトイレへ行こうと動くため，ひとりで動くことがないように，離床センサーの確認と共にトイレ誘導をこまめに行う必要がある →持てる力 受傷前は，歩行は自立していた。近隣へは一人で出かけるこ

210

	いる O：PTによる平行棒や歩行器を使っての歩行練習では「やっぱ。疲れる」と言うが，実施できる	日からは歩行器で見守りの元，歩行ができるが，一人の時はベッドで過ごすことになる。離床に関しても職員からの適切な働きかけが重要となる	とができた。明日からはフロア内，平行棒を用いて見守りのもと歩行できる。PTによるリハビリでは，手すりを用いた歩行練習を行っている

休息・睡眠	O：施設では夜眠れないと感じている S：あんまり眠れない。ここではね。家が一番いいね O：夜間は1-2回ほど排尿のために，目が覚める O：夜間眠れないと，夜中でも端座位にて過ごすこともある O：昼間は，ベッド上臥床していることが多く，うとうととしている O：端座位で疲れたら，自分で判断し臥床している S：畑仕事は明るいうちしかできないので，早起きをしていた。お昼からは一休みして，また仕事をしたよ。やることいっぱいあるから。 S：ここではやることがないから，寝るしかない O：排泄やリハビリ以外は，1日の多くをベッド上で過ごしている。早く良くなるためには，寝ていることが大切だと思っている S：早く帰りたいから寝ます。 O：端座位になっている時は，外の景色をみている	熟睡感は得られていない様子であり，昼間に休息をとっている 糖尿病もあり，現在血糖値は高めで推移している。そのため，易疲労感がある可能性もあり，今後も観察をし，情報を得ていく必要がある 入所前の生活を視野に入れ，休息と活動のバランスを考えて，活動量を増やしていく必要がある 端座位のまま休息をとる場合は，安定しているかどうか確認をし，ベッドからの転落を予防する関わりが必要である リハビリと排泄以外はベッド上で過ごしており，入所前の1日の生活と比べると，非常に不活発な状態である。入所前の生活リズムに戻すため，1日の生活を見直していく必要がある 退所後の生活につながるような入所生活での1日の過ごし方を考える必要がある	→問題 受傷前から前傾姿勢で歩行をしており，転倒の危険性が高い歩行である。そのため，歩行姿勢の改善を図らなければ，入所中の再転倒の可能性が高い 　　　　　　　　→ #1 ・両上肢は，機能低下はみられておらず，仰臥位から側臥位，端座位になり，立位になることができる。また，体位の変化があっても，ふらつきや気分不快などの症状が出現することはない。また，バイタルサインも安定しており，ADLを拡大していくという方針もあり，徐々に活動量を増やしていくことは可能であると考える →持てる力 端座位の姿勢は安定している。両上肢の機能が十分ある →問題 食事もベッド上で摂取しており，1日の殆どをベッド上で過ごしている。そのため，1日の活動量が少ない これらの問題は，#1・#4を実施することで解決できると考える

衣類	O：いつもズボンを使用している O：リハビリパンツとパッドを常時つけている O：4/4：更衣は全面的に職員が実施する O：ズボンを履くときは，指示すると足をあげて通したり，臀部をあげることができる O：トイレでは，自分でズボンやリハビリパンツの着脱ができる O：汚れたパッドやオムツを自己で脱ぐことがある	上肢の関節可動域に制限はなく，手先にしびれと力が入らないこともあるが，トイレではCさん自身でズボンとリハビリパンツの着脱ができている。そのため，着脱がしやすい座位で行えば，上着については，更衣ができるようになるのではないかと考える 陰部はオムツかぶれがあり，痒みも伴っているため，排泄パターンを観察し，リハビリパンツとパットから布パンツとパットへ変更の可能性を検討する必要がある	・Cさんの今までの生活リズムを考えると，午前中の活動量が多く，午後には休息をとるという習慣となっていたため現在の施設での1日の過ごし方も，午前中に清潔ケアやリハビリを行い，午後から休息がとれるように，活動と休息のバランスを考えていくことが必要である

体温	O：体温の推移 　KT 4月4日　36.0℃ 4月5日　35.6℃ 4月6日　35.8℃ O：悪寒・冷感なし，感染徴候なし S：風邪もひいていないし，熱はない	体温には異常はみられず，体動時にも呼吸困難感などの出現はなく，日常生活や，リハビリテーションにも支障がないと考える Cさんから体調不良を職員に話すことは難しいが，尋ねることで現在の体調を他者に伝えることが可能である	→持てる力 清拭時，職員が促すことで，手が届く範囲で，自分自身で拭くことができる。リハビリも意欲的に行うことができる →問題 日中うとうとと寝てしまうことが多く，生活が不活発な状態である

清潔	O：4/4：全身清拭及び陰部洗浄を，ベッド上臥床の状態で職員が毎日実施する O：陰部に広範囲に発赤があり，引っ掻き傷が複数みられる（オムツかぶれ）。陰部洗浄後，軟膏塗布 O：4/6：清拭時，促すことで横を向くことや手が届く範囲で自分で拭くことができる。陰部は改善傾向なし	清拭時，具体的に行動を説明することで，横を向いたり，自分で清拭ができる。認知症もあり，何をすればいいのか分からないため，動けないと考える。清潔ケアでは，細かい動作を伝えることで，Cさん自身でできることが増える可能性がある 陰部の発赤は軽減傾向がないため，トイレで排泄はできるが，今後も1日1回陰部洗浄を行い，清潔を保ち，状態の観察を続けることが必要である	これらの問題は，#1・4を実施することで解決できると考える。 することは，入所前の状態と比べるとADLが低下するため，今ま

	情　　報	アセスメント	統　　合
	O：口腔ケアはベッドサイドで，声掛けをすることで歯ブラシを用いて自分で磨く。上下義歯は介助で洗浄している。 O：Cさんが清潔に対してどのような認識を持っているか不明である	陰部は痒みも伴っており尿便失禁を少なく，陰部洗浄後は，軟膏の塗布を行い，発赤やかぶれの軽減を図る必要がある 活動を促すためにも，口腔ケアは洗面所で行う。洗面所であれば，義歯の洗浄もCさん自身で実施できると考える	で通りの生活を再開させることは難しい。そのため，退所後，介護保険を利用することも選択肢の1つとなる。本人と家族に対して，介護保険制度への理解を深めることが必要である
安全	O：4/4夜：離床センサーを設置する O：4/4夜：3点柵を使用している O：支えがなくても端座位の保持は長時間可能である O：両上肢は可動域の制限ないが，両手にしびれがあったり力が入らないという自覚症状はある O：4/4夜：物音がし，訪室するとベッド柵を乗り越える寸前のところを発見する。どうしたか尋ねると，尿意があると答えたため，車椅子でトイレ誘導をするが，既にリハビリパンツに失禁があった	職員の見守りが必要であることが理解できず，柵を乗り越えようとするなどの行動がみられる。Cさんのこのような行動には，トイレへ行きたいという思いが背景にあることが多いと予想される。転倒・転落予防のためにも適切なトイレ誘導が必要である 現在は車椅子を用いた移動であるが，明日よりフロア内は歩行器で歩くことができる。リハビリの様子から，現在の歩行状況のままでは転倒の危険性は高いと考える 手先のしびれや力がはいらないという症状は糖尿病性の神経障害の可能性があり，今後も血糖値などの検査データとともに様子観察をしていく必要がある	→持てる力 　退所後は自宅で元のように暮らしたいと思っている →問題 　退所後の介護保険の活用に向けて，生活相談員や介護支援専門員と連携を図ることが必要であるが，まだ調整は行われていない <Cさんと家族がどのような意向をもっているのか把握することが必要> • 現在トイレにて排泄しているが，オムツかぶれがあるため陰部洗浄を職員が実施している。できるだけ失禁の機会を減らし，陰部を清潔に保つことが必要である
コミュニケーション	O：アルツハイマー型認知症　HDS-R10点 O：日常会話は成立し，こちらの意向を工夫して伝えることで（短い文，分かり易い表現），意思疎通ができる O：職員が話し掛けると答えるが自分から話しかけることはない O：ナースコールを用いて職員を呼ぶことはその場では理解ができても，実践することはない O：「歯を磨きましょう」という言葉では理解できないこともある。歯ブラシを行うジェスチャーで伝えると頷き，理解を示す S：家に帰りたいな。今日は天気がいいから歩いて帰れる。猫も待っとる。でもすぐってわけにはいかんな O：帰宅願望を示すことが多い O：荷物をまとめ帰ろうとする	中程度のアルツハイマー型認知症であり，短期記憶の保持が難しいが，その場その時に記憶を一時的にプールすることはでき，意思疎通には支障がない 記憶を保持することが困難であるため，その時々に声を掛けていくことが必要である 自分から話をすることはないが，排泄のことなど行動を通して，Cさんは意向を伝えているため，十分な観察と声掛けを行い，意向を把握していく必要がある 言葉では伝わりにくいことも，ジェスチャーや実際の物品を提示することで伝わりやすくなると考える。非言語的コミュニケーションを活用する必要がある 1日の中で何度も，自宅へ帰りたいという趣旨の内容を話しており，その都度その気持ちを受け止めることが必要である	→持てる力 　歩行器を用いてトイレへ行くことができる。清拭時に，手が届く範囲は，自分で拭くことができる →問題 　柵を乗り越えてトイレへ行こうとする行動がみられる。失禁がありオムツかぶれがある これらの問題は，#1・2・4を実施することで解決できると考える • 認知機能やコミュニケーションに問題があるため，非言語的コミュニケーションを活用し，良好なコミュニケーションを図り，情報を得るよう心掛けることが必要である
信仰	O：真言宗である O：毎月夫のお墓参りを三男夫婦としていた O：ときどき，お経を唱えている	現在得ている情報では，不十分なため，信仰や信条・思想や生活習慣について情報収集を行い，その上で再度アセスメントし，必要なケアを導き出すことが必要である	→持てる力 　職員が話しかけることで，答えることができる。ジェスチャーや実際の物品を提示することで伝えたい内容が理解できる
達成感	O：受傷前は庭の畑仕事をしていた O：フロアでタオルをたたむことなどを依頼されると快く行う S：作業中は集中している	Cさんができる施設内での奉仕活動を継続して実施することで，自己の役割遂行（生産的な活動）の一助となると考える	→問題 　短期記憶の保持が難しいため，その都度声を掛けていくことが必要である。日中何もすることがなく過ごしており，入所当初は玄関まで歩いていたりと不穏な行動が多かった
遊び	O：自宅で猫を飼っており，動物が好きである S：フロアの猫の写真を見て「これは，私のミーちゃん」と話しかける	1日の生活の中で，Cさんの関心がある活動を取り入れ，楽しい時間を過ごすことができるよう個別レクリエーショや筋力向上のためのリハビリテーションを検討する	

3．ケアプラン（例）

長期目標
入所中の転倒が予防でき，退所に向けて入所前の生活リズムに近づけるために，活動的で安全な生活を過ごすことができる

短期ケア目標	ケア計画
＃1 歩行器を用いて，姿勢を正して，ゆっくりとした速度で，バランスを崩さないように注意しながら歩行できる	＜OP＞ ① バイタルサイン（BT，P，R，BP，SpO₂） ② 全身状態（呼吸状態，顔色，ふらつき，めまい，口唇色，末梢冷感，チアノーゼなど） ③ 左足関節痛，下肢しびれ感，ギプスの状況 ④ 検査データの確認（Hb，BUN など） ⑤ 睡眠状態 ⑥ 歩くことに対する本人の意向（言動や表情から） ⑦ 移乗の仕方 ⑧ 歩行器の選択と点検 ⑨ 歩行姿勢 ⑩ 歩行時の足運び ⑪ 障害物など危険回避の状況 ⑫ 活動時の呼吸の乱れや表情 ＜TP＞ ① バイタルサインに異常がないかどうか確認する。 ② ゆっくりと話し掛け，伝わったかどうか確認をする。 ③ 端座位の姿勢で靴を履く（スリッパではなく靴がよいことを説明する。） ④ 立ち上がる前に，2-3回足踏みを行う。 ⑤ 離床センサーのスイッチをオフにする。 ⑥ 端座位から立ち上がる時は，床頭台（可動）ではなく，ベッド柵を持ち，体を押し上げるように立ち上がる。 ⑦ 立位時，歩行時などは転倒予防として，患側の体を支えておく。 ⑧ 歩行時は，適時，前傾姿勢にならないように，ゆっくりとした速度で，バランスを崩さないように声を掛ける。 ⑨ 歩行の機会としては，トイレ歩行とリハビリ時以外に，1日1回病棟内を1週歩く機会を午前中に設ける。 ⑩ 排尿時間・回数を把握し，トイレ誘導を行う。 ⑪ 上着はMサイズであるが，ズボンは裾が短い方が安全のため，Sサイズとする。 ⑫ 歩行の同意が得られない場合や疼痛を伴う場合は，無理に歩行を行わない。 ⑬ 焦らせないように，一つひとつの動作は利用者のペースに合わせる。 ⑭ 職員が行うベッド上のリハビリを1日1回午前中に行う。 ＜EP＞ ① その都度，立ち上がり方と歩き方の説明を行う。 ② その都度，靴は滑りにくいものがよいことを説明する ③ その都度，ズボンの裾が長いものを避けるよう説明する。 ④ 歩行やリハビリが終わった時に，その日できたことを一緒に振り返り，離床やリハビリに対する自信をもってもらえるよう話をする。

＃2	＜OP＞
トイレでの排泄を維持することによりオムツかぶれが軽減する	① 水分摂取量を把握する。 ② 食事摂取量を把握する。 ③ 1日の排尿時間と回数を把握する。 ④ 前回の排尿時間を確認する。 ⑤ 陰部の皮膚状態の観察を行う。 ＜TP＞ ① 日中は原則，2時間おきにトイレ誘導を行う（日中はリハビリパンツから布パンツと紙パッドに変更する）。 ② 水分摂取量・食事摂取量の状況に合わせて誘導回数を調整する。 ③ リハビリや食堂への移動の際に尿意の有無を聞き，尿意があればトイレ誘導を行う。 ④ 本人から尿意を訴えた場合は，迅速にトイレ誘導を行う。 ⑤ トイレへ行くときは歩行速度が速まるため，転倒に注意し，患側を支える。 ⑥ トイレに間に合わなかった場合でも自尊心が損なわれないよう対応する。 ⑦ 陰部洗浄後は，十分な乾燥を図り処方された軟膏を塗布する。 ＜EP＞ ① 尿意があれば，いつでも職員に教えて欲しいことを話す。 ② トイレで排泄できたことを共に喜ぶ。
＃3	＜OP＞
食事摂取量を維持することで血糖値の安定が図れる	① 検査データの把握（FBS，HbA1cなど） ② 食前後の血糖値の把握（低血糖，高血糖症状の有無） ③ 選択された薬剤の把握 ④ Cさんの嗜好 ⑤ 食欲，飲食の速さ，食事摂取量，栄養状態 ⑥ 飲食時の姿勢 ⑦ 口腔内の状態（歯牙，食物残渣物など） ⑧ 座位の姿勢 ＜TP＞ ① 食事の前にトイレを済ませ，その後歩行器を用いて食堂へ誘導する。 ② 配膳し，エプロンをつけ，スプーンと箸を用意する。 ③ 足関節，膝関節，股関節がいずれも90℃となるような座位姿勢を保つ。 ④ 食事の前にはお茶の飲用を促し，口腔内を湿らせる。 ⑤ 食事中は見守りを行い，Cさんの食事を食べる手が止まったら食事を食べるように促す。 ⑥ Cさんが食事に集中できるように，テレビを消すなど環境を整える。 ⑦ 口腔ケアの有無を確認し，本人の意向を確認しながらできるだけ実施する。 ＜EP＞ ① 食事が摂取できたことに対し，ねぎらいの言葉をかける。
＃4	＜OP＞
活動を促すことで腸蠕動の動きが活発となり，便秘が予防できる	① 1日の活動状態 ② セルフケアの実施状況 ③ 両上肢のしびれなどの観察 ④ 本人の腹部に対する自覚症状 ⑤ 腸蠕動音の観察

	⑥ 腹部状態の観察（排ガスの有無，腹部膨満感，腹壁の柔らかさなど） ⑦ 服薬状況（センノシド錠など） ⑧ 排便回数，便の形態，1回量 ⑨ 食事摂取量 ⑩ 水分摂取量 ⑪ 便意の有無 ＜TP＞ ① 入所以前の排便習慣をＣさんや家族から情報を得る。 ② 1日の活動量を増やすため，散歩を行うなどベッド上にいる時間を減らす。 ③ 上半身の清拭は端座位で，Ｃさんが拭けるところは自身で行うよう促す。 ④ 清拭後に腹部を温め，腹部マッサージを行う。 ⑤ 足浴（右足のみ）を実施することで血液循環を良好にする。 ⑥ 食事前に洗面所で手洗いを，Ｃさん自身で行うよう促す。 ⑦ 口腔ケアは洗面所で，Ｃさん自身で行うよう促す。 ⑧ 水分摂取量を増やす（3回の食事の際には約200mℓ，清潔ケアの後，リハビリ後などに水分摂取を促す）。 ⑩ 便意の有無をＣさんに尋ね，1日1回は便座に座るように誘導する。 ＜EP＞ ① 便意があれば伝えて欲しいことを話す。
＃5 笑顔がみられるようになり，気持ちが落ち着く	＜OP＞ ① 落ち着かない行動（玄関まで歩いたり，荷物をまとめて帰ろうとする行動など） ② 日中の過ごし方 ③ 他者との関わり ④ 家族との関わり ⑤ 夜間の睡眠状態 ＜TP＞ ① Ｃさんの帰りたいという気持ちを受け止める。 ② Ｃさんの好きな動物の塗り絵を職員と一緒に行う。 ③ 散歩を提案し，職員と一緒に楽しむことにより気分転換を図る。 ④ 職員や他の入所者とのコミュニケーションの機会を多くもつ。 ⑤ 施設内で行われるレクリエーション行事への参加を促す。 ⑥ タオルをたたむなど施設内での奉仕活動を促す。 ＜EP＞ ① 怪我が治れば，退所できることを伝える。 ② 作成した塗り絵をベッドサイドに飾り，ねぎらいの言葉をかける。 ③ 奉仕活動後，ねぎらいの言葉をかける。

＜参考文献＞
竹村信彦ら『系統看護学講座専門分野Ⅱ成人看護学7』医学書院，2013
宮崎和子ら『看護観察のキーポイントシリーズ成人内科Ⅱ』中央法規，2003

［索　引］

編著者

小木曽　加奈子　岐阜大学医学部看護学科准教授

著書等

『認知症高齢者の BPSD に向き合うケア』（編著）学文社，2020年
『地域包括ケアにおける高齢者に対するシームレスケア』（単著）学文社，2019年
『福祉をつむぐ』（共著）風媒社，2013年
『認知症がある人をケアする：BPSD による生活場面の困難さ』（監修・編著）学文社，2012年
『医療職と福祉職のためのリスクマネジメント』（単著）学文社，2010年
『ICF の視点に基づく高齢者ケアプロセス』（編著）学文社，2009年
『事例に学ぶ生活支援技術習得』（共著）日総研，2008年
『介護・医療サービス概論』（編著）一橋出版，2007年　など他多数

〈第二版〉

高齢者ケアの質を高める ICF を活かしたケアプロセス

2015年 2 月25日　第一版第一刷発行
2021年 1 月25日　第二版第一刷発行

編著者　小木曽　加奈子
発行所　㈱　学　文　社
発行者　田　中　千津子

東京都目黒区下目黒 3 － 6 － 1 〒 153-0064
電話 03（3715）1501　振替 00130 － 9 － 98842

落丁，乱丁本は，本社にてお取替え致します。
定価は売上カード，カバーに表示してあります。

ISBN 978-4-7620-3067-3 印刷／東光整版印刷株式会社

認知症高齢者のBPSDに向き合うケア
―あるがままに受け入れるオプティマル・エイジングへの支援―

小木曽加奈子 編著 　　　　　　　　　　　　　　　　B5判/160頁　本体2600円

2012年刊行の『認知症がある人をケアする-BPSDによる生活場面の困難さ』の内容を踏まえ,認知症ケアの状況を把握するための尺度も掲載する。さまざまな療養の場におけるBPSDに向き合うケアの力を育む1冊。

地域包括ケアにおける高齢者に対するシームレスケア
―ICFの視点を活かしたケアプロセス,退院支援,退院調整に焦点を当てて―

小木曽加奈子 著 　　　　　　　　　　　　　　　　　B5判/178頁　本体2600円

高齢者の退院支援・退院調整に焦点を当てて、シームレスケアの3段階として、入院（入所）時初期アセスメント（第1段階）、退院に関わる課題の明確化と目標の共有化（第2段階）、退院（退所）後の継続した支援へ繋ぐ（第3段階）を紹介し、ケアプロセスを展開。

医療職と福祉職のためのリスクマネジメント
―介護・医療サービスの向上を視野に入れて―

小木曽加奈子 著 　　　　　　　　　　　　　　　　　B5判/208頁　本体2700円

いま医療現場では、患者やその家族の満足度向上がますます求められている。その現状を踏まえつつ、医療安全に対する基礎的知識と、臨床で応用できる具体的なリスクマネジメントの手法を中心に解説する。

介護職のための医療的ケアの知識と技術
―ポートフォリオを活用して自らの成長を育む―

平澤泰子・小木曽加奈子 編著 　　　　　　　　　　　B5判/160頁　本体2800円

「医療的ケア」を痰の吸引や経管栄養だけでなく、幅広く捉え、実践に現場で働く看護職や介護職が、介護福祉士養成課程で学生に学んできてほしいと認識している項目や内容を参考にして作成されたテキスト。介護福祉士に求められている「人としての成長」を身につけるための1冊。

現代社会福祉用語の基礎知識 (第13版)

成清美治・加納光子 編集代表 　　　　　　　　　　　四六判/436頁　本体2500円

学生から研究者,ボランティアから現場専門者まで,受験・教育・実践に役立つ社会福祉用語の基礎知識を収載。社会福祉士、介護福祉士、保健師、精神保健福祉士、ケアマネージャー、看護師等関連科目等国家試験ならびに資格試験に完全対応の必携書。2035項目を収録。

21世紀の現代社会福祉用語辞典 (第2版)

九州社会福祉研究会 編
田畑洋一・門田光司・鬼崎信好・倉田康路・本郷秀和 編集代表

　　　　　　　　　　　　　　　　　　　　　　　　　四六判/480頁　本体3200円

現代の社会福祉必携用語を網羅した実践のための辞典。各種法令に準拠した用語をわかりやすく説明,重要用語はとくに詳しく解説。社会福祉士、介護福祉士、保育士、精神保健福祉士、介護支援専門員などの業務に携わる人に必携の用語辞典。掲載項目数、2194。